C·H·Beck
PAPERBACK

Normalerweise gehen wir Leichen aus dem Weg. Spezialisten kümmern sich professionell um die sterblichen Überreste unserer Liebsten. Aber wie sieht es hinter den Kulissen aus? Neugierig heuert Caitlin Doughty mit Anfang zwanzig beim Westwind-Krematorium in Kalifornien an und wird schnell zur Expertin, die vor keiner Aufgabe zurückschreckt. In einem wunderbar lässigen Ton schildert sie ihre skurrilen Begegnungen mit Lebenden und vor allem mit Toten. Sie holt Leichen jeglichen Alters aus Krankenhäusern, rasiert die Körper alter Männer, balsamiert verwesende Schönheiten ein und fegt die Asche aus den Öfen, die als feiner Staub allgegenwärtig ist. Dabei blickt sie immer wieder zurück in die Geschichte des Todes und auf fremde Kulturen, die ganz anders, viel intimer, mit ihren Leichen umgehen. Mit Offenherzigkeit, Witz und einem Schuss Melancholie öffnet sie uns die Augen für unseren eigenen Umgang mit den Toten.

«Ein so plastisches und pathologisches Buch könnte seine Leser ohne Weiteres in tiefe Trauer stürzen, aber Doughty erweist sich als verlässliche Fremdenführerin durch die wunderliche Welt des Todes und lässt uns aus dem Lachen nicht herauskommen.»
Washington Post

Caitlin Doughty, geboren 1984, arbeitete nach ihrem Studium der mittelalterlichen Geschichte in einem Krematorium und führt heute in Los Angeles ihr eigenes alternatives Bestattungsinstitut. (Weitere Informationen zur Autorin auf Seite 271)

Caitlin Doughty

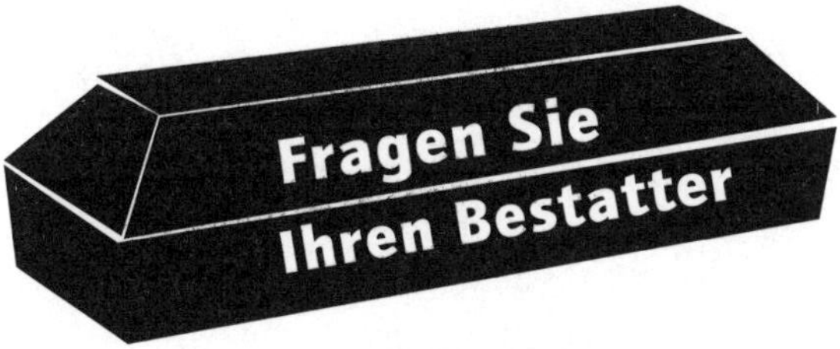

Lektionen aus dem Krematorium

Aus dem Amerikanischen
von Sky Nonhoff

C.H.Beck

Titel der amerikanischen Originalausgabe:
«Smoke Gets In Your Eyes & Other Lessons from the Crematory»

Zuerst erschienen 2014 bei W.W. Norton & Company, Inc., New York

Dieses Buch erschien zuerst 2016 in gebundener Form
im Verlag C.H.Beck

1. Auflage in C.H.Beck Paperback 2020

Für die deutsche Ausgabe:

Umschlaggestaltung: C.H.Beck, München
nach einem Entwurf von David J. High, Highdzn.com,
bearbeitet für die deutsche Ausgabe von
Geviert, Grafik & Typografie, Conny Hepting
Satz: Fotosatz Amann, Memmingen
Druck und Bindung: Druckerei C.H.Beck, Nördlingen
ISBN 978 3 406 74890 5

www.chbeck.de

Für euch, ihr Lieben

Eure Hilfe, eure Gunst

Ein Haiku, morbid.

Inhalt

Vorbemerkung

Laut Augenzeugenbericht eines Journalisten weigerte sich Mata Hari, die berühmte exotische Tänzerin und Spionin des Ersten Weltkriegs, eine Augenbinde zu tragen, als sie 1917 vor einem französischen Erschießungskommando stand.

> «Muss ich die anlegen?», fragte Mata Hari ihren Anwalt, als sie die Augenbinde erspähte.
> «Das liegt ganz in Madames Ermessen», erwiderte der verantwortliche Offizier, ehe er sich eilig abwandte.
> Mata Hari wurde nicht gefesselt und musste keine Augenbinde tragen. Während der Priester, die Nonnen und ihr Anwalt beiseitetraten, sah sie ihrer Hinrichtung mit festem Blick entgegen.

Dem Tod ins Auge zu blicken ist alles andere als ein einfaches Unterfangen. Um es zu vermeiden, legen wir uns selbst eine metaphorische Augenbinde an, ziehen es vor, die Augen vor unserer Sterblichkeit zu verschließen. Doch das Verdrängen des Todes ist kein Segen, weil wir unsere Ängste lediglich unter die Oberfläche verbannen.

Wir bemühen uns nach Kräften, den Tod an den Rand unseres Daseins zu verdrängen, indem wir die Toten hinter rostfreien Stahltüren wegschließen, die Kranken und Sterbenden in Krankenhauszimmer auslagern. Wir verbergen den Tod so perfekt, dass man fast glauben könnte, wir seien die erste Generation von Unsterblichen. Aber das sind wir nicht. Wir alle werden sterben, und das wissen wir auch. Der große Sozialanthropologe Ernest Becker hat dieses Wissen so in Worte gefasst: «Der Gedanke an den Tod verfolgt das Tier Mensch wie nichts anderes.» Aus Angst vor dem Tod bauen wir Kathedralen, zeugen Kinder, führen Kriege und sehen uns nachts um drei Katzenvideos im Internet an. Der Tod steuert all unsere kreativen und zerstörerischen Impulse. Je näher wir dem Verständnis des Todes kommen, desto besser verstehen wir uns selbst.

Dieses Buch handelt von meinen ersten sechs Jahren im amerikanischen Bestattungswesen. Wenn Sie sich realistische Beschreibungen von Tod und Toten lieber ersparen wollen, halten Sie das falsche Buch in der Hand; die bereits erwähnte Augenbinde können Sie an der Garderobe abgeben. Die hier geschilderten Begebenheiten haben sich genau so ereignet, die handelnden Personen gibt es wirklich. Diverse Namen sowie ein paar kleinere Details (aber nicht die richtig krassen, Ehrenwort) habe ich geändert, um die Privatsphäre der Betroffenen und die Identität der Verstorbenen zu schützen.

WARNUNG!

ZUTRITT STRENGSTENS VERBOTEN!

Kalifornische Bestattungsverordnung
Paragraph 16, Absatz 12,
Satz 3, Nummer 1221.
Bestattungsvorbereitungen:
(a) Die Vorbereitung der Verstorbenen
auf die Bestattung wird ausschließlich
von qualifiziertem Fachpersonal
durchgeführt ...

– Vorgeschriebenes Warnplakat
für Bestattungsunternehmen –

Meine erste Rasur

Eine Frau erinnert sich immer an die erste Leiche, die sie rasiert hat. Es ist das einzige Ereignis in ihrem Leben, bei dem ihr mulmiger wird als beim ersten Kuss oder beim Verlust ihrer Jungfräulichkeit. Nie bewegt sich der Uhrzeiger langsamer, als wenn man mit einem pinkfarbenen Einwegrasierer in der Hand vor der Leiche eines älteren Mannes steht.

Im grellen Schein des Neonlichts blickte ich geschlagene zehn Minuten auf den armen reglosen Byron, so kam es mir wenigstens vor. So hieß er, jedenfalls stand dieser Name auf dem Zettel an seinem großen Zeh. Ich war mir nicht sicher, ob Byron noch als Subjekt (als Person) durchging oder bereits als Objekt (Leiche) galt, aber wenn ich schon eine derart intime Handlung an jemandem vornahm, wollte ich doch wenigstens seinen Namen wissen.

Byron war ein Mann um die siebzig mit einer weißen Haarmähne und dichten weißen Bartstoppeln. Abgesehen von dem Laken, mit dem ich seine untere Körperhälfte abgedeckt hatte, war er nackt. Was ich da eigentlich verhüllen wollte, wusste ich nicht so recht. Offenbar ein Anfall postmortaler Schicklichkeit.

Seine Augen, die in den Abgrund über ihm starrten, waren leer wie geplatzte Luftballons. Sind die Augen eines Liebenden ein kristallklarer Bergsee, erinnerten die von Byron an einen trüben Tümpel. Sein Mund war in einem stummen Schrei erstarrt.

«Ähm, he, äh, Mike?», rief ich meinem neuen Chef aus

dem Präparationsraum zu. «Soll ich das mit Rasiercreme machen, oder …»

Mike kam herein, nahm eine Dose Rasierschaum von einem Metallschränkchen und wies mich darauf hin, ein Adlerauge auf die Falten zu haben. «Wenn du ihm ins Gesicht schneidest, haben wir ein Problem. Also sei vorsichtig, okay?»

Klar, vorsichtig. So vorsichtig wie all die anderen Male, wenn ich «jemanden rasiert» hatte. Also nie.

Ich zog die Gummihandschuhe an und fuhr mit dem Daumen über Byrons kalte, steife Wangen, die Bartstoppeln, die ihm in den letzten Tagen gesprossen waren. Ich fühlte mich meiner Aufgabe auch nicht ansatzweise gewachsen. Tatsächlich hatte ich stets geglaubt, Bestatter seien Profis durch und durch, perfekt ausgebildete Experten, die sich unserer Verstorbenen annehmen, damit wir es nicht selbst tun müssen. Wusste Byrons Familie davon, dass eine Dreiundzwanzigjährige ohne jede Erfahrung im Begriff war, ihrem geliebten Byron mit einem Rasierer zu Leibe zu rücken?

Ich versuchte, Byrons Augen zu schließen, doch seine faltigen Lider klappten immer wieder nach oben wie eine Jalousie, als wollte er zusehen, wie ich meinem Job nachkam. Ich versuchte es abermals, mit demselben Ergebnis. «He, Byron», sagte ich. «Auf gute Ratschläge kann ich verzichten.» Keine Antwort.

Mit seinem Mund war es dasselbe. Zwar konnte ich ihn schließen, doch ein paar Sekunden später stand er schon wieder offen. Was ich auch unternahm, Byron machte keinerlei Anstalten, sich wie ein Gentleman zu verhalten, der auf seine Nachmittagsrasur wartet. Schließlich gab ich es auf, sprühte ein wenig Creme auf seine Wangen und verteilte sie mit den unbeholfenen Bewegungen eines Kleinkinds, das zum ersten Mal mit Fingerfarben experimentiert.

Es ist bloß ein Toter, sagte ich mir. Verwesendes Fleisch, Caitlin. Ein Kadaver.

Das löste nicht gerade einen Motivationsschub bei mir aus. Byron war weit mehr als ein Haufen faulendes Fleisch. Er war auch eine magische Kreatur, ein Zauberwesen, so wie ein Einhorn oder ein Greif. Erhaben und profan zugleich, befand er sich hier mit mir im Wartezimmer zwischen Leben und Ewigkeit.

Als ich zu dem Schluss gelangte, dass ich für diesen Job wohl nicht geeignet sei, war es bereits zu spät. An dieser Rasur führte kein Weg mehr vorbei. Ich griff nach meiner pinkfarbenen Waffe, die in diesem dunklen Gewerbe zur Grundausstattung gehört. Ich verzog das Gesicht und stieß einen Hochfrequenzlaut aus, wie ihn nur Hunde hören können, setzte die Klinge an und begann meine Laufbahn als Barbier der Toten.

Als ich an jenem Morgen aufgewacht war, hatte ich nicht damit gerechnet, eine Leiche zu rasieren. Verstehen Sie mich nicht falsch. Leichen hatte ich schon erwartet, nur nicht das Rasieren. Es war mein erster Tag als Krematoriumsfachkraft bei Westwind & Burial, einem alteingesessenen Bestattungsunternehmen. Einem Familienbetrieb.

Ich stand früh auf, was ich sonst nie zu tun pflege, zog eine Arbeitshose – ich trage sonst nie Hosen – und Stahlkappenboots an. Die Hose war zu kurz und die Boots zu groß. Ich sah schlicht lächerlich aus, aber ich hatte nicht die geringste Ahnung, welche Kleidung man beim Einäschern menschlicher Überreste trägt.

Die Sonne ging gerade auf, als ich aus meiner Wohnung am Rondel Place trat, glitzerte auf weggeworfenen Injektionsnadeln und verdampfenden Urinpfützen. Ein Obdachloser in einem Tutu schleppte einen alten Autoreifen die Gasse hinunter, wahrscheinlich um ihn als provisorischen Donnerbalken zu benutzen.

Als ich nach San Francisco gezogen war, hatte ich drei Monate gebraucht, um ein Zimmer zu finden. Schließlich war ich bei Zoe untergekommen, einer lesbischen Jurastudentin, mit der ich mir nun ihre quietschrosa Maisonettewohnung im Mission District teilte. Unser Haus befand sich zwischen einem beliebten mexikanischen Restaurant und dem Esta Noche, einer bekannten Latino-Tuntenbar, aus der jeden Abend ohrenbetäubende Ranchera-Klänge dröhnten.

Auf dem Weg zur U-Bahn kam mir ein Exhibitionist entgegen. Er öffnete seinen Mantel und zeigte mir seinen Penis. «Na, Schätzchen, was hältst du davon?», sagte er und wedelte triumphierend damit herum.

«Lass dir was Originelleres einfallen, Mann», gab ich zurück, worauf er ziemlich dumm aus der Wäsche schaute. Mittlerweile wohnte ich seit gut einem Jahr am Rondel Place. Mit so einer Nummer konnte er keinen Hund hinter dem Ofen hervorlocken.

Die Fahrt mit der U-Bahn führte von der Mission-Street-Station unter der Bay hindurch nach Oakland. Ein paar Blocks entfernt von Westwind Cremation stieg ich aus, und nach weiteren zehn Minuten Fußweg war ich angekommen. Der Anblick meines neuen Arbeitsplatzes riss mich nicht gerade vom Hocker. Keine Ahnung, wie ich mir das Bestattungsinstitut vorgestellt hatte – vielleicht so ähnlich wie das Haus meiner Großmutter, umwabert von Trockeneisnebel –, doch von der Straße aus sah das Gebäude jenseits des schwarzen Metalltors hoffnungslos normal aus: eierschalenfarben und ebenerdig, hätte es sich genauso gut um eine Versicherungsfiliale handeln können.

Neben dem Tor befand sich ein kleines Schild: Bitte läuten. Ich nahm also meinen ganzen Mut zusammen und tat wie geheißen. Einen Augenblick später öffnete sich das Tor mit einem leisen Knarren, und Mike, der Geschäftsführer des Krematoriums und mein neuer Boss, trat aus dem Haus. Ich hatte ihn nur einmal vorher gesehen und mich dazu verleiten lassen, ihn für völlig harmlos zu halten – einen durchschnittlich großen, durchschnittlich schweren Weißen Mitte vierzig mit schütterem Haar. Doch trotz seiner onkelhaft wirkenden Khakihose ging etwas absolut Beunruhigendes von ihm aus. Seine Augen hinter der Brille musterten mich scharf, als wolle er sich darüber klar werden, ob es nicht doch ein Riesenfehler gewesen war, mich zu engagieren.

«Guten Morgen», sagte er, doch die Worte kamen so matt, so

müde aus seinem Mund, als wären sie für ihn allein bestimmt. Er ließ die Tür offen stehen und ging wieder hinein.

Nach ein paar unbehaglichen Momenten kam ich zu dem Schluss, dass ich ihm folgen sollte, trat über die Schwelle und bog um mehrere Ecken. Ein dumpfes Dröhnen hallte durch die Korridore und wurde immer lauter.

Hinter der unscheinbaren Fassade des Gebäudes verbarg sich eine riesige Lagerhalle. Von hier ging das Dröhnen aus – genauer gesagt von zwei großen, klobigen Maschinen, die sich in der Mitte des Raums breitmachten wie Zwillingsbotschafter des Todes – Tweedledum und Tweedledee ließen grüßen. Sie waren aus gebürstetem Stahl, und von beiden führten Kamine zum Dach hinauf. Beide Maschinen hatten Metalltüren, die auf und ab fuhren – gefräßige Schlunde wie aus einem Märchenbuch des Industriezeitalters.

Das sind die Öfen, schoss es mir durch den Kopf. Und darin befinden sich gerade Menschen – *tote* Menschen. Tatsächlich konnte ich keinen der Verstorbenen sehen, aber allein die Vorstellung ließ meinen Pulsschlag rapide ansteigen.

«Das sind also die Kremieröfen?», fragte ich Mike.

«Liegt auf der Hand bei der Größe, oder?», erwiderte er, verschwand durch eine Seitentür und ließ mich abermals einfach stehen.

Was machte ein nettes Mädchen wie ich in einer Leichenentsorgungsanstalt wie dieser? Jede Frau, die einigermaßen bei Trost war, hätte sich für eine Stelle als Kassiererin oder Kindergärtnerin beworben, aber ganz bestimmt nicht als Einäscherungsgehilfin verdingt. Und nicht zuletzt wäre es wohl um einiges einfacher gewesen, einen Job bei einer Bank oder im Kindergarten an Land zu ziehen – die Todesindustrie hieß die Dreiundzwanzigjährige, die unbedingt in dieser Branche Karriere machen wollte, nämlich keineswegs mit offenen Armen willkommen.

Im Schein meines Laptop-Bildschirms hatte ich mich unter Zuhilfenahme von Suchbegriffen wie «Kremierung», «Krematorium», «Beerdigungen» und «Bestattungsunternehmen» um die verschiedensten Stellen beworben. Wenn ich überhaupt eine Antwort erhielt, wurde ich gefragt, ob ich bereits einschlägige Erfahrung vorzuweisen hätte. Bestattungsinstitute schienen derartige Erfahrungen regelrecht *vorauszusetzen*, als würden Einäscherungstechniken zum Lehrplan jeder durchschnittlichen Highschool gehören. Monate zogen ins Land, und ich erhielt Dutzende von Absagen – «Leider haben wir uns für einen anderen Kandidaten entschieden» –, bis ich die Stelle bei Westwind Cremation & Burial bekam.

Ich hatte schon immer ein ziemlich ambivalentes Verhältnis zum Tod. Seit meiner Kindheit, als ich herausfand, dass uns alle am Ende dasselbe Schicksal erwartet, schwankte ich stets zwischen nacktem Grauen und morbider Neugier. Als kleines Mädchen lag ich manchmal stundenlang wach, während ich auf meine Mutter wartete, fest davon überzeugt, dass sie einen Autounfall gehabt hatte und nun blutüberströmt und mit zerschmetterten Gliedern am Rand des Highways lag, ihre Wimpern von winzigen Glassplittern übersät. Ich wurde «funktional morbid», besessen von Tod, Siechtum und düsteren Gedanken, und trotzdem gelang es mir, als mehr oder weniger normales Mädchen durchzugehen. An der Uni ließ ich die Maske fallen, schrieb mich im Hauptfach für mittelalterliche Geschichte ein und verschlang vier Jahre lang akademische Schriften mit Titeln wie «Nekro-Phantasie und Mythos: Todesdeutungen unter den Eingeborenen von Pago-Pago» (Dr. Karen Baumgartner, Yale University, 2004). Alle Aspekte der Sterblichkeit zogen mich geradezu magisch an – die Toten, die Rituale, die Trauer. Meine Uni-Lektüren hatten mich angefixt, aber ich wollte mehr. Ich wollte härteren Stoff: richtige Leichen, richtigen Tod.

Mike kam zurück. Er schob eine Rolltrage mit quietschenden Rädern vor sich her, auf der meine erste Leiche lag.

«Für eine Einweisung in die Öfen reicht's heute nicht mehr, aber du könntest mir einen Gefallen tun», bat er mich im Plauderton. «Der hier müsste noch rasiert werden.» Offenbar wollten die Angehörigen den Toten noch einmal sehen, bevor er eingeäschert wurde.

Mike bedeutete mir, ihm zu folgen, und rollte die Trage in ein steriles weißes Zimmer neben dem Kremationsraum. Hier würden die Toten «hergerichtet», erklärte er mir. Er trat an einen großen Metallschrank und reichte mir einen pinkfarbenen Einwegrasierer, ehe er sich abwandte und mich zum dritten Mal allein ließ. «Viel Glück», rief er über die Schulter.

Damit hatte ich, wie gesagt, nicht gerechnet, aber jetzt blieb mir nichts anderes übrig.

Fest stand, dass Mike mich genau beobachtete, auch wenn er den Raum verlassen hatte. Es war ein Test, eine erste Kostprobe seiner gnadenlosen Ausbildungsmaxime: Friss oder stirb. Ich war die Neue, die er angeheuert hatte, um Leichen zu verfeuern (und gelegentlich zu rasieren), und entweder würde ich a) damit klarkommen oder b) versagen. Es gab kein Händchenhalten, keine Einarbeitungsphase, keine Probezeit.

Ein paar Minuten später kam er wieder herein und warf einen Blick über meine Schulter. «Nein, nein, in Wuchsrichtung rasieren. Und bitte mit Gefühl. Ja, genau so.»

Als ich den letzten Rest Rasierschaum von Byrons Gesicht wischte, sah er aus wie ein neugeborenes Baby – kein noch so kleiner Schnitt, nicht mal eine Hautrötung war zu erkennen.

Später an jenem Morgen kamen Byrons Frau und seine Tochter vorbei, um ihn ein letztes Mal zu sehen. Byron wurde in den Verabschiedungsraum gerollt und in weiße Tücher gehüllt. Eine Bodenlampe mit rosafarbener Birne tauchte sein Gesicht in sanftes Licht – so ganz anders als die grellen Neonleuchten im Präparationsraum.

Nach der Rasur hatte es Mike tatsächlich fertiggebracht, Byrons Augen und Mund zu schließen, anscheinend mit irgendeinem alten Bestattertrick. Im rosafarbenen Schimmer wirkte der alte Herr beinahe heiter. Zwar erwartete ich, dass jeden Moment jemand entsetzt aufschreien würde («O Gott, wer hat sein Gesicht so zugerichtet?»), aber zu meiner Erleichterung geschah nichts dergleichen.

Von seiner Frau erfuhr ich, dass Byron vierzig Jahre lang als Buchhalter gearbeitet hatte. Penibel, wie er wohl war, hätte er die perfekte Glattrasur sicher begrüßt. Am Ende seines Kampfes gegen den Lungenkrebs hatte er es nicht mal mehr vom Bett ins Bad geschafft und ohnehin keinen Rasierer mehr halten können.

Als seine Angehörigen gegangen waren, wurde es Zeit für den Ofen. Mike rollte Byron in den Schlund der einen Riesenmaschine und betätigte die Schalter mit beachtlicher Fingerfertigkeit. Zwei Stunden später öffnete sich die Stahltür wieder und gab Byrons Gebeine frei, von denen größtenteils nur noch rot glühende Asche übrig war.

Mike reichte mir einen langen Metallrechen und zeigte mir mit weit ausholenden Bewegungen, wie ich die Knochen aus dem Ofen holen sollte. Während Byrons Überreste in den dafür vorgesehenen Behälter fielen, klingelte das Telefon. Es schrillte ohrenbetäubend laut über die Lautsprecher an der Decke, die dort extra installiert waren, um das Läuten bei Betrieb der Öfen nicht zu überhören.

Mike warf mir seine Schutzbrille zu. «Übernimm du. Ich geh mal kurz dran.»

Während ich Asche und Knochen aus dem Ofen kratzte, fiel mir auf, dass Byrons Schädel noch voll intakt war. Verstohlen warf ich einen Blick über die Schulter, um mich zu vergewissern, ob mich irgendjemand, Lebender oder Toter, beobachtete, und zog ihn vorsichtig zu mir heran. Als er nah genug an der Öffnung war, griff ich in den Ofen. Der Schädel war noch warm, und durch meine Arbeitshandschuhe fühlte ich die glatte, staubige Struktur der Knochen.

Byrons leblose Augenhöhlen starrten mich an, während ich mich zu erinnern versuchte, wie er zwei Stunden zuvor ausgesehen hatte. Nach meiner Premiere als Barbier hätte mir sein Gesicht nach wie vor präsent sein müssen, doch sein menschliches Antlitz war unwiederbringlich verschwunden. Mutter Natur ist, wie Tennyson einst geschrieben hat, «an Klaue rot und Zahn»; sie vernichtet alle Schönheit, die sie je geschaffen hat.

Durch die Kremation werden Knochen auf ihre anorganischen Bestandteile reduziert. Und sehr, sehr brüchig. Als ich den Schädel ein wenig drehte, um ihn besser in Augenschein nehmen zu können, zerbröselte er in meiner Hand, rieselte durch meine Finger in den Behälter. Der Mann, der einst den Namen Byron getragen hatte – Vater, Ehemann, Buchhalter –, war nun komplett der Vergangenheit anheimgefallen.

Als ich nach Hause kam, saß meine Mitbewohnerin Zoe schluchzend auf dem Sofa. Sie trauerte dem verheirateten Mann hinterher, in den sie sich kürzlich bei einem Rucksacktrip durch Guatemala verknallt hatte (ein harter Schlag, sowohl für ihr Ego als auch für ihre Homosexualität).

«Wie war dein erster Tag?», fragte sie mit tränenerstickter Stimme.

Ich erzählte ihr, wie Mike mich schweigend gemustert hatte, und von meiner Premiere bei der Leichenrasur, beschloss aber, die Sache mit Byrons Schädel lieber für mich zu behalten. Das war mein Geheimnis, ebenso wie das seltsame, perverse Gefühl der Macht, das in jenem Moment von mir Besitz ergriffen hatte. Von mir, der Schädelbrecherin eines unendlichen Universums.

Während mich die Ranchera-Mucke aus dem Esta Noche in den Schlaf dröhnte, sann ich über meinen eigenen Schädel nach. Wie auch er eines Tages zum Vorschein kommen würde, nachdem alles, was einst zu Caitlin gehört hatte – Augen, Lippen, Haare, Gewebe –, nicht mehr existierte. Und vielleicht würde auch mein Schädel schließlich zerbersten, zerbröseln in den Händen einer unglückseligen Mittzwanzigerin wie mir.

Plüsch und Pappsärge

An meinem zweiten Tag bei Westwind machte ich die Bekanntschaft von Padma. Der Begriff «eklig» würde sie nur unzureichend beschreiben; das Wort ist schlicht zu eindeutig, mit eindeutigen Konnotationen. Padma wirkte eher wie ein Wesen aus einem Horrorfilm, Typ «untote Voodoo-Hexe». Der bloße Anblick ihrer in einem Pappsarg liegenden Leiche ließ mir die Haare zu Berge stehen – «O Gott! Heilige Scheiße, was ist denn *das?* Ich glaub, ich spinne!»

Padmas Vorfahren stammten aus Sri Lanka und Nordafrika. Ihr ohnehin dunkler Teint hatte sich im Stadium fortgeschrittener Verwesung pechschwarz verfärbt, ihr Haar hing in langen, verfilzten Büscheln von ihrem Schädel, stand in alle Richtungen ab. Zähflüssiger weißer Schmodder ergoss sich aus ihrer Nase, bedeckte ihr halbes Gesicht und zog sich wie ein Spinnennetz über ihre Augen und den weit offen stehenden Mund. Die linke Seite ihrer Brust war eingesackt und sah aus, als hätte ihr jemand in einem aufwändigen Ritual das Herz entnommen.

Padma war Anfang dreißig gewesen, als eine seltene Erbkrankheit sie aus dem Leben gerissen hatte. Ihre Leiche war monatelang zu Forschungszwecken an der Stanford University aufbewahrt worden, und als sie schließlich zu uns kam, ließ sich ihr Erscheinungsbild nur noch als bizarr bezeichnen.

Doch so schauerlich Padmas Anblick auch in meinen Amateuraugen erscheinen mochte, konnte ich es mir nicht erlauben, wie ein schreckhaftes Reh vor ihr zurückzuweichen. Mike, mein Chef, hatte mir in aller Deutlichkeit gesagt, dass ich nicht dafür bezahlt wurde, mir vor einer Leiche in die Hose zu machen. Und ich war fest entschlossen, ihm zu beweisen, dass ich meinem Job ebenso distanziert und unbeeindruckt wie er nachgehen konnte.

Das bisschen Pilzbefall im Gesicht? Ach was, tausend Mal gesehen, würde ich im Tonfall eines echten Todes-Profis sagen. *Da ist mir schon wesentlich Schlimmeres untergekommen.*

Solange man keine Leiche wie die von Padma zu Gesicht bekommen hat, mag man sich den Tod sogar als beinah glanzvoll vorstellen. Etwa in Gestalt einer von der Schwindsucht dahingerafften Schönheit zu Queen Victorias Zeiten, deren rosigem Mund ein dünnes Rinnsal Blut entweicht. Als Edgar Allan Poes Herzdame Annabel Lee dahinscheidet und in einer Gruft ihre letzte Ruhestätte findet, kann der liebeskranke Poe nicht an sich halten. «So ruh' ich denn, bis der Morgen graut», schreibt er, «allnächtlich bei meinem Liebchen traut, in des schäumenden Grabes Näh', an der See, an der brandenden See.»

Der makellose, tote Alabasterkörper der Annabel Lee. Kein Sterbenswörtchen von fortschreitender Fäulnis und verwesendem Fleisch – jenen Kleinigkeiten eben, die dem untröstlichen Poe wohl ein recht unschmusiges Erwachen beschert hätten.

Aber es war nicht bloß Padma. Die Arbeitsbedingungen bei Westwind waren um einiges härter, als ich erwartet hatte. Los ging es um 8:30 Uhr, wenn ich die beiden «Retorten» anschaltete – Fachjargon für Kremationsapparate. Während des ersten Monats hatte ich immer einen Spickzettel dabei. Unbeholfen betätigte ich die Siebzigerjahre-Science-Fiction-Schalter, worauf die roten, blauen und grünen Knöpfe für die Temperatur, die Brenner und die Luftzufuhr aufleuchteten. Die Momente, bevor die Retorten zum Leben erwachten, gehörten zu den stillsten und friedlichsten des Tages. Kein Lärm, keine Hitze, kein Druck, nur ein Mädchen und die neueste Kollektion frisch Verblichener.

Sobald die Retorten ansprangen, war es mit dem Frieden vorbei. Der ganze Raum verwandelte sich in ein von heißer, stickiger Luft erfülltes Inferno, in dem man das Röhren des Teufels förmlich im Nacken spürte. Die silberne Wandverkleidung, die an das Interieur eines Raumschiffs erinnerte, diente der Schallisolierung und hinderte den Lärm, an die Ohren der Trauernden zu dringen, die sich gerade in der nahegelegenen Kapelle oder einem der Kondolenzräume aufhielten.

Wenn die Temperatur in der Brennkammer 800 Grad erreicht hat, ist die Maschine bereit für die erste Leiche. Jeden Morgen legte Mike mehrere behördliche Beisetzungsbewilligungen auf meinen Schreibtisch und erklärte mir, wer heute an die Reihe kam. Nachdem ich zwei Scheine ausgewählt hatte, musste ich meine Kandidaten in der «Kühlung» ausfindig machen – der Kühlkammer, in der die Leichen ihrer Bestimmung harrten. Ein kalter Lufthauch umfing mich, wenn ich die übereinander gestapelten Pappsärge in Augenschein nahm; auf jedem klebte ein Zettel mit Namen, Vornamen und Todesdatum. Die Kühlung roch wie Tod on the rocks, ein Geruch, der sich nur schwer beschreiben lässt, den man aber nie mehr vergisst.

Die Menschen in der Kühlung hätten sich in der Welt der Lebenden wohl kaum miteinander abgegeben – der ältere Schwarze mit dem Herzinfarkt, die Weiße mittleren Alters, die ihrem Gebärmutterhalskrebs erlegen, und der junge Hispano, der nur ein paar Häuserblocks vom Krematorium erschossen worden war. Der Tod hatte sie zu einer Art UN-Versammlung zusammengeführt, einem offenen Gespräch über das Ende ihrer Existenz.

Während ich die Kühlkammer betrat, schickte ich ein Stoßgebet gen Himmel und gelobte, ein besserer Mensch zu werden, wenn mein Proband nicht zuunterst lag. An jenem Morgen stand ein gewisser Mr. Martinez auf meiner ersten Beisetzungsbewilligung. In einer perfekten Welt hätte sich der Sarg mit Mr. Martinez ganz oben befunden und nur darauf gewartet, direkt auf meine hydraulische Fahrtrage befördert zu werden. Zu meinem Ärger aber musste ich feststellen, dass er unter Mr. Willard, Mrs. Nagasaki und obendrein auch noch Mr. Shelton lag. Was bedeutete, dass ich die Pappsärge erst um- und dann wieder übereinanderstapeln musste – so eine Art Leichen-Tetris für kühle Stunden.

Als ich Mr. Martinez schließlich auf die Trage bugsiert hatte, konnte ich ihn die paar Meter bis zum Kremationsraum schieben. Der letzte Hemmschuh auf unserer Kurzreise waren die dicken Plastikstreifen (wie man sie auch aus Autowaschanlagen oder Kühlhäusern kennt), die im Türrahmen der Kühlung hingen, um die kalte Luft am Entweichen zu hindern. Der Streifenvorhang war mein ewiger Widersacher. Ich verhedderte mich grundsätzlich darin, als handele es sich um gespenstische Äste aus einer Cartoon-Version von *Sleepy Hollow*. Schon der Körperkontakt mit ihnen war mir schlicht zuwider, da ich mir vorstellte, dass sie mit Bakterien verseucht waren und – der Gedanke war naheliegend – sich womöglich die Seelen der Verstorbenen darin verfangen hatten.

Wenn ich mich in den Streifen verhedderte, hatte ich jedes Mal den Winkel falsch eingeschätzt, in dem ich die Trage aus der Tür schieben musste. Als ich Mr. Martinez einen sanften Schubs versetzte, hörte ich auch schon das vertraute *Klonk*, womit ich wieder einmal den stählernen Türrahmen gerammt hatte.

Zufällig kam gerade Mike vorbei, der auf dem Weg zum Präparationsraum war, und rückte mit ein, zwei Griffen die Trage zurecht. «Brauchst du Hilfe? Oder schaffst du's auch allein?», fragte er, die eine Augenbraue mehr als deutlich in die Höhe gezogen, als wollte er sagen: *Mädel, du kriegst ja nun überhaupt nichts geregelt.*

«Nee, nee, alles im Griff!», gab ich fröhlich zurück, strich mir die kontaminierten Plastiktentakel aus dem Gesicht und schob die Trage in den Kremationsraum, ohne mich weiter beirren zu lassen.

Ich achtete darauf, stets «alles im Griff» zu haben. Benötigte ich Hilfe, um die Blumen im Vorhof zu gießen? «Nee, nee, alles im

Griff!» Brauchte ich weitere Instruktionen, um den Ehering mit Seifenschaum vom geschwollenen Finger eines Toten zu lösen? «Nee, nee, alles im Griff!»

Nachdem ich Mr. Martinez wohlbehalten aus der Kühlung geholt hatte, wurde es Zeit, den Pappsarg zu öffnen. Was, wie ich herausgefunden hatte, der beste Teil meines Jobs war.

Das Öffnen der Särge erinnerte mich an ein Plüschspielzeug für Mädchen aus den frühen Neunzigern – Puppy Surprise hieß es. Im Werbespot für Puppy Surprise war eine Gruppe von fünf- bis siebenjährigen Mädchen zu sehen, die sich um einen Plüschhund scharten. Und dann kreischten sie vor Begeisterung, während sie den Bauch der Plüschhündin öffneten und darin lauter reizende Plüschwelpen entdeckten – manchmal drei, manchmal vier und manchmal sogar *fünf!* Und das war natürlich die Überraschung. *Surprise, surprise!*

Und genau so verhielt es sich mit den Leichen. In den Pappsärgen konnte man alles Mögliche finden, von einer dreiundneunzigjährigen Dame, die friedlich und liebevoll betreut im Hospiz gestorben war, bis zu einem Dreißigjährigen, den man nach einer Woche, schon gut zersetzt, hinter einem Baumarkt in einem Müllcontainer gefunden hatte. Jeder Tote war ein neues Abenteuer.

Wenn die Leiche, die ich vorfand, eher atypisch aussah (Sie erinnern sich bestimmt an Padmas entstelltes Gesicht), verleitete mich meine Neugier dazu, auf eigene Faust Nachforschungen anzustellen. Ich zog das elektronische Krematoriumsverzeichnis, rechtsmedizinische Gutachten und die jeweilige Sterbeurkunde zurate, machte mich anhand des unvermeidlichen bürokratischen Krams schlau über Leben und Tod der betreffenden Person und erfuhr so, wie sie das Reich der Lebenden verlassen und zu mir ins Krematorium gekommen war.

Mr. Martinez' Leiche hatte wenig Außergewöhnliches an sich. Hätte ich ihm ein Rating verpassen müssen, wären wohl nicht mehr als drei Plüschtiere drin gewesen. Er war ein Latino Ende sechzig, der wahrscheinlich an einem Herzleiden gestorben war.

Unter seiner Haut konnte ich die Umrisse eines Schrittmachers erkennen.

Unter Bestattern kursiert die Legende, dass die Lithiumbatterien von Herzschrittmachern im Ofen explodieren, wenn sie nicht entfernt werden. Der Fama nach besitzen diese Minibomben so viel Sprengkraft, dass sie einem das Gesicht wegfetzen können. Ob das Gerücht stimmt, weiß man aber nicht, da noch kein Bestatter das Schicksal auf diese Weise herausgefordert hat. Ich ging zurück in den Präparationsraum und holte mir ein Skalpell.

Anschließend setzte ich das Skalpell an Mr. Martinez' Brust an und versuchte, zwei Schnitte über dem Schrittmacher anzubringen. Das Skalpell sah durchaus scharf aus, bewirkte aber gar nichts – nicht mal ein Kratzer war zu sehen.

Es liegt auf der Hand, warum angehende Mediziner während ihres Studiums Leichname sezieren. So wird ihnen nicht zuletzt die Angst genommen, anderen Schmerzen zuzufügen. Während meiner Mini-Operation konnte ich mich des Gefühls nicht erwehren, dass Mr. Martinez Höllenqualen leiden musste. Mein Mitgefühl verleitete mich dazu, dem Verstorbenen Schmerzen anzudichten, auch wenn sein erloschener Blick keinen Zweifel daran ließ, dass er das sprichwörtliche Gebäude schon lange verlassen hatte.

In der Woche zuvor hatte mir Mike gezeigt, wie man einen Herzschrittmacher entfernt, aber bei ihm hatte das alles kinderleicht ausgesehen. Tatsächlich muss man beim Schneiden entschieden mehr Kraft einsetzen, als man glauben würde; die menschliche Haut besteht aus überraschend widerstandsfähigem Material. Ich entschuldigte mich bei Mr. Martinez für meine Inkompetenz. Nach weiteren erfolglosen Schnittansätzen und einigen frustrierten Seufzern meinerseits hatte ich den Schrittmacher schließlich freigelegt und konnte ihn mit einem kurzen Ruck entfernen.

Nachdem Mr. Martinez nun identifiziert, von der Kühlung ins Krematorium verlegt und von allen potenziell explosiven Batterien befreit war, konnte er seinem feurigen Ende ins Auge sehen.

Der Sarg befand sich mittlerweile auf dem Förderband vor der Ofenklappe, und ich drückte auf den Knopf, mit dem die Toten eingefahren werden. Sobald sich die Stahlklappe mit einem dumpfen Geräusch geschlossen hatte, trat ich an die Science-Fiction-Schalter an der Vorderseite der Maschine, stellte die Luftzufuhr ein und die Brenner an.

Es gibt ziemlich wenig zu tun, während eine Leiche eingeäschert wird. Ich behielt die Temperaturanzeige im Auge und öffnete zwischendurch die Klappe ein paar Zentimeter, um den Verbrennungsgrad der Leiche im Auge zu behalten. Die schwere Klappe knarrte schauerlich, wenn ich sie herunterfuhr. Sie schien zu sagen: *Pass bloß auf, dass du das nicht bereust, Schätzchen.*

In den Veden, den heiligen Schriften der Hindus, wurde die Leichenverbrennung schon vor dreitausend Jahren erwähnt – als unerlässliches Ritual, um die gefangene Seele aus dem unreinen Körper zu lösen. In dem Moment, in dem der Schädel birst, wird die Seele befreit und kann in die Welt der Vorfahren zurückkehren. Die Vorstellung ist an sich wunderschön, aber wenn man nicht daran gewöhnt ist, einen menschlichen Körper brennen zu sehen, kann es ein ziemlich krasser Anblick sein.

Mir jedenfalls ging dieser Anblick beim ersten Mal durch Mark und Bein, und das, obwohl ich laut Westwind-Protokoll sogar dazu verpflichtet war, den Verbrennungsprozess zu beobachten. Egal wie viele Heavy-Metal-Albumcover oder Hieronymus-Bosch-Höllenvisionen Sie gesehen haben mögen, nichts dergleichen kann Sie auf eine Leiche in einem Krematoriumsofen vorbereiten, nicht mal die Szene in Indiana Jones, wenn diesem einen Nazi das Gesicht wegschmilzt. Einen menschlichen Schädel brennen zu sehen, geht weit über jede Vorstellungskraft hinaus.

Wenn die Leiche in die Retorte einfährt, brennt zuerst der Pappsarg, das «Ersatzbehältnis», wie er auf der Rechnung genannt wird. Die Pappe geht unmittelbar in Flammen auf, worauf der Leichnam schutzlos dem Inferno ausgeliefert ist. Dann greifen die Flammen auf den Körper über, dessen Beschaffenheit sich innerhalb kürzester Zeit drastisch verändert. Der menschliche Körper besteht zu achtzig Prozent aus Wasser, das mehr oder minder problemlos verdampft. Und schließlich fressen sich die Flammen ins Gewebe vor, lassen die sterbliche Hülle nach und nach verkohlen. Dieser Prozess nimmt den Großteil der Zeit in Anspruch.

Es wäre eine Lüge, würde ich behaupten, dass ich mir von meinem Job im Krematorium nicht etwas Bestimmtes erhofft hätte. In etwa hatte ich mir vorgestellt, wie ich die Beine hochlegen, Erdbeeren essen und Romane lesen würde, während gerade irgendein armer Tropf kremiert wurde. Und dass ich am Ende des Tages gedankenverloren in der U-Bahn nach Hause sitzen und tiefe Erkenntnisse darüber erlangt haben würde, was es mit dem Tod auf sich hat.

Nach ein paar Wochen aber beschäftigten mich weit profanere Gedanken, wie zum Beispiel: Wann ist Mittagspause? Wie soll ich je den ganzen Dreck loswerden? In einem Krematorium ist man pausenlos mit Schmutz konfrontiert. Die Asche der Toten und die Emissionen des Ofens sorgen dafür, dass ständig über allem eine dünne Schicht aus Staub und Ruß liegt. Die feinen Partikel nisten sich an den unmöglichsten Stellen ein, so etwa in den Nasenlöchern. Gegen Mittag sah ich aus wie das kleine Mädchen mit den Schwefelhölzern, das an der Straßenecke seine Waren feilbietet.

Es gibt sicher Erfreulicheres, als permanent mit Knochenstaub hinter den Ohren und unter den Fingernägeln herumzulaufen, doch durch die Asche eröffnete sich mir eine Welt, die ich bislang noch nicht gekannt hatte.

Als die stählernen Türme des World Trade Center am 11. September 2001 einstürzten und Schutt und Metall auf New York niederregnete, leitete Enkyõ Pat O'Hara ein nicht weit entfernt gelegenes buddhistisches Zentrum. «Der Geruch lag wochenlang in der Luft, und es kam einem vor, als würde man menschliche Überreste atmen», sollte sie später erzählen. «Es war der Geruch von tausend Dingen, die sich im wahrsten Sinne des Wortes in

Rauch aufgelöst hatten – Menschen, elektronische Geräte, Beton, Glas, einfach alles.»

Eine entsetzliche Beschreibung. Doch O'Hara riet den Leuten, das Grauen nicht zu verdrängen, sondern sich ihm zu stellen, zu akzeptieren, dass «genau das ohne Unterlass geschieht, ohne dass wir es bemerken, und jetzt können wir es endlich sehen, riechen, fühlen und wahrnehmen.» Und im Westwind-Krematorium wurden mir zum ersten Mal die Augen geöffnet. Es war eine Konfrontation mit der Wirklichkeit – eine kostbare Erfahrung, die einen regelrechten Suchteffekt auf mich ausübte.

Um zu den profaneren Dingen zurückzukommen: Wann und wo sollte ich Mittagspause machen? Dafür hatte ich eine halbe Stunde Zeit. In der Empfangshalle lief ich Gefahr, dass gerade eine trauernde Familie hereinplatzte, während ich mein Chop Suey aß, und die Hinterbliebenen mit einem Mund voller Nudeln zu begrüßen, war sicher kein optimales Szenario. Das Krematorium kam ebenfalls nicht infrage, schon allein deshalb, weil ich keine Asche auf meinem Essen haben wollte. Womit noch die Kapelle (vorausgesetzt, dort war gerade kein Verstorbener aufgebahrt) und Joes Büro blieben.

Obwohl das Krematorium mittlerweile von Mike geleitet wurde, war Westwind Cremation & Burial von Joe gegründet worden. Ich hatte Joe, der eigentlich Joaquín hieß, nie kennengelernt. Kurz bevor ich meine erste Leiche eingeäschert hatte, war er in den Ruhestand gegangen. Und auch wenn Mike nun die Geschäfte führte, stand Joe als graue Eminenz im Hintergrund – zwar physisch abwesend, doch auf geisterhafte Weise stets präsent. Er hatte den Daumen auf Mike, sah ihm permanent über die Schulter und hielt ihn auf Trab. Während Mike wiederum mir im Nacken saß. Und so teilten wir letztlich dasselbe Schicksal.

Joes Büro war verwaist – ein fensterloses Zimmer, in dem sich Kisten über Kisten mit Beisetzungsbewilligungen stapelten, Unterlagen über jede Person, die je bei Westwood ihre letzte Rast eingelegt hatte. An der Wand hinter seinem Schreibtisch hing immer noch ein Foto von ihm: ein hochgewachsener Mann mit pockennarbiger Haut und einem dichten schwarzen Bart. Er sah aus wie jemand, dem man besser nicht auf die blöde Tour kam.

Nachdem ich Mike zum x-ten Mal gelöchert hatte, mir mehr über den Gründer von Westwind zu erzählen, drückte er mir schließlich ein Stadtteil-Blättchen in die Hand, auf dessen Titelseite ein großes Bild von Joe prangte. Der Schnappschuss zeigte ihn mit verschränkten Armen vor einem unserer Öfen, und wiederum wirkte er ganz so, als sei mit ihm absolut nicht gut Kirschen essen.

«Das habe ich im Aktenschrank gefunden», sagte Mike. «Wird dir bestimmt gefallen. Die schildern Joe als knallharten Burschen, der den Behörden echt gezeigt hat, wo der Hammer hängt.»

Mike hatte recht; mir gefiel der Artikel.

«In San Francisco sind die Leute ganz heiß auf solche Stories.»

Joe, der früher bei der Polizei von San Francisco gewesen war, hatte Westwind zwanzig Jahre vor meinem Einstieg ins Einäscherungsgeschäft gegründet. Ursprünglich hatte er vorgehabt, sich auf die lukrative Nische der Seebestattung zu spezialisieren. Er hatte ein Boot gekauft, es umgerüstet und trauernde Angehörige in die San Francisco Bay hinausgeschippert.

«Er hat den Kahn sogar selbst überführt», sagte Mike. «Von ewig weit her, aus China oder so, ich weiß es nicht mehr genau.»

Aber dann beging der Typ, bei dem Joe sein Boot liegen hatte, irgendeinen folgenschweren Fehler.

«Tja, und Joe steht mit einer Zigarre in der Hand auf dem Kai und sieht zu, wie sein Boot in der Bay versinkt», erzählte Mike. «Und da hat er wohl gedacht: ‹Alles hat sein Gutes. Die Kohle von der Versicherung investiere ich in ein paar nagelneue Kremationsöfen.›»

Schneller Vorlauf: Etwa ein Jahr später war Joe frischgebackener Besitzer eines kleinen Unternehmens, Westwind Cremation & Burial. Kurz darauf fand er heraus, dass die Stadt San Francisco schon seit Jahren das College of Mortuary Science – die Berufsschule für Bestattungsfachkräfte – damit beauftragte, die sterblichen Überreste Obdachloser und Mittelloser zu entsorgen.

«Und das College stellte der Stadt die Kosten für die Einbalsamierung der Toten in Rechnung», fuhr Mike fort. «Obwohl das völlig unnötig war, weil die Leichen als Versuchsobjekte für die Auszubildenden verwendet wurden.»

In den späten Achtzigern stellte das Bestatter-College der Stadt jährlich 15 000 Dollar zu viel in Rechnung. Weshalb Joe, ganz aufstrebender Unternehmer, das College bei der nächsten städtischen Ausschreibung um zwei Dollar pro Leiche unterbot und gewann. Seitdem wurden alle mittel- und obdachlosen Toten bei Westwind eingeliefert.

Wegen dieses dreisten Manövers geriet Joe mit dem gerichtsmedizinischen Institut über Kreuz. Der damalige Leiter der Gerichtsmedizin, Dr. Boyd Stephens, war mit diversen Bestattern eng befreundet und hatte kein Problem damit, sich für die eine oder andere Gefälligkeit eine Schachtel Pralinen oder ein Fläschchen Wein schenken zu lassen. Ebenso dicke war Dr. Stephens mit den Kollegen vom College of Mortuary Science, denen Joe gerade gezeigt hatte, was eine Harke ist. Westwind sah sich anfangs endlosen Schikanen ausgesetzt; mehrmals die Woche schneiten städtische Inspektoren herein, und stets fanden sie etwas, das sie Joe als Verstoß gegen die Krematoriumsordnung unterschieben konnten. Als die Stadt den Vertrag mit Westwind ohne Vorwarnung oder Angabe von Gründen schließlich auflöste, reichte Joe Klage gegen das gerichtsmedizinische Institut ein und gewann. Mike rundete die Geschichte mit einer kleinen Pointe ab, indem er meinte, dass Westwind Cremation & Burial seitdem groß im Geschäft war – und das College seit einer Ewigkeit aus dem Rennen.

Meine Mittagspause war vorbei. Nun, etwa eine Stunde nachdem ich Mr. Martinez in die Retorte verfrachtet hatte, wurde es Zeit, ihn zu bewegen. Seine Leiche war mit den Füßen voran in die

Maschine eingefahren, wodurch die Hauptflamme von der Decke des Ofens direkt auf seine Brust prasselte. Der Brustkorb ist der robusteste Teil des menschlichen Körpers und verbrennt am langsamsten. Nachdem die Flammen nun lange genug an Mr. Martinez' Thorax geleckt hatten, musste sein Körper ein Stück weiter in Richtung Klappe gezogen werden, damit sein Unterleib derselben Prozedur unterzogen werden konnte. Ich setzte die Schutzbrille auf, zog die Arbeitshandschuhe über und griff nach meiner treuen Metallstange, deren Zinken fast genau wie bei einer Harke aussehen. Ich öffnete die Klappe etwa zwanzig Zentimeter weit, schob die Stange hinein und hakte das Ende zwischen Mr. Martinez' Rippen ein. Bei meinen ersten Probanden hatte ich die Rippen meist verfehlt, aber wenn man einmal den Bogen raus hat, läuft die Sache wie geschmiert. Sobald ich festen Widerstand spürte, zog ich ihn mit einem Ruck zu mir heran, worauf die Flammen hell und wild um seine untere Körperhälfte züngelten.

Als von Mr. Martinez schließlich nur noch rot glühende Asche übrig war – rot ist wichtig, weil schwarz «nicht durch» bedeutet –, schaltete ich die Brenner aus, wartete, bis die Temperatur auf 250 Grad gesunken war, und fegte die Ofenkammer aus. Mit der Harke kann man die größeren Knochenteile entfernen, aber ein echter Kremationsprofi benutzt einen Rechen mit feineren Zinken, um die Ofenkammer kunstfertig auszukehren. Ist man in der richtigen Stimmung, kann man dabei einen geradezu Zen-artigen Rhythmus entwickeln, so wie die buddhistischen Mönche, die ihre Sandgärten harken. Hin und her, hin und her.

Nachdem ich Knochen und Asche in den dafür vorgesehenen Metallbehälter gefegt hatte, leerte ich alles auf das Sortiertablett – einen langen, flachen Kasten, wie er auch bei archäologischen Ausgrabungen verwendet wird – und hielt Ausschau nach metallischen Teilen: etwa künstlichen Kniegelenken, Hüftimplantaten und Zahnfüllungen.

Die Metallrelikte mussten entfernt werden, da der letzte Arbeitsgang darin bestand, die verbliebenen Knochen in die Knochenmühle zu befördern. «Die Knochenmühle», das klingt wie der Titel eines viertklassigen Gruselschockers oder der Name eines Monster-Trucks, doch in Wahrheit handelt es sich um einen Knochenschredder, der nicht viel größer als ein Schmortopf ist.

Ich gab die Knochenfragmente in die Mühle und stellte den Zeitschalter auf zwanzig Sekunden. Mit einem lauten Surren wurden die Knochen zu grauweißem Pulver zermahlen, auch schlicht Totenasche genannt. In Kalifornien wird vorausgesetzt, dass die Angehörigen mit der Urne nicht klappernde Knochen, sondern pudrige weiße Asche im Empfang nehmen möchten; tatsächlich ist es sogar Gesetz. Knochen wären wohl eine allzu deutliche Erinnerung daran, dass sich in einer Urne kein Abstraktum, sondern der klägliche Rest eines einst lebendigen Menschen befindet.

Nicht in allen Kulturen ist es Usus, die Knochen verschwinden zu lassen. Im ersten Jahrhundert nach Christus pflegten die Römer ihre Toten auf Scheiterhaufen aus Pinienholz zu verbrennen. Wenn die Kremation beendet war, sammelten die Trauernden die Knochen ein, wuschen sie mit Milch und setzten sie in einer Urne bei.

Man könnte fast meinen, derartige Rituale – insbesondere das Waschen der Knochen – wären untrennbar mit den bacchantischen Festen der Antike verbunden, doch auch im heutigen Japan spielen die Knochen von Verstorbenen eine wichtige Rolle. Während des *kotsuage* («Aufklauben der Knochen») versammeln sich die Hinterbliebenen, um die Überreste des Toten mit langen Bambusstäbchen in die Urne zu befördern. Die Familie beginnt bei den Füßen und arbeitet sich langsam zum Kopf vor, damit der Verstorbene aufrecht in die Ewigkeit schreiten kann.

Bei Westwind hatten sich keine Angehörigen eingefunden; außer Mr. Martinez und mir war niemand zugegen. In seinem berühmten Essay «Die Pornografie des Todes» schrieb der Anthropologe Geoffrey Gorer: «In vielen Fällen ist die Feuerbestattung wohl deshalb erste Wahl, weil der Verstorbene so nachhaltiger und effizienter entsorgt wird als bei einer Erdbestattung.» Ich war keine Angehörige von Mr. Martinez und wusste nichts über ihn, trotzdem war ich für alle Handlungen und Rituale zuständig, die seinen Tod betrafen. Ganz allein hatte ich seine Knochen aufgeklaubt. In allen Epochen und Kulturen sind Abschiedsriten stets ein Ballett mit einer hochkomplizierten Choreografie gewesen. Und dass nun ich – eine Anfängerin, die gerade mal ein paar Wochen den Ofen bediente und sonst keinen blassen Schimmer hatte – diesen Menschen zur letzten Ruhe geleiten sollte, erschien mir ganz und gar nicht angemessen.

Nachdem ich Mr. Martinez in der Knochenmühle zu Asche zerstäubt hatte, schüttete ich selbige in eine kleine Plastiktüte und verschloss diese mit einer Klemme. Die Tüte verstaute ich anschließend in der braunen Plastikurne, die für Mr. Martinez bestimmt war. In unserem Verkaufsraum standen auch vergoldete oder mit Perlmutttauben verzierte Exemplare, doch Mr. Martinez' Familie hatte sich, wie die meisten Angehörigen, für die preiswertere Variante entschieden.

Ich tippte seinen Namen in das Etikettiergerät, das kurz surrte und seine Lebensdaten ausspuckte, die ich anschließend auf das Gefäß seiner letzten Ruhe klebte. Mein letzter Dienst für Mr. Martinez bestand darin, dass ich seine Urne ins Regal stellte, wo er sich in die Phalanx der anderen braunen Plastiksoldaten einreihte, um dort pflichtbewusst seiner Abholung zu harren. Während ich, zufrieden mit meinem Tagwerk, das Krematorium um fünf verließ, in meine feine Schicht aus Menschenstaub gehüllt.

Im freien Fall

Die einfachste Methode, seinen Namen als Pornostar zu erfinden, ist Folgende: Man kombiniert den Namen seines ersten Haustiers mit dem der Straße, in der man aufgewachsen ist. Meiner wäre demnach Superfly Punalei. Ich habe zwar keinerlei Ambitionen, eine Karriere in der Pornobranche zu starten, aber bei dem Namen bekommt man beinahe Lust, es doch mal zu versuchen.

Punalei Place heißt die kleine Sackgasse in Kaneohe, Hawaii, wo ich die ersten dreizehn Jahre meines Lebens verbrachte. Unser Haus konnte man bestenfalls durchschnittlich nennen, doch da es sich auf einer tropischen Insel befand, wurde es auf der einen Seite von einer atemberaubenden Gebirgskette und auf der anderen von einer glitzernden blauen Bucht flankiert. Und während der Kokosnuss-Saison musste man zur Haustür sprinten, damit einem keine überreife Frucht auf den Kopf fiel.

In seiner trägen Beschaulichkeit war Punalei Place wie ein warmes Bad, das niemals abkühlt. Alles blieb stets so, wie es schon immer gewesen war: die Kriegermasken mit den Federhelmen, die von den Rückspiegeln der Pickups baumelten, die einheimischen Restaurants, in denen Teriyaki-Rindfleisch mit Makkaronisalat serviert wurde, das ständige Ukulele-Geklimper im Radio. Die Luft war lauwarm und stets zum Schneiden dick.

Superfly stammte aus dem Koolau Pet Store und kam in einem Plastikbeutel mit ungefiltertem Wasser zu uns, als ich fünf Jahre alt war. Er wohnte in unserem Esszimmer, in einem blauen Aquarium mit orangefarbenen Kieseln. Meine Eltern benannten Superfly nach dem Curtis-Mayfield-Hit, auch wenn mein kleiner Fisch vom harten Treiben auf den Ghettostraßen wohl unbeleckt geblieben war.

Kurz nachdem er zu uns an den Punalei Place gekommen war, wurde Superfly von *Ichthyophtirius multifiliis* befallen – einem aggressiven Parasiten, der Fischen einen langsamen, qualvollen Tod bereitet. Weiße Pünktchen begannen sich auf Superflys Flossen auszubreiten. So spielerisch er einst seine Bahnen gezogen hatte, so bemitleidenswert dümpelte er nun dahin, und eines Tages, Wochen nachdem seine leuchtend goldenen Schuppen fahlweiß geworden waren, stellte er das Schwimmen für immer ein. Als meine Mutter an jenem Morgen nach ihm sah, trieb er leblos auf dem Wasser. Da sie ihre kleine Tochter aber nicht beunruhigen wollte, beschloss sie, unser erstes Gespräch über den Tod auf den Nachmittag zu verschieben, wenn sie von der Arbeit zurück sein würde.

Schließlich setzte mich meine Mutter auf einen Stuhl und ergriff feierlich meine Hand. «Schatz, ich muss dir etwas sagen. Es geht um Superfly.»

«Ja, Mutter?»

Wahrscheinlich sagte ich Mom oder Mommy zu ihr, aber in meiner Erinnerung sehe ich mich immer als ganz besonders wohlerzogenes Kind mit erstklassigen englischen Manieren.

«Superfly war lange krank», fuhr sie fort. «Und heute Morgen ist er gestorben.»

«Nein, Mutter, das stimmt nicht», sagte ich. «Superfly geht's bestens.»

«Es tut mir leid, Schatz. Ich wünschte, er wäre nicht tot, aber es ist nicht zu ändern.»

«Das ist nicht wahr! Komm, schau mal!»

Ich führte meine Mutter zu Superflys Aquarium, wo ein regloser weißer Fisch nahe der Wasseroberfläche trieb. «Also, Caitlin», sagte meine Mutter. «Ich stupse ihn jetzt mal an, nur damit du weißt, was ich meine, okay?»

Sie hob den Deckel des Aquariums an, doch als sie den Finger ins Wasser tauchte, schoss Superfly nach vorn und flitzte quer durch sein Bassin, um dem bösen Menschenfinger zu entkommen.

«O Gott!», kreischte meine Mutter und sah mit weit aufgerissenen Augen zu, wie Superfly quicklebendig hin und her schwamm.

Im selben Moment ertönte das Lachen meines Vaters hinter ihr.

Meine Mutter griff sich ans Herz. «John! Was hast du gemacht?»

Tja, mein Vater war kurz nach meiner Mutter aufgestanden, hatte seinen Kaffee getrunken und Superfly anschließend recht unfeierlich in der Toilette entsorgt. Dann war er mit mir zur Zoohandlung gefahren, wo wir einen gesunden weißen Fisch gekauft hatten, der Superfly zum Verwechseln ähnlich sah. Und schwupp, war der neue Fisch zu Hause in das blaue Plastikaquarium getaucht – zu dem einzigen Zweck, meiner Mutter den Schock ihres Lebens zu versetzen.

Es hatte funktioniert. Wir tauften unser neues Haustier Superfly II – und ich hatte gelernt, wie man dem Tod ein Schnippchen schlagen kann.

Abgesehen von Superfly (und Superfly II, der kurz darauf ebenfalls das Zeitliche segnete) kam ich während meiner Kindheit sonst nur über Zeichentrickfilme und Horrorstreifen mit dem Tod in Berührung. Und schon sehr früh lernte ich, wie man Videokassetten vorspulte. Was mir wiederum ermöglichte, den Tod von Bambis Mutter zu umgehen, ebenso wie die noch verstörendere Szene in *In einem Land vor unserer Zeit*, wenn Littlefoots Mami ums Leben kommt, oder die fiese *Ab-mit-dem-Kopf*-Szene in *Alice im Wunderland*. Nichts konnte mir ernsthaft an die Nieren gehen. Ich saß an den Schalthebeln der Macht und konnte jederzeit vorspulen, wenn mir irgendetwas nicht in den Kram passte.

Aber dann kam der Tag, an dem ich die Kontrolle über den

Tod verlor. An jenem Abend, als im nur vier Blocks von meinem Zuhause entfernten Windward-Einkaufszentrum der große Halloween-Kostümwettbewerb stattfand, war ich acht Jahre alt. In einem Trödelladen hatte ich ein blaues, mit Pailletten besticktes Ballkleid gefunden. Doch als mir aufging, dass die Prinzessinnennummer zu klischeehaft war, um damit eine Trophäe abzuräumen, beschloss ich, in die Vollen zu gehen: entweder Grusel oder gar nicht.

Aus meiner Kostümkiste kramte ich eine lange schwarze Perücke, ein Requisit, das mir auch bei späteren künstlerischen Großprojekten noch gute Dienste leisten sollte – etwa einer oberpeinlichen Darbietung von Alanis Morissettes «You Oughta Know», die von meinen Eltern zu allem Überfluss auch noch mit der Videokamera für die Nachwelt festgehalten wurde. Oben auf der Perücke saß ein zerbrochenes Diadem. Das Kleid veredelte ich mit ein paar kräftigen Spritzern Kunstblut, und schon hatte ich mich in eine waschechte Zombie-Ballkönigin verwandelt.

Als ich beim Kostümwettbewerb aufgerufen wurde, hinkte ich mit vorgestreckten Armen den Gang hinunter. Der Leiter des Wettbewerbs fragte mich über Lautsprecher, als was ich mich verkleidet hatte, und ich antwortete mit monotoner Untoten-Stimme: «Er hat mich veeerlaaaassen. Dafür wird er bezaaaahlen. Ich bin die tote Ballkönigin.» Ich glaube, es war mein Geleier, das die Jury letztlich überzeugte. Ich gewann 75 Dollar – genug, wie ich schnell überschlug, um mich schier ohne Ende mit Caps einzudecken. Die kleinen, runden Pappscheiben waren 1993 das ganz große Schulhofding auf Hawaii, und als Drittklässler überlegte man von morgens bis abends, wo man Geld für neue herbekommen sollte.

Nachdem ich das Paillettenkleid auf einer Kaufhaustoilette ausgezogen hatte und in neongrüne Leggins und ein neonrosa T-Shirt (damals ebenfalls schwer angesagt auf Hawaii) geschlüpft war, ging ich mit meinen Freundinnen zum Spukhaus – eine besondere Attraktion des Einkaufszentrums, die sich bis heute größter Beliebtheit erfreut. Dabei hielt ich Ausschau nach meinem Vater, in der Hoffnung, dass er mir Geld für eine Riesenbrezel geben würde. Wie so viele Einkaufszentren war auch dieses im Atriumstil gebaut, so dass man von der ersten Etage das Treiben im Parterre beobachten konnte.

Ich erspähte meinen Vater, der auf einer Bank auf der Fressmeile vor sich hin döste. «Dad!», rief ich von der ersten Etage zu ihm herunter. «Ich mag eine Brezel, Dad! Eine Brezel!»

Während ich nach ihm rief und winkte, sah ich aus dem Augenwinkel, wie ein kleines Mädchen direkt neben dem Aufzug auf das Geländer kletterte. Starr vor Entsetzen verfolgte ich, wie sie das Gleichgewicht verlor und zehn Meter in die Tiefe stürzte. Ein dumpfes Geräusch ertönte, als sie mit dem Gesicht voran auf einen Resopaltresen knallte – ein grauenhaftes Geräusch, bei dem sich mir der Magen umdrehte.

«Mein Kind! O Gott, mein Kind!», kreischte ihre Mutter, stürmte die Treppe hinunter und schob sich durch die Menschentraube, die sich unten in Windeseile gebildet hatte. Bis zum heutigen Tag habe ich nie wieder eine Frau so markerschütternd schreien hören.

Meine Knie wurden weich, und ich sah zu meinem Vater hinunter, doch er war anscheinend ebenfalls losgerannt, um nach dem Mädchen zu sehen. Meinem Blick bot sich nur die verwaiste Bank.

Jener jähe Aufprall – das Geräusch, mit dem der Körper des Mädchens auf dem Tresen landete – brannte sich in meine Erinnerung, schien mich fortan auf Schritt und Tritt zu verfolgen. Heute würde man wohl von einer posttraumatischen Belastungsstörung sprechen, doch damals war es nur eine endlose Abfolge dumpfer Schläge, die zum Rhythmus meiner Kindheit wurden.

«He, Schatz, nimm lieber den Aufzug – es muss ja nicht immer 'ne Abkürzung sein», versuchte mein Vater mich aufzumuntern, wobei er genau so verschmitzt grinste wie damals bei unserem Superfly-Streich.

Aber ich fand es absolut nicht komisch. Und mein Blick sagte ihm wohl auch, dass ich überhaupt nichts mehr komisch fand.

Eine alte japanische Legende erzählt die Geschichte von Izanagi, der auf der Suche nach seiner Schwester Izanami in die Unterwelt hinabsteigt. Als er sie schließlich findet, willigt sie ein, mit ihm in die Welt der Lebenden zurückzukehren, er sie aber – ähnlich wie in der griechischen Sage von Orpheus und Eurydike – unter keinen Umständen ansehen darf. Izanagi jedoch kann seine Ungeduld nicht bezähmen und entzündet eine Fackel, in deren Schein er Izanamis verwesende, von Würmern zerfressene Leiche erblickt. Sie verfolgt ihn, doch er verschließt den Eingang zur Unterwelt mit einem riesigen Felsen, so dass sie für immer getrennt sind. Nachdem er nun weiß, wie der Tod aussieht, dient der Felsen nicht zuletzt dem Zweck, ihn vor seiner eigenen Innenwelt zu schützen, dem nackten Grauen, das seine Gedanken fortan beherrscht.

In jener Nacht blieb ich bis zum Morgengrauen wach. Ich wagte es nicht, das Licht auszumachen. Es war, als wäre das kleine Mädchen in den Abgrund meiner Urängste gestürzt. Dabei war nicht mal Blut geflossen. Im Fernsehen hatte ich schon Schlimmeres gesehen. Aber es war *echt*. Bis zu jenem Tag war mir nicht wirklich klar gewesen, dass ich irgendwann sterben würde, dass jeder Mensch irgendwann stirbt. Ich wusste nicht, wer außer mir noch über diese schauderhafte Erkenntnis verfügte. Aber wenn andere ebenfalls Bescheid wussten, wie um Himmels willen konnten sie damit leben?

Am nächsten Morgen fanden mich meine Eltern auf dem Wohnzimmersofa, wo ich mich unter mehreren Decken verkrochen hatte; mit weit aufgerissenen Augen starrte ich sie an. Sie nahmen mich mit ins Koa House Restaurant, wo ich so viele Pfannkuchen mit Schokostreuseln essen durfte, wie ich konnte. Über den «Vorfall» sprachen wir nie wieder.

Eine Achtjährige hatte einen Menschen sterben sehen, aber ungewöhnlich ist daran eigentlich nur, dass es acht Jahre lang gedauert hatte, bis es so weit gewesen war. Ein Kind, das noch nie einen Toten gesehen hatte, wäre vor hundert Jahren undenkbar gewesen.

Nordamerika ist auf unzähligen Gräbern erbaut. Die ersten europäischen Siedler, die hierher kamen, starben wie die Fliegen. Wenn sie nicht verhungerten, erfroren oder bei Kämpfen mit den Einheimischen umkamen, verreckten sie an der Grippe, an Diphtherie, Ruhr oder Pocken. Keine drei Jahre nach Gründung der Siedlung in Jamestown, Virginia, waren 440 der ursprünglich 500 Siedler ums Leben gekommen. Insbesondere Kinder starben ohne Unterlass. Als Mutter mit fünf Kindern konnte man sich glücklich schätzen, wenn davon zwei älter als zehn Jahre wurden.

Im achtzehnten und neunzehnten Jahrhundert sanken die Sterberaten nur unwesentlich. Ein beliebter Kinderreim beim Seilspringen ging so:

Großmama, Großmama,
Sag es mir doch.
Wie viele Jahre
Leb ich wohl noch?
Eins, zwei, drei, vier …?

Die traurige Wahrheit bestand darin, dass viele nur allzu bald nicht mehr zum Seilspringen kamen. Bei Beerdigungen trugen Kinder die Särge verstorbener Kinder durch die Straßen. Eine schaurige Aufgabe, doch der lange Marsch zum Friedhof kann nicht schlimmer gewesen sein als die grausigen Bilder, die mir seit dem schrecklichen Vorfall im Einkaufszentrum ständig im Kopf herumgingen.

Als unsere Pfadfinderinnen-Gruppe ein paar Monate später die städtische Feuerwache besichtigte, nahm ich meinen ganzen Mut zusammen und fragte einen der Feuerwehrmänner, was mit dem Mädchen passiert sei. «Das war wirklich schlimm», erwiderte er kopfschüttelnd und senkte betrübt den Blick.

Die Antwort reichte mir nicht. Zwar hakte ich nicht nach, doch am liebsten hätte ich gefragt: «Wie schlimm? Sind einige ihrer Organe immer noch nicht gefunden worden, oder hat sie ein furchtbares Trauma erlitten? Also ehrlich, das hat sie doch bestimmt nicht überlebt, oder?»

Ich wusste nicht mal, ob sie tot war oder noch lebte, traute mich aber nicht zu fragen. Und bald spielte es auch keine Rolle mehr für mich. Selbst wenn mich Oprah in ihre Sendung eingeladen und mir wild fuchtelnd verkündet hätte, «Du wirst es nicht glauben, Caitlin, aber unsere Kleine LEEEEBT, und HIIIIER IST SIE!», hätte das nichts an den Ängsten geändert, in deren Klauen ich mich befand. Mittlerweile sah ich den Tod an jeder Ecke. Unablässig meinte ich ihn aus dem Augenwinkel wahrzunehmen – eine verschwommene Gestalt in einem langen Umhang, die sofort verschwand, sobald ich mich nach ihr umdrehte.

In meiner Klasse gab es einen Jungen namens Bryce Hashimoto, der an Leukämie erkrankt war. Ich hatte keine Ahnung, was Leukämie war, aber ein anderer Junge erzählte mir, dass man dauernd kotzen müsse, bis man schließlich starb. Und kaum wusste ich Bescheid, spürte ich auch schon, dass ich die Krankheit ebenfalls hatte. Ich fühlte, wie sie mich von innen auffraß.

Ich hatte eine Heidenangst vor dem Tod und musste unbedingt wieder die Kontrolle über ihn erlangen. Er hatte garantiert seine Lieblinge. Ich musste nur sichergehen, dass ich nicht zu diesen Günstlingen gehörte.

Um meine Ängste zu bekämpfen, entwickelte ich ein ganzes Spektrum von Zwangsideen und -handlungen. Meine Eltern konnten jeden Augenblick sterben. *Ich* konnte jeden Augenblick sterben. Und es war meine Aufgabe, alles richtig zu machen, alles abzuzählen, zu checken, doppelt und dreifach zu überprüfen, um die Welt nicht aus dem Gleichgewicht geraten zu lassen und weitere Todesfälle zu verhindern.

Die Regeln des Spiels wären für andere wohl nicht nachvollziehbar gewesen, kamen mir aber keineswegs unlogisch vor: Gehe drei Mal hintereinander ums Haus herum, bevor du dem Hund sein Futter gibst. Tritt unter keinen Umständen auf frisch gefallene Blätter, sondern nur auf altes Laub. Sieh fünf Mal nach, ob die Haustür auch wirklich abgeschlossen ist. Spring immer aus einem Meter Entfernung ins Bett. Und halt bloß den Atem an, wenn du im Einkaufszentrum bist, damit nicht plötzlich kleine Kinder von der Galerie fallen.

Bald darauf bat meine Grundschullehrerin meine Eltern zu einem Gespräch. «Mr. und Mrs. Doughty, Ihre Tochter spuckt sich immer wieder in ihre Bluse – und damit stört sie den Unterricht.»

Monatelang hatte ich verstohlen in meine Bluse gespuckt, den Speichel langsam herunterperlen und in den Stoff sickern lassen. Warum, wusste ich selbst nicht so recht. Aus irgendeinem unerfindlichen Grund ging ich davon aus, dass ich jeden Tag ordentlich in meine Bluse rotzen musste, da die dunklen Mächte des Universums andernfalls folgern würden, dass ich nicht genug am Leben hing – klar, dass sie mich sofort den Wölfen zum Fraß vorgeworfen hätten.

Zwangsstörungen lassen sich mit der sogenannten kognitiven Verhaltenstherapie behandeln: Dabei wird der Patient mit seinen schlimmsten Ängsten konfrontiert und lernt, dass seine Befürchtungen nicht eintreten, auch wenn er keine Zwangshandlungen ausübt. Doch meine Eltern waren in einer Welt aufgewachsen, in der man Therapien Verrückten und Geisteskranken angedeihen ließ, aber ganz sicher nicht ihrer geliebten achtjährigen Tochter, die zwischendurch mal ein bisschen in ihre Bluse sabberte oder wie besessen mit den Fingern auf dem Küchentisch herumtrommelte.

Mit zunehmendem Alter beherrschte der Tod meine Gedanken weniger und weniger. Meine Zwangshandlungen legten sich, und das dumpfe Geräusch des Aufpralls verfolgte mich nicht mehr bis in meine Träume. Um mein Leben wieder in den Griff zu bekommen, verdrängte ich den Tod nach allen Regeln der Kunst. Sobald Schwermut oder Trauer von mir Besitz zu ergreifen drohten, wehrte ich mich mit aller Macht dagegen. Ich hasste mich dafür, dass diese Gefühle überhaupt in mir aufstiegen. Und meine innere Stimme konnte ziemlich erbarmungslos sein: *Dir geht es bestens. Du leidest keinen Hunger, niemand schlägt dich. Deine Eltern sind noch am Leben. Auf der Welt gibt es wahrhaft größere Probleme als deine Seelenwehwehchen, du weinerliche, unbedeutende Kuh.*

Manchmal kommt mir der Gedanke, dass meine Kindheit womöglich ganz anders verlaufen wäre, wenn mir der Tod direkt vorgestellt worden wäre, ich ihm die Hand geschüttelt, mir jemand gesagt hätte, dass er mich als Gefährte, als Vertrauter auf allen Wegen begleiten, mich stets daran erinnern würde, dass ich Futter für die Würmer war. Vielleicht wären wir ja Freunde geworden.

Also noch mal: Was hatte ein nettes Mädchen wie ich in einem grässlichen alten Krematorium wie Westwind verloren? Und die Wahrheit war, dass ich meinen neuen Job als Mittel zum Zweck sah, um mich von den Ängsten zu kurieren, die mich als Achtjährige beherrscht hatten – das kleine Mädchen, das nachts kein Auge zugetan, sich tief unter der Decke verkrochen hatte in dem Glauben, dass der Sensenmann sie nicht holen würde, wenn er sie nicht sehen konnte.

Ich würde nicht nur mich selbst heilen, sondern obendrein Methoden entwickeln, um Kinder von klein auf mit der Vergänglichkeit allen Lebens vertraut zu machen, damit sie nicht dasselbe Trauma wie ich erlitten, wenn sie zum ersten Mal mit dem Tod konfrontiert wurden. Ich hatte einen ganz einfachen Plan. Ich stellte mir ein etwas anderes Bestattungshaus vor – elegant und modern, aber auch mit einem gewissen europäischen Charme. «La Belle Mort» würde es heißen – «schöner Tod» auf Französisch. Nun ja, zumindest war ich mir relativ sicher, dass es das bedeutete. Ich würde es vor Eröffnung meines künftigen Bestattungsunternehmens auf jeden Fall noch mal nachprüfen – nicht, dass ich am Ende so dastand wie die Mädchen, die glauben, dass sie sich gerade das chinesische Schriftzeichen für «Hoffnung» auf die Hüfte tätowieren lassen, obwohl es sich in Wahrheit um das Schriftzeichen für «Tankstelle» handelt.

La Belle Mort würde ein Ort sein, an dem sich Angehörige locker und unverkrampft von ihren Lieben verabschieden konnten, eine Stätte, an der endlich wieder Leben ins Ableben kam. Vielleicht, so meine Überlegung, rührte unsere pathologische Angst vor dem Tod ja lediglich daher, dass wir ihn stets nur mit Schauder und Schrecken, Ehrfurcht und Trübsal verbinden. Die Lösung bestand darin, ein für alle Mal mit dem Nonsens «traditioneller» Bestattungen aufzuräumen.

Schluss mit teuren Särgen, protzigen Kränzen und einbalsamierten Leichen in Anzügen. Schluss mit 08/15-Trauerreden à la «Und ob du nun wanderst im Jammertal», mit Stapeln von Kondolenzkarten mit Sonnenuntergängen und saccharinsüßen «Sie ist jetzt an einem besseren Ort»-Plattitüden.

Wir hatten uns viel zu lange von unseren Traditionen einschränken lassen. Es war höchste Zeit, unter der dunklen Wolke der Todesverleugnung hervorzutreten und auf Feiermodus zu schalten. Im La Belle Mort würde es Partys und Knallerstimmung geben. Niemand Geringerer als ich würde ein neues Zeitalter der Event-Bestattung einläuten. Dads Asche konnte ins All geschossen, in Patronen gepresst und mit einer Pistole abgefeuert oder in einem Diamanten umgemodelt werden, der sich als Schmuckstück tragen ließ. Und schließlich würden die Promis bei mir Schlange stehen: Ich sah bereits vor mir, wie Kanye West sich mit einem riesigen Laserhologramm seiner selbst und vier Meter hohen Champagnerfontänen von der Nachwelt verabschiedete.

Während ich bei Westwind zwei Verstorbene kremierte, machte ich mir eine Liste, was ich bei La Belle Mort alles anbieten würde: mit Asche gemalte Bilder, mit Asche vermischte Tattoo-Farben, mit Asche gefüllte Sanduhren, und mit der Glitterkanone ließ sich auch so einiges anstellen. Mein Belle-Mort-Notizbuch hatte einen schlichten schwarzen Einband, aber die Vorderseite hatte ich mit Aufklebern von großäugigen Cartoon-Tieren verziert, die an die Gemälde von Margaret Keane erinnerten. Eigentlich wollte ich dem Büchlein damit einen fröhlichen Touch geben, doch im

Nachhinein besehen potenzierte ich damit wohl nur den Grusel-Faktor.

Mike warf einen Blick über meine Schulter. «Sag mal, was schreibst du da eigentlich dauernd?»

«Nichts Besonderes, Boss. Ich plane bloß gerade die Revolutionierung der Branche», gab ich völlig unironisch zurück, während ich mir ein potenzielles Package-Angebot notierte – eine Aschenbeisetzung an Bord einer Jacht in der San Francisco Bay, inklusive eines Streichquartetts, das für die Angehörigen einen Satz aus Schuberts «Der Tod und das Mädchen» spielen würde.

In meiner Vorstellung war La Belle Mort das gelobte Land der postmodernen Designerbestattung. Nun, da ich einen handfesten Bestatterjob an Land gezogen hatte, brauchte ich nur noch jeden Morgen aufzustehen, meine Hochwasserhose und die Stahlkappen-Boots anzuziehen und mir meine Sporen beim täglichen Einäschern zu verdienen. Und wenn ich genügend Einsatz zeigte, würde mir auch niemand nachsagen können, dass ich meinen Job nicht von der Pike auf gelernt hätte.

Es gab eine Menge anderer Achtjähriger auf der Welt. Wenn ich erreichen konnte, dass der Tod für sie seinen Schrecken verlor, würden mir meine Sünden vergeben werden – und ich als neuer Mensch aus den Feuern des Krematoriums hervorgehen.

Zahnstocher in Aspik

Auch wenn Sie vielleicht noch nie bei einer Beerdigung waren, steht fest, dass in jeder Sekunde zwei Menschen auf diesem Planeten das Zeitliche segnen. Also bereits acht, während Sie den letzten Satz gelesen haben, und jetzt sind wir schon bei vierzehn. Falls Ihnen diese Rechnerei zu abstrakt sein sollte, hier eine harte Zahl: 2,5 Millionen. Womit wir bei den 2,5 Millionen Menschen wären, die jedes Jahr allein in den Vereinigten Staaten sterben. Und die Toten verteilen sich räumlich und zeitlich so geschickt, dass die Lebenden praktisch nichts davon mitbekommen. Wahrscheinlich würden wir eher aufhorchen, wenn das ganze Jahr über niemand verscheiden, am 31. Dezember aber plötzlich die gesamten Einwohner von Chicago oder Houston tot umfallen würden. Oder von Las Vegas und Detroit zusammen. Doch solange es sich nicht um Prominente oder Persönlichkeiten des öffentlichen Lebens handelt, schenken wir unseren verstorbenen Mitmenschen für gewöhnlich keine Beachtung, wenn sie den Weg allen Fleisches gehen.

Aber natürlich muss sich jemand um die leblosen Hüllen kümmern, die Toten können es schließlich nicht selbst übernehmen. Jemand muss die Leichen aus Wohnungen und Krankenhäusern abholen und sie dorthin transportieren, wo wir sie verstecken – in Leichenhallen, in der Gerichtsmedizin. In Dantes *Inferno* oblag diese Aufgabe Charon, einem hohlwangigen, weißhaarigen Dämon, der die Sünder über den Totenfluss Styx in die Unterwelt brachte.

Bei Westwind Cremation war Chris für diesen Job zuständig.

Chris war ein braungebrannter Endfünfziger mit dichtem grauem Haar und traurigen Basset-Augen. Er war stets gepflegt und trug Khakihosen und Hemden mit Button-Down-Kragen, was in Kalifornien bereits als formelle Kleidung durchgeht. Ich mochte ihn auf Anhieb. Er erinnerte mich an Leslie Nielsen, den Star aus den *Nackte-Kanone*-Filmen, auf die ich als Kind total abgefahren war.

Chris sprach langsam und monoton. Er war Junggeselle, nie verheiratet gewesen und hatte auch keine Kinder. Er wohnte in einem kleinen Apartment, wo er nach Feierabend ein Schälchen Ramen aß und sich die Charlie-Rose-Talkshow ansah. Chris war Pessimist und wirkte stets leicht griesgrämig, aber auf eine Art und Weise, die mich in gute Stimmung versetzte, so als würde ich einen Film mit Walter Matthau gucken.

Als Leichenwagenfahrer war Chris Mikes Untergebener, obwohl er älter und auch schon länger in der Bestattungsbranche tätig war. Chris' und Mikes Gespräche erinnerten an Szenen aus alten Comedys. Chris betrat Mikes Büro und führte bis ins allerkleinste Detail aus, auf welchem Weg er nach Berkeley fahren würde, um dort die sterblichen Überreste eines gewissen Mr. Kim abzuholen, wobei er sich en passant über die Straßenverhältnisse, mögliche Staus und die Schlechtigkeit der modernen Welt ausließ, während Mike zwischendurch grunzte oder andeutungsweise nickte, auf dem Computerbildschirm Todesbescheinigungen checkte und ihn mehr oder weniger komplett ignorierte.

Einen Toten abzuholen, der in seiner Wohnung gestorben ist, nennt man im Fachjargon Hausbesuch. Mag sein, dass kaum noch Ärzte Hausbesuche machen, aber Bestatter kommen zu jeder Tages- und Nachtzeit. Den Richtlinien der Branche entsprechend, können Leichen aus Krankenhäusern, Altenheimen oder gerichtsmedizinischen Instituten auch von Einzelpersonen abgeholt werden; beim Abtransport eines zu Hause Verschiedenen müssen hingegen zwei Personen anwesend sein. Und wenn ein Hausbesuch auf der Agenda stand, fungierte ich als Chris' Assistentin.

Ich begrüßte die Zwei-Personen-Regel aus vollem Herzen, schon allein deshalb, weil die Bahre wohl die so ziemlich unhandlichste Gerätschaft ist, die der menschliche Geist je ersonnen hat – ein Utensil, das einen förmlich dazu zwingt, sich zu blamieren, während man damit herumfuhrwerkt. Für mich war die Bahre das einzige Ding auf der Welt, das sich noch unkooperativer zeigte als die Toten, die wir darauf betteten. Allein bei der Vorstellung, in einer Privatwohnung vor anderen Leuten mit der Bahre zu dilettieren, lief es mir kalt den Rücken herunter.

Meinen ersten Hausbesuch absolvierte ich in South San Francisco, etwa eine Woche, nachdem ich bei Westwind angefangen hatte. Bei der Verblichenen handelte es sich um eine gewisse Mrs. Adams, eine Afroamerikanerin Ende vierzig, die an Brustkrebs gestorben war.

Um uns der guten Mrs. Adams anzunehmen, schwangen Chris und ich uns in den Transporter – seine Version von Charons Boot. Der Van, der Chris seit über zwanzig Jahren gehörte, war ein weißer, fensterloser Kasten – genau die Art Fahrzeug aus den Fernsehkampagnen, bei denen Kinder davor gewarnt wurden, bloß nicht zu Fremden ins Auto zu steigen. Westwind hatte zwar einen eigenen dunkelblauen Leichenwagen – so gut wie neu und eigens für Leichentransporte ausgestattet –, aber Chris war ein Gewohnheitstier. Er bestand auf *seinem* Van.

Während wir über die eindrucksvolle Bay Bridge fuhren, die Oakland mit San Francisco verbindet, beging ich den ersten Fehler, indem ich erwähnte, wie schön die Stadt an jenem Tag aussah.

Chris verdrehte die Augen. «Kann schon sein», sagte er, «aber wenn man dort länger gelebt hat, weiß man, dass es bloß ein lärmverseuchtes Rattenloch ist. Wenn's nach mir geht, könnten wir einfach ein paar Brandbomben drauf werfen. Na ja … immer vorausgesetzt, dass wir's überhaupt auf die andere Seite schaffen.»

«Wieso das denn?», fragte ich, leicht irritiert von seinem Brandbomben-Szenario.

«Na, denk doch mal drüber nach, wie die Brücke gebaut ist, Cat.» Chris nannte mich immer Cat. «Das verdammte Ding steht auf dreißig Meter hohen Tannenstämmen, die sie in den Schlamm gerammt haben. Genauso gut könnte man Zahnstocher in Aspik stecken. Jedenfalls könnten die Pfeiler jede Sekunde unter uns wegbrechen, und dann ist ein für allemal Feierabend.»

Ich lachte, wenn auch ein wenig höher als sonst, während ich aus dem Beifahrerfenster in die tief unter uns liegende Bucht spähte.

Zwanzig Minuten später hielten wir vor dem Haus der Adams'. In alten Zeiten wären wir mit einer prunkvollen, von federgeschmückten Rössern gezogenen Leichenkarosse vorgefahren. Aber wir hatten nichts dergleichen zu bieten, nur Chris' anonymen, zwanzig Jahre alten Transporter.

Ehe wir ausstiegen, bat ich Chris, mir alles noch einmal genau zu erklären, nicht dass ich vor dem Ehemann der Verstorbenen in irgendwelche Fettnäpfchen trat.

«Keine Sorge, Cat. Das würde sogar ein Vollidiot hinkriegen. Überlass mir einfach das Reden, ich schaukele das schon.»

Aber wie sich kurz darauf herausstellte, hatten wir es nicht nur mit dem Ehemann der Toten zu tun. Vor dem Haus standen etwa fünfzehn Leute, die uns argwöhnisch beäugten, als wir den Weg zur Haustür hinaufgingen. Wenige Sekunden später fanden wir uns in einem Schlafzimmer mit hoher Decke wieder, wo sich mindestens vierzig Menschen um die Dahingeschiedene versammelt hatten. Bei unserem Anblick verstummten alle so abrupt, als hätte jemand den Stecker aus einer Stereoanlage gezogen.

Na super, schoss es mir durch den Kopf. Weit und breit kein einziger Weißer außer uns – und draußen steht unser Kinderficker-Van, mit dem wir das über alles geliebte Familienoberhaupt abtransportieren sollen.

Chris hingegen ließ sich nicht eine Sekunde aus der Ruhe bringen. «Schönen guten Tag, die Herrschaften», richtete er das Wort an die Versammelten. «Wir kommen von Westwind Cremation & Burial. Ist das Mrs. Adams?» Er deutete auf die Tote, die in der Mitte des Zimmers aufgebahrt war.

Es lag einigermaßen auf der Hand, doch die Umstehenden schienen die Frage zu begrüßen. Ein Mann trat zu uns und stellte sich als Mr. Adams vor.

Um nicht wie Falschgeld herumzustehen, fragte ich in feierlichem Ton: «Waren Sie ihr Mann?»

«Ich *bin* ihr Mann, junge Dame.» Er musterte mich mit vernichtendem Blick, während sich weitere vierzig Augenpaare auf mich richteten.

Das war's dann wohl, dachte ich. Es ist aus. Ich habe mich zum Gespött aller Leute gemacht, und bei Westwind kann ich mir anschließend meine Papiere abholen.

Chris blieb ungerührt. «Mein Name ist Chris, und das ist Caitlin», sagte er. «Können wir Mrs. Adams dann mitnehmen?»

An diesem Punkt verlässt die Familie normalerweise den Raum und lässt die Bestatter zur Tat schreiten. Diese Familie aber wollte uns bei der Arbeit zusehen. Was bedeutete, dass ich gleich bei meinem ersten Leichentransport von vierzig verweinten Angehörigen beobachtet wurde, die mich aus tiefster Seele hassten.

In jenem Moment offenbarte sich mir Chris' magisches Händchen. Im selben Tonfall, in dem er Mike sonst über seine Tagesroute aufklärte, setzte er mir haarklein auseinander, wie wir mit Mrs. Adams verfahren würden – wobei er so tat, als wolle er die Umstehenden über das Prozedere informieren.

«Also, wir fahren jetzt gleich mit der Trage neben das Bett, und Caitlin betätigt diesen Griff da, um die Trage ein Stück herunterzulassen. Anschließend platzieren wir das Laken dicht neben Mrs. Adams, ich am Kopfende, Caitlin am Fußende. Dann ergreift Caitlin ihre Füße, und wir befördern Mrs. Adams – eins, zwei, drei – auf die Trage. Zuletzt breitet sie dann das zweite Laken über Mrs. Adams und hüllt sie fest darin ein.»

Und so ging es weiter, bis die einstige Dame des Hauses perfekt verpackt und auf der Trage angegurtet war. Die Anwesenden verfolgten andächtig unser Tun und lauschten Chris' monotonen Anweisungen. Und ich war mehr als dankbar, dass er mich nicht als Hochstaplerin entlarvte. Aber plötzlich kam ich mir auch gar nicht mehr so vor. Chris vermittelte mir das Gefühl, alles im Griff zu haben. Ich hüllte Mrs. Adams so gekonnt in die Laken, als hätte ich das schon tausendmal gemacht.

Als wir die Verstorbene zur Tür hinausrollten, trat ihr Sohn zu uns. Er war in meinem Alter, und seine Mutter war gestorben. Er wollte eine Blume auf die Trage legen. Ich wusste nicht, was ich sagen sollte, und platzte heraus: «Ihre Mutter muss eine wunderbare Frau gewesen sein – so was spüre ich, das können Sie mir glauben.»

Natürlich war das gelogen. Es war mein erster Hausbesuch, und abgesehen davon, dass ich nicht mal wusste, wie man eine Leiche einigermaßen anständig verhüllte, war ich ganz bestimmt nicht in der Lage, mal eben aus dem Handgelenk zu erspüren, wie «wunderbar» ein Verstorbener zu Lebzeiten gewesen war.

«Ähm, ja, danke», erwiderte er.

Während wir zurückfuhren und Mrs. Adams hinten auf ihrer Trage sanft knarrend hin und her schaukelte, versicherte mir Chris, dass ich mich keineswegs als komplett untauglich erwiesen hatte. «Wir begegnen Menschen in ihren schwersten Momenten, Cat. Wenn Leute ein neues Auto oder ein neues Haus kaufen, tun sie das aus freien Stücken. Aber was tun wir für sie? Gar nichts. Wir bringen einen Menschen weg, den sie einmal sehr geliebt haben, und verlangen auch noch Geld dafür. Kein Wunder, dass sie uns nicht gerade mit offenen Armen empfangen.» Danach fühlte ich mich gleich ein wenig besser.

An einem normalen Acht-Stunden-Tag ließen sich mit den beiden Kremieröfen bei Westwind sechs Leichen (drei pro Maschine) einäschern – dreißig Seelen die Woche, wenn richtig viel los war. Ein Transport dauerte mindestens fünfundvierzig Minuten, nahm aber weit mehr Zeit in Anspruch, wenn der Verstorbene aus San Francisco abgeholt werden musste. Eigentlich hätten Chris und ich permanent auf Achse sein müssen. Tatsächlich *war* Chris von morgens bis spätnachmittags unterwegs, auch wenn er oft nur kleinere Botengänge erledigte, Sterbeurkunden abholte oder die Post wegbrachte – einfach, um Mike aus dem Weg zu gehen. Ich blieb meist vor Ort und kümmerte mich um den Betrieb der Retorten, da die meisten Abholungen keine Begleitperson erforderten. Schließlich sterben kaum noch Leute in ihren eigenen vier Wänden.

In der keimfreien Umgebung eines Krankenhauses zu sterben, ist ein relativ neues Phänomen. Im späten 19. Jahrhundert war das Sterben im Krankenhaus den Mittellosen vorbehalten – denjenigen, die nichts besaßen und keine Angehörigen hatten. Vor die Wahl gestellt, hätte sich jeder entschieden, zu Hause in seinem Bett zu sterben, umgeben von Freunden und Verwandten. Zu Beginn des 20. Jahrhunderts starben immer noch mehr als 85 Prozent aller Amerikaner im Kreise ihrer Lieben.

Erst in den Dreißigerjahren kam es zur sogenannten «Medizinisierung» des Sterbens. Mit zunehmender Bedeutung der Krankenhäuser rückte das Grauen des Todes – der Anblick, die Gerüche, die Geräusche – mehr und mehr in den Hintergrund. Während zuvor ein Geistlicher dem Sterbenden und seiner Familie beigestanden hatte, waren es nun die Ärzte, die den Patienten in seinen letzten Stunden begleiteten. In der Medizin ging es um die schwierige Frage nach Leben und Tod, nicht darum, ob jemand in den Himmel kam. Der Sterbeprozess wurde klinisch und unterlag strengen Vorschriften. Mediziner erachteten das, was der Historiker Philippe Ariès als «abscheuliches Spektakel» des Sterbens bezeichnet hat, als nicht für die Öffentlichkeit bestimmt. Es wurde zum Tabu, «einen Raum zu betreten, in dem es nach Urin, Schweiß und Gangrän stank und die Bettlaken verschmutzt waren». Das Krankenhaus war ein Ort, an dem die Sterbenden dem Tod in all seiner Würdelosigkeit entgegendämmern konnten, ohne das Feingefühl der Lebenden zu verletzen.

Auf der Highschool hatte man uns seinerzeit ziemlich deutlich klargemacht, dass wir es nie an die Uni schaffen, dementsprechend keinen Job finden und als einsame Loser enden würden, wenn wir in den Sommerferien kein Praktikum absolvierten. Weshalb ich mich zwischen der zehnten und elften Klasse für ein Praktikum am Queen's Medical Center bewarb, einem Krankenhaus im Stadtzentrum von Honolulu. Sie nahmen wohlwollend zur Kenntnis, dass ich keine Drogen nahm und halbwegs anständige Noten hatte, händigten mir ein quietschgelbes Polohemd und ein Namensschildchen aus und verwiesen mich an das Freiwilligenbüro.

Man konnte zwei Abteilungen auswählen und wechselte im wöchentlichen Turnus zwischen beiden hin und her. Am beliebtesten waren der Geschenkladen und die Entbindungsstation, aber mir stand nicht der Sinn nach einem bonbonbunten Kitschsommer mit bunten «Gute-Besserung»-Ballons und Babygeschrei. Und so fiel meine erste Wahl auf den Empfangsbereich der Intensivstation, wo ich mich bereits als aufopferungsvolle Schwester wirken sah, die ihren Patienten den Schweiß von der Stirn wischt, so wie in den Filmen über den Zweiten Weltkrieg, die ich gesehen hatte.

Doch auf der Intensivstation ging es lange nicht so aufregend zu, wie ich erwartet hatte. Leider stellte sich nämlich heraus, dass das nette Mädchen von der Highschool nie von den Ärzten hereingerufen wurde, wenn es um Leben und Tod ging. Stattdessen bestand mein Job darin, besorgten Angehörigen dabei zuzusehen, wie sie vom Wartezimmer zur Toilette gingen oder sich einen frischen Kaffee holten.

Mit meiner zweiten Wahl hatte ich mehr Glück. Als Springerin im Pflegedienst verteilte ich Post, überbrachte eilige Memos oder fuhr alte Damen im Rollstuhl in den Klinikgarten. Darüber hinaus war ich dafür zuständig, Verstorbene von den verschiedenen Stationen in die Leichenhalle im Keller zu bringen – eine Aufgabe, um die ich mich geradezu riss. Möglich, dass die Vollzeit-Springer meinen Enthusiasmus nicht ganz verstanden, aber sobald ein Toter transportiert werden musste, ließen sie mir liebend gern den Vortritt.

Im Nachhinein wundert es mich schon ein bisschen, dass die Krankenhausverwaltung anscheinend nach dem Motto verfuhr: «Kein Problem, Schätzchen, roll ruhig mal ein paar Leichen in den Keller.» Jedenfalls kann ich mir nicht vorstellen, dass sie normalerweise fünfzehnjährige Mädchen mit dieser Aufgabe betrauten. Und wenn ich ehrlich bin, zeigten sie sich anfangs ziemlich zögerlich – bis ich sie mit meinem Betteln umgestimmt hatte.

Wenn ein Patient verstorben war, pflegte mein direkter Vorgesetzter, ein junger Einheimischer namens Kaipo, auf die Tafel zu sehen und dann in schwerem Pidgin-Englisch zu verkünden: «Äh, Caitlin, du magst Mr. Yamasake aus Pauahi-Flügel holen?»

Und wie ich mochte.

Mr. Yamasake lag in Fötushaltung auf seinem makellos weißen Krankenhausbett, als Kaipo und ich sein Zimmer betraten. Mit seiner straffen, ledrig-braunen Haut sah er aus wie eine Museumsmumie. Er wog weniger als neunzig Pfund, ausgetrocknet von Siechtum und Alter. Sowohl Kaipo als auch ich hätten ihn mit einer Hand auf die Trage heben können.

«Junge, Junge, der ist ja uralt», bemerkte Kaipo, und es gehörte schon einiges dazu, einen Leichenhallenprofi wie ihn zum Staunen zu bringen.

Bei der Rolltrage, die Kaipo und ich mitgebracht hatten, handelte es sich tatsächlich um eine Art Metallkäfig mit einem Hohlraum. In diesen Hohlraum legten wir Mr. Yamasake, ehe wir seine Leiche mit einer Blechplatte abdeckten und schließlich ein weißes

Laken darüber breiteten. Dann verließen wir Mr. Yamasakes Zimmer mit einer scheinbar leeren Trage.

Kurz darauf standen wir mit der Trage im Aufzug, umgeben von einer Reihe von Krankenhausbesuchern mit Blumensträußen und Teddybären, die nicht mal im Traum darauf gekommen wären, dass sich mitten unter ihnen ein Toter befand (falls Ihnen irgendwann in einer Klinik zwei Pfleger mit einer leeren Trage begegnen sollten, denken Sie an Mr. Yamasake). Alle stiegen auf den verschiedenen Etagen aus, während Kaipo, Mr. Yamasake und ich weiter in den Keller fuhren.

Das Krankenhaus präsentierte sich als durch und durch lebensbejahender Ort der Heilung, mit modernster Technik und hawaiianischen Kunstdrucken an den Wänden. Alles – von der getürkten Bahre bis zur weit entlegenen Leichenhalle in den Katakomben des Gebäudes – war sorgfältig darauf angelegt, den Tod zu maskieren, ihn auf Abstand zur Öffentlichkeit zu halten. Im Reich der Medizin steht der Tod für Versagen; dass Patienten oder Angehörige verschreckt wurden, durfte unter keinen Umständen zugelassen werden.

Kaipo und Chris bei Westwind waren in gewisser Weise Seelenverwandte: zwei unaufgeregte, schweigsame Männer, die sich der leblosen Hüllen kürzlich Verstorbener annahmen. Während normale Menschen ihre Arbeit als beängstigend und abstoßend empfanden, war es für sie ein Job wie jeder andere.

Während unserer ersten gemeinsamen Hausbesuche erkannte ich, dass Chris durch nichts aus der Fassung zu bringen war, auch dann nicht, wenn wir Tote aus beengtesten räumlichen Verhältnissen abtransportieren mussten. Wenn wir eine dieser steilen, verwinkelten Treppen hinaufstiegen, wie man sie in San Francisco häufig findet, stieß Chris nur einen kurzen Seufzer aus und sagte: «Da brauchen wir wohl die Klapptrage.» Mit solchen Klapptragen transportiert man sonst auf Schlachtfeldern die Gefallenen. Anschließend gurteten wir die Leiche fest und schafften sie seitwärts, hochkant und über unseren Köpfen nach unten – in jeder nur erdenklichen Position, bis wir sie endlich im Wagen verstaut hatten.

«Das muss man wie ein Möbelpacker angehen», erklärte Chris. «Alles eine Frage von Geometrie und Physik.»

Ebenso ungerührt blieb Chris im Angesicht bereits verwesender, schwer übergewichtiger oder schlicht schaudererregend aussehender Leichen. So lief es mir zum Beispiel eiskalt den Rücken herunter, als wir einmal in Haight-Ashbury von einem Mann mit spitzem Vincent-Price-Bart und klauenartigen Händen in einen feuchten, heruntergekommenen Keller geführt wurden. In einer Ecke hockte ein zusammengesunkener Toter, sein Glasauge auf uns gerichtet. «Schräge Nummer, Cat. Zwinkert der uns zu? Komm, wir holen die Trage.»

Beim Abtransport von Leichen ist Durchhaltevermögen oberstes Gebot. Das mag banal klingen, aber Chris betete es immer wieder wie ein Mantra herunter. Er erzählte mir von einer 200-Kilo-Leiche, die im dritten Stock eines von Kakerlaken verseuchten Hauses auf ihren Abtransport gewartet hatte. Sein zweiter Mann an jenem Tag hatte sich geweigert, überhaupt einen Versuch zu unternehmen, und gesagt, zu zweit würden sie das Monstrum niemals nach draußen wuchten können. «In dem Moment habe ich allen Respekt vor ihm verloren», sagte Chris. «Ich hasse Leute, die es nicht wenigstens versuchen.»

Auf unseren langen Fahrten erfuhr ich mehr über Chris, unter anderem auch, dass er Ende der Siebziger zwei Jahre für einen tyrannischen Bauunternehmer auf Hawaii gearbeitet hatte. Als ich bei Google Maps nachsah, stellte ich fest, dass er während seiner Zeit auf Hawaii nur drei Häuserblocks von meinen frisch verheirateten Eltern und dem jungen Barack Obama entfernt gewohnt hatte. Und in meiner naiven Phantasie stellte ich mir vor, wie sie im selben Laden an der Ecke eingekauft oder an derselben Ampel die Straße überquert hatten.

Ein paar Wochen nach unserer Begegnung mit den Adams' stand ein Hausbesuch im schicken Marina District von San Francisco an. Wir hatten uns gerade über Hawaii, das Wetter oder Mikes schroffe Art unterhalten, als wir vor der Villa hielten. «Weißt du, was mir gerade eingefallen ist, Cat?», fragte Chris plötzlich, während wir nach unseren Gummihandschuhen griffen. «In gewisser Weise sind wir wie Auftragskiller. So wie die beiden Typen in *Pulp Fiction*. Erst sitzen sie in ihrem Wagen und reden über ein Sandwich, und dann blasen sie jemandem die Rübe weg. Und wir sitzen hier und quatschen, und jetzt gehen wir da rein und greifen eine Leiche ab.»

Als wir klopften, öffnete eine dunkelhaarige Frau Mitte fünfzig. Ich strahlte sie an, da ich mittlerweile begriffen hatte, dass ein offenes Lächeln besser ankam als falsches Mitgefühl.

«Sie sollten schon vor Stunden hier sein!», fauchte sie uns an.

«Ich bedaure, Ma'am, aber wir kommen aus Oakland, und außerdem sind wir in einen Stau geraten», versuchte Chris sie nach Kräften zu besänftigen.

«Das interessiert mich nicht. Mom verdient eine erstklassige Behandlung! Ein Mindestmaß an Würde darf man ja wohl verlangen!», zeterte sie weiter. «Mom war eine würdevolle Frau, aber Ihr Verhalten ist einfach würdelos!»

«Es tut mir leid, Ma'am», erwiderte Chris. «Glauben Sie mir, Ihre Mutter ist bei uns in besten Händen.»

Mom lag im Schlafzimmer. Als wir das Leichentuch über sie breiten wollten, warf sich die Frau über ihre tote Mutter und kreischte hysterisch: «Nein, Mom, nein, nein! Ich brauche dich doch, lass mich nicht allein!»

Es war ein Ausbruch purer Verzweiflung, zumindest das, was man sich landläufig darunter *vorstellt*. Eigentlich war alles da: Trauer, hoffnungsloser Jammer, markerschütterndes Geheul. Doch so gern ich Anteil genommen hätte, stellte sich keinerlei Mitgefühl bei mir ein.

«Schuldgefühle», murmelte Chris kaum hörbar.

«Was?», flüsterte ich zurück.

«Schuldgefühle. Das habe ich schon tausendmal erlebt. Sie hat sich seit Jahren nicht mehr um ihre Mutter gekümmert, und jetzt tut sie so, als könne sie nicht ohne sie leben. Alles Kokolores, Cat.» Und ich wusste, dass er richtig lag.

Schließlich riss sich die Frau von ihrer Mutter los, und wir konnten Mom endlich verhüllen und zur Tür hinausschieben. Als wir die Trage auf die belebte Straße rollten, blieben die Leute stehen und glotzten. Männer mit Hunden hielten inne, Yoga-Mamis starrten über ihre Kinderwagen zu uns herüber, als wären wir Polizeibeamte oder Gerichtsmediziner, die eine Leiche von einem Tatort abtransportierten, und nicht bloß zwei Bestatter, die eine über neunzig Jahre alte Frau mitnahmen, die friedlich in ihrem Bett gestorben war.

Der Tod hat durchaus nicht immer so viel Aufsehen erregt. Als im 14. Jahrhundert in Europa die Beulenpest grassierte, lagen die Toten manchmal tagelang in den Straßen, ehe sie auf Leichenkarren an den Ortsrand geschafft und in Massengräbern verscharrt wurden. Ein italienischer Chronist beschrieb, wie dabei Schicht um Schicht – Leichen, Erde, Leichen, Erde – aufgehäuft wurde, «so wie man Lasagne mit Nudeln und Hackfleisch macht».

Heutzutage nicht dem Anblick von Toten ausgesetzt zu sein, ist ein Privileg der westlichen Welt. In der indischen Stadt Varanasi brennen am Ufer des Ganges jeden Tag achtzig bis hundert Scheiterhaufen. Nach der öffentlichen Verbrennung (manchmal von Halbwüchsigen aus der Kaste der Unberührbaren durchgeführt) werden Knochen und Asche des Verstorbenen in die Wasser des heiligen Flusses gestreut. Eine derartige Verbrennung ist nicht billig; die Kosten für teures Holz, bunte Leichentücher und einen professionellen Leichenverbrenner summieren sich schnell. Familien, die sich keine Kremierung leisten können, überantworten die sterblichen Überreste ihrer toten Angehörigen bei Nacht den Fluten; aufgedunsene Leichen, die den Fluss entlangtreiben oder von Hunden gefressen werden, erregen höchstens bei Touristen Aufsehen. Tatsächlich schwimmen so viele leblose Körper im Ganges, dass die indische Regierung jedes Jahr Tausende von fleischfressenden Schildkröten aussetzt, um den Fluss sauber zu halten.

Um derart unappetitliche Konfrontationen mit dem Tod zu vermeiden, hat die industrialisierte Welt diverse Strategien entwickelt. In exakt diesem Augenblick werden Leichen auf Highways und Interstates in anonymen weißen Transportern von einem Ort zum anderen befördert. Leichen reisen in den Frachträumen von Flugzeugen um die halbe Welt, während sich die lebenden Passagiere über ihnen auf ihren wohlverdienten Urlaub freuen. Wir haben die Toten unter den Teppich gekehrt, verstauen sie unter getürkten Krankenhaustragen, verbergen sie in den Laderäumen unserer Flieger, verdrängen sie aus unseren Gedanken.

Erst wenn das System ins Wanken gerät, rücken die Toten wieder in unser Bewusstsein. Nachdem der Hurrikan Katrina über den Südosten der USA hinweggefegt war, wurde Dr. Michael Osterholm vom Center of Infectious Disease Research and Policy folgendermaßen in der *Washington Post* zitiert: «Eine der vielen Lektionen, die uns der Hurrikan Katrina gelehrt hat, besteht darin, dass Amerikaner es nicht gewöhnt sind, herrenlose Leichen auf den Straßen einer Großstadt zu sehen.» Was wohl die Untertreibung des Jahrhunderts sein dürfte, lieber Herr Doktor.

Während wir «Mom» von ihrer Haustür zum Wagen rollten, verschafften Chris und ich den Gassigehern und Yoga-Mamis eine leise Gänsehaut. Ein Hauch von Vergänglichkeit hing in der Luft, ein kleiner Vorgeschmack auf ihre eigene Sterblichkeit.

Auf Knopfdruck

CBS NEWS, SAN FRANCISCO – Ein etwa fünfundzwanzigjähriger Mann ist am Samstagmittag in der U-Bahn-Station Civic Center offenbar mutwillig auf die Gleise gestiegen und wurde kurz darauf von einem einfahrenden Zug tödlich verletzt.

Augenzeugen zufolge «sah der Mann dem Zug seelenruhig entgegen», so Linton Johnson, Sprecher der Bay-Area-Verkehrsbetriebe. «Er unternahm keinerlei Versuch, auszuweichen und sich in Sicherheit zu bringen.»

Der Mann wurde von der Lok erfasst und geriet unter den fahrenden Zug, wodurch der Schienenverkehr für fast drei Stunden lahmgelegt wurde und es im gesamten Streckennetz zu erheblichen Verspätungen kam.

Jacob war zweiundzwanzig Jahre alt, als er auf die U-Bahn-Gleise hinuntersprang und auf den Zug wartete, der seinem Leben ein Ende setzen sollte. Damit war er nur ein Jahr jünger als ich gewesen. Er sah keineswegs aus, als wäre er von einer U-Bahn mitgeschleift worden, sondern eher wie jemand, der um zwei Uhr morgens in eine Kneipenschlägerei geraten war; mehr als ein paar leichte Blutergüsse und Schrammen hatte sein Gesicht nicht abbekommen.

Mike war nicht beeindruckt. «Den Typ, der letzten Monat

unter die Straßenbahn geraten ist, hat es in zwei Hälften gerissen.»

Bis auf den fehlenden linken Augapfel, der anscheinend irgendwo auf den Gleisen verloren gegangen war, wirkte Jacob kaum, als sei er groß zu Schaden gekommen. Wenn man seinen Kopf nach rechts drehte, sah er beinahe so aus, als würde er jede Sekunde sein anderes Auge öffnen und Hallo sagen.

Der rumänische Philosoph Emil Cioran war der Meinung, der Selbstmord sei das einzige Recht, das ein Mensch wirklich besitzt. Das Leben kann in jeder Hinsicht unerträglich werden: «Um alles bringt uns diese Welt … außer um die Freiheit, Hand an uns zu legen.» Vielleicht kommt es nicht von ungefähr, dass Cioran, dieser laut eigener Aussage «vom Schlimmsten Besessene», als von Schlafstörungen geplagter Einsiedler in Paris starb.

Cioran mag ein chronischer Miesepeter gewesen sein, doch Wahnsinn und Verzweiflung können jeden von uns befallen, egal welche Lebensphilosophie wir haben. «Was mich nicht umbringt, macht mich stärker», hatte Friedrich Nietzsche in seiner «Götzen-Dämmerung» geschrieben; mit vierundvierzig Jahren erlitt er einen Nervenzusammenbruch und wurde schließlich rund um die Uhr von seiner Schwester gepflegt, deren Mann in Paraguay Selbstmord begangen hatte.

Obwohl viele Menschen Selbstmord für grausam und egoistisch halten, hatte ich durchaus Verständnis für Jacobs Entscheidung. Wenn jemand sein Leben tagaus, tagein als Jammertal empfand, konnte man schlecht von ihm verlangen, am Leben zu bleiben und sich weiter durch sein trostloses Dasein zu quälen. Ich wusste nicht, ob ihn Wahnvorstellungen oder Depressionen in den Selbstmord getrieben hatten. Und es war auch nicht an mir, über seine Motive zu spekulieren. Sehr wohl aber konnte ich mir ein Urteil über die Art und Weise bilden, wie er aus dem Leben geschieden war. Und da war ich ganz und gar nicht auf seiner Seite.

Ein kalter Schauder lief mir über den Rücken, als ich mir vorstellte, wie er auf den Gleisen gestanden und seinen Suizid damit zum öffentlichen Spektakel gemacht hatte. An der Uni hatte ich in einem Café auf dem Campus gejobbt. Nur zwei Monate vor meinem Einstieg bei Westwind hatte sich ein Kollege nach einem Streit mit seiner Freundin in seiner WG erhängt. Seine Mitbewohnerin hatte ihn beim Nachhausekommen gefunden. Dass er die beiden Frauen durch seinen Suizid lebenslang traumatisiert hatte, machte mich wütender als sein Tod. Wer sich bei der Party des Lebens zur Hintertür hinausstiehlt, sollte tunlichst dafür sorgen, dass andere dabei nicht in Mitleidenschaft gezogen werden.

Der Schaden, den Jacob mit seinem Stunt auf den U-Bahn-Gleisen angerichtet hatte, war vorwiegend finanzieller Natur: Tausende von Leuten kamen zu spät zur Arbeit, verpassten ihre Flüge, mussten wichtige Termine platzen lassen.

Für den U-Bahn-Fahrer aber, den Mann, der Jacob in die Augen hatte sehen müssen, ohne jede Chance, noch rechtzeitig bremsen zu können, hatte die Tragödie eine völlig andere Dimension. Der durchschnittliche U-Bahn-Fahrer tötet unbeabsichtigt drei Menschen in seiner beruflichen Laufbahn. Und nichts kann jemandem einen sonst soliden, vielleicht sogar gefragten Job schneller vermiesen als die Aussicht, über kurz oder lang ein oder mehrere Menschenleben auf dem Gewissen zu haben.

Auch für die Fahrgäste auf dem Bahnsteig war der Schaden keineswegs finanzieller Natur. Ihnen war nichts anderes übrig geblieben, als auf ihn einzuschreien, sofort von den Gleisen zu steigen: Sah er denn nicht, dass die Bahn jede Sekunde einfahren konnte? Und dann begriffen sie, dass er sich der Konsequenzen seines Tuns sehr wohl bewusst war, dass sie gezwungen sein würden, das Unvermeidliche aus nächster Nähe mit ansehen und für den Rest ihres Lebens mit den Bildern, den Geräuschen und ihren eigenen entsetzten Schreien leben zu müssen.

Mike meinte, manche der Augenzeugen würden mich sicher darum beneiden, dass ich Jacob einäschern durfte. «Obwohl sie ihm wahrscheinlich vorher noch die Fresse polieren würden», sagte er. «Rache ist Blutwurst.»

Nur dass sie seine Leiche nie zu Gesicht bekommen würden. Jacob würde die Macht über sie behalten, sie bis in ihre Träume verfolgen.

Ich musste daran denken, wie ich den Sturz des kleinen Mädchens im Einkaufszentrum jahrelang wieder und wieder im Geiste durchlebt hatte, und spürte, wie eine Mischung aus tiefem Mitleid und biblischem Zorn Besitz von mir ergriff. Am liebsten hätte ich den U-Bahn-Fahrer und die Pendler zu mir ins Krematorium eingeladen und mich mit ihnen um Jacobs Leiche versammelt, um ihnen zu sagen: «Seht ihn euch an; er wollte sterben. Er ist tot, aber ihr lebt! *Ihr seid nicht tot!*»

Meine Fantasie vom Tag der offenen Tür im Krematorium war natürlich illegal. Das kalifornische Bestattungsgesetz schreibt ausdrücklich vor, dass jegliche Vorbereitungen zu einer Erd- oder Feuerbestattung strikt unter Ausschluss der Öffentlichkeit stattzufinden haben.

Im späten 19.Jahrhundert kamen die Bürger von Paris jeden Tag zu Tausenden ins Leichenschauhaus, um sich die Leichen nicht identifizierter Toter anzusehen. Fliegende Händler boten Früchte, Gebäck und Spielzeug feil, während die Schaulustigen stundenlang Schlange standen. Wenn sie schließlich weit genug aufgerückt waren, wurden sie in einen Besuchersaal eingelassen, wo die Leichen hinter einer Glaswand in zwei Reihen auf Marmorsockeln aufgebahrt waren. Vanessa Schwartz, eine ausgewiesene Kennerin des Fin de siècle, hat die Pariser Morgue einen «Schauraum des Realen» genannt.

Schließlich erfreuten sich die Leichenschauen in der Morgue *zu* großer Beliebtheit, so dass das Leichenschauhaus für die Öffentlichkeit geschlossen wurde. Auch heute sind Leichenschauhäuser nicht ohne Weiteres zugänglich, womöglich deshalb, weil die Verwalter des Todes den Argwohn hegen, das gemeine Volk könnte sich über Gebühr für den Tod interessieren – ein Interesse, das offenbar als ungesund angesehen wird. Aber wo die Leichenhäuser geschlossen werden, entstehen andere Attraktionen. Der gigantische Erfolg von *Körperwelten*, Gunther von Hagens' Wanderausstellung plastinierter Körper, beweist nur allzu deutlich, dass der menschliche Drang, an zur Schau gestellten Leichen vorbeizudefilieren, so ausgeprägt wie eh und je ist. Und trotz der anhaltenden Kontroverse, dass von Hagens für seine Ausstellung möglicherweise Leichen chinesischer Hinrichtungsopfer verwendet hat, bleibt *Körperwelten* die populärste Wanderausstellung der Welt (38 Millionen Besucher bis Anfang 2014).

Jacob stammte aus dem Staat Washington. Warum er sich in San Francisco aufgehalten hatte, war nicht bekannt. Seine Eltern arrangierten die Kremation per Telefon, faxten uns die notwendigen Unterlagen und gaben ihre Kreditkartennummer durch. Als ich Jacob schließlich in den Ofen beförderte, waren wir allein – sein verbliebenes Auge war auf mich gerichtet.

Aufgrund seines gewaltsamen Todes war Jacobs Leiche zunächst ins Gerichtsmedizinische Institut gebracht und anschließend von uns abgeholt worden. Die Ärzte in der Gerichtsmedizin sind darauf spezialisiert, verdächtige oder unnatürliche Todesfälle zu untersuchen. Wenn wir einen Toten von dort übernahmen, händigte man uns auch die persönlichen Habseligkeiten des Verstorbenen aus – also normalerweise Kleidung, Schmuck, Portemonnaie und so weiter.

In Jacobs Fall hatte man uns auch seinen Rucksack übergeben. Seine Eltern wollten ihn nicht haben, weshalb keine andere Möglichkeit blieb, als ihn mit seiner Leiche zu verbrennen.

Ich bugsierte den Rucksack auf den Tisch und zog den Reißverschluss auf. Volltreffer, dachte ich, ein ungehinderter Blick in die Abgründe eines Gestörten. Doch jeder Gegenstand, den ich zutage förderte, war noch stinknormaler als der vorhergehende. Klamotten, Waschzeug, eine Flasche Kombucha. Dann: ein Stapel Karteikarten. Na endlich! Die Aufzeichnungen eines geistig umnachteten Psychopathen? Von wegen. Eine Lernkartei für Chinesisch.

Ich war schwer enttäuscht. Ich hatte mir Antworten erhofft, Einblicke in eine gequälte Seele.

«He, Caitlin», rief Mike aus seinem Büro. «Das Portemonnaie muss auch noch in den Rucksack, bevor du ihn verfeuerst.»

«Hier ist kein Portemonnaie», rief ich zurück.

«Das ist bei mir. Ich sehe mir gerade seinen Ausweis an. Außerdem habe ich hier noch seinen Studentenausweis, seinen Führerschein und sein Greyhound-Ticket nach San Francisco. Oh, und einen Streckennetzplan – du lieber Himmel. Auf dem Plan hat er was notiert. ‹Wort des Tages: Anthropophagie›. Was soll das denn heißen?»

«Keine Ahnung. Warte, ich google das mal eben. Kannst du mir das kurz buchstabieren?»

«A-N-T-H-R-O-P-O-P-H-A-G-I-E.»

«Scheiße. Das ist ein Synonym für ‹Kannibalismus›».

Mike lachte. «Ist nicht wahr, oder? Soll das bedeuten, dass er ein unersättliches Verlangen nach menschlichem Fleisch hatte? Laut seinem Busticket ist er einen Tag vor seinem Tod in San Francisco eingetroffen. Aber wieso hat er sich nicht gleich in Washington umgebracht?»

«Das verstehe ich auch nicht», gab ich zurück. «Wieso sollte jemand extra nach San Francisco kommen, um sich hier vor die U-Bahn zu werfen?»

«Vielleicht wollte er ja gar nicht sterben, sondern bloß einen auf coole Socke machen und den Zug zum Ausweichen zwingen. So wie der eine Junge in *Stand by Me*.»

«Corey Feldman?», fragte ich.

«Nee, der andere.»

«River Phoenix?»

«Der auch nicht», sagte Mike. «Ist auch egal. Sollte er tatsächlich so was versucht haben, hat er komplett versagt.»

Als ich Jacob den Flammen überantwortete, wusste ich lediglich über ihn, dass er zweiundzwanzig Jahre alt gewesen war, aus Washington stammte, Chinesisch studiert und sich anscheinend, zumindest an seinem Todestag, für Kannibalismus interessiert hatte. Ein paar Wochen zuvor hatte ich meinen ersten Lohn in das Box-Set von *Six Feet Under* investiert, der überaus beliebten Serie um eine Bestatterfamilie. In einer der Episoden besucht der Bestattungsunternehmer Nate einen einsamen, todkranken jungen Mann, um dessen Kremierung zu arrangieren. Der Mann ist zornig und verbittert, weil ihm seine Familie nicht die erforderliche Unterstützung zuteilwerden lässt. Er fragt Nate, wer den Knopf der Maschine drücken wird, wenn es soweit ist.

«Wen immer Sie bestimmen», erwidert Nate. «Buddhisten wählen für gewöhnlich einen Angehörigen aus, aber es gibt auch Leute, die das nicht im Besonderen verfügen. Dann übernimmt das unser zuständiger Mitarbeiter.»

«Den nehme ich», sagt der junge Mann.

Diese Person war nun ich. Der zuständige Mitarbeiter. Ich würde mich Jacobs annehmen. Egal, was er getan hatte, ich würde ihn nicht allein lassen.

Eine der großen Errungenschaften (oder der größten Tragödien, je nachdem, wie man es betrachtet) des Menschen besteht darin, dass wir im Lauf von Hunderttausenden von Jahren ein Bewusstsein für unsere eigene Sterblichkeit entwickelt haben. Bedauerlicherweise sind wir denkende Geschöpfe. Selbst wenn wir uns noch so kreative Methoden einfallen lassen, um unsere eigene Sterblichkeit zu leugnen, und egal, wie kerngesund, groß- oder einzigartig wir uns finden mögen, wissen wir dennoch, dass wir über kurz oder lang zu Tod und Verwesung verurteilt sind – eine seelische Last, die wir mit äußerst wenigen Spezies auf dieser Erde teilen.

Stellen Sie sich vor, Sie wären eine Gazelle, die auf einer afrikanischen Ebene grast. Im Hintergrund läuft die Filmmusik aus *König der Löwen*. Ein hungriger Löwe lauert ganz in der Nähe. Unvermittelt sprintet er los, doch Sie sind schneller als er und können ihm entkommen. Unwillkürlich rast Ihr Puls, Sie verspüren immer noch nackte Angst – eine typische Fight-or-flight-Reaktion. Erfahrung und genetisches Erbe haben Sie gelehrt, die Flucht zu ergreifen, und es dauert einige Zeit, bis ihr Herz wieder langsamer schlägt. Bald darauf kehren Sie jedoch wieder an ihren Platz zurück und grasen weiter, als wäre überhaupt nichts passiert. Selig kauen Sie vor sich hin, bis der Löwe die nächste Runde einläutet.

Der menschliche Herzschlag mag sich nach der erfolgreichen Flucht wieder beruhigen, doch ist uns jede Sekunde unseres Lebens bewusst, dass wir das Spiel so oder so verloren haben. Wir wissen, dass der Tod auf uns wartet, und dieses Wissen beeinflusst unser gesamtes Handeln, inklusive des Bedürfnisses, Sorge für die Verstorbenen zu tragen.

Vor etwa 95 000 Jahren begrub eine Gruppe des frühen *Homo sapiens* ihre Toten in einer Höhle, die im heutigen Israel liegt und den Namen Qafzeh trägt. Als Archäologen im Jahr 1934 in der Höhle Ausgrabungen vornahmen, stellten sie fest, dass die menschlichen Überreste, die sie dort fanden, nicht bloß begraben, sondern *bestattet* worden waren. Neben den Knochenartefakten in Qafzeh wurden Stücke roten Ockers gefunden – Archäologen zufolge ein Beweis, dass schon sehr früh in der Menschheitsgeschichte Bestattungsrituale abgehalten wurden. Eins der Skelette, ein dreizehnjähriges Kind, wurde mit angewinkelten Beinen und einem Hirschgeweih in den Armen begraben. Natürlich wissen wir nicht, wie diese Menschen in grauer Vorzeit über den Tod, das Jenseits oder die Toten selbst dachten, doch die Funde zeigen klar und deutlich, dass sie sich sehr wohl damit beschäftigten.

Wenn Familien zu Westwind kamen, um eine Erd- oder Feuerbestattung zu arrangieren, saßen sie vorn in unserem Beratungsraum und tranken nervös Wasser aus Pappbechern, betrübt über die Umstände, die sie hierher geführt hatten, und häufig noch betrübter darüber, dass es an ihre Geldbörse ging. Zuweilen wünschten sie eine Aufbahrung in unserer Kapelle, um den Verstorbenen noch ein letztes Mal sehen zu können. Gelegentlich drängten sich in der Kapelle hundert weinende Menschen zu Gospelmusik, an anderen Tagen saß dort nur ein einsamer Trauergast, der eine halbe Stunde stumme Zwiesprache hielt, ehe er wieder ging.

Familien betraten also die Kapelle, den Beratungsraum und manchmal sogar Mikes Büro, das Krematorium aber blieb ausschließlich meine Domäne. An den meisten Tagen war ich allein «da hinten», wie Mike zu sagen pflegte.

Auf unserer Preisliste führten wir auch eine sogenannte «Kremation im Beisein der Angehörigen», aber während meiner ersten Wochen bei Westwind hatte dieses Angebot niemand in Anspruch genommen. Doch dann erwartete mich eines Tages die Familie Huang. Als ich um halb neun Uhr früh zur Arbeit erschien, sah ich mich urplötzlich einem Dutzend älterer Asiatinnen gegenüber, die – ausgerechnet im angrenzenden Lagerraum – einen improvisierten Altar aufbauten.

Ich marschierte schnurstracks zu Mikes Büro. «Mike?»

«Was gibt's?», rief er zurück; wie üblich klang er völlig gleichgültig.

«He, was machen diese Leute in meinem Lagerraum?», fragte ich.

«Ach ja, die sind wegen der Kremation heute Nachmittag hier», erwiderte er. «In der Kapelle ist nicht genug Platz für ihren Kram, deshalb habe ich ihnen den Lagerraum zur Verfügung gestellt.»

«Ich … Davon wusste ich ja gar nichts», stammelte ich, völlig von der Rolle, aus meinen gewohnten Abläufen gerissen zu werden.

«Ich dachte, Chris hätte dir Bescheid gegeben. Egal, mach dir keine Sorgen, das habe ich alles im Griff.»

Mike hatte keinerlei Bedenken. Möglich, dass er eine derartige Kremation auch im Tiefschlaf hinter sich gebracht hätte, doch ich fand die Vorstellung überaus heikel. Eine Einäscherung im Beisein der Familie hat folgenden Ablauf: Zunächst nehmen die Angehörigen in der Kapelle von dem Verstorbenen Abschied, dann wird die Leiche ins Krematorium gefahren, wo sie in Gegenwart der gesamten Angehörigen verbrannt wird. *In Gegenwart der gesamten Angehörigen.* Und dabei kann ungefähr genauso viel schiefgehen wie beim Transport von Atomwaffen.

Die ersten Verbrennungsöfen hatten noch Gucklöcher an den Seiten, damit die Angehörigen das Schauspiel wie in einer Peepshow verfolgen konnten. In manchen Krematorien war es sogar *vorgeschrieben*, dass Angehörige zugegen sein mussten, wenn der Verstorbene in den Ofen geschoben wurde. Doch im Lauf der Zeit wurden die Gucklöcher versiegelt und die Familien ganz aus dem Krematorium verbannt.

Während der vergangenen Jahrzehnte hat die Bestattungsindustrie eine ganze Reihe von Methoden entwickelt, um Familienangehörige von Aspekten des Todes fernzuhalten, die als schockierend empfunden werden könnten – Verfahrensweisen, die sich beileibe nicht nur auf Feuerbestattungen beschränken.

Als die Großmutter meiner Freundin Mara einen schweren Schlaganfall erlitt, setzte sich Mara in die nächste Maschine nach Florida, um Wache an ihrem Sterbebett zu halten. Eine Woche lang musste sie hilflos zusehen, wie ihre Großmutter röchelnd um Atem rang, unfähig zu schlucken, sich zu bewegen oder auch nur einen Laut von sich zu geben. Als der Tod die alte Dame schließlich erlöste, ging Mara davon aus, dass sie auch bei der Beerdigung bis zur letzten Minute anwesend sein würde. Pustekuchen. Sie schrieb mir: «Caitlin, uns wurde nur erlaubt, am offenen Grab zu stehen. Ihr Sarg war dort, die aufgeschüttete Erde mit Kunstrasen abgedeckt. Und ich dachte die ganze Zeit, sie würden schließlich den Sarg in die Erde lassen, aber es passierte nichts dergleichen. Am Ende blieb uns nichts anderes übrig, als zu gehen, während Großmutter immer noch nicht begraben war.»

Erst als Mara und ihre Verwandten dem Friedhof den Rücken gekehrt hatten, wurde der Sarg in die Erde gelassen und von den gelben Friedhofsbaggern zugeschüttet.

Diese modernen Verleugnungsstrategien sollen den Trauernden helfen, positiver zu denken und den Abschied als «letzte Feier eines Lebens» zu begreifen – das Leben lässt sich eben deutlich besser vermarkten als der Tod. Eins der größten Bestattungsunternehmen in den USA hat seine Filialen mit kleinen Toasteröfen ausgerüstet, um trauernde Angehörige mit dem tröstlichen Duft frisch gebackener Plätzchen von ihren trüben Gedanken abzulenken – bleibt zu hoffen, dass die leckeren Schoko-Cookies auch tatsächlich alle olfaktorischen Noten von Chemikalien und Verwesung übertünchen können.

Ich ging durch den Lagerraum zurück und nickte den Frauen zu, die schon bemerkenswert weit mit ihrem Altar waren. Sie arrangierten Körbe mit Früchten und Blumenkränze um ein großes gerahmtes Bild des verblichenen Mr. Huang, der offenbar der Familienpatriarch gewesen war. Das Kitschporträt zeigte einen älteren Chinesen in einem schicken Anzug und mit abnorm rosigen Wangen. Airbrush-Wolken schwebten im Hintergrund.

Auf Mikes Weisung hin brachten Chris und ich Mr. Huangs Holzsarg in die Kapelle. Als wir den Deckel abhoben, erwartete uns Mr. Huang in seinem besten Anzug. Er wirkte steif und wächsern, wie die meisten einbalsamierten Leichen – keine Spur mehr von dem gestrengen Träumer auf seinem Wolkenporträt.

Den ganzen Morgen hindurch trudelten weitere Angehörige von Mr. Huang ein, die noch mehr Früchte und Geschenke für den Lagerraum-Altar mitbrachten. «Sie!», bellte mich eine ältere Frau böse an. «Wieso tragen Sie Rot?»

Die Farbe Rot, die für Glück steht, ist absolut tabu bei der Bestattung eines Chinesen. Das kirschrote Kleid, das ich trug, schrie allen geradezu ins Gesicht: «Ha, ihr Trauerklöße! Was interessiert mich kulturelles Feingefühl?»

Ich wollte protestieren; schließlich hatte ich keine Ahnung gehabt, dass die Familie Huang an diesem Tag zugegen sein würde, geschweige denn, dass sie obendrein an einer – allein bei dem Gedanken wurde mir ganz anders – Kremation im Beisein der Angehörigen teilnehmen wollten. Aber dann sparte ich mir eine Replik, murmelte stattdessen eine Entschuldigung und zog mit ihrem Körbchen Orangen von dannen.

Mike hatte bereits damit begonnen, einen der Öfen vorzuheizen. Als es an der Zeit für Mr. Huangs Kremation war, bedeutete er mir, ihm in die Kapelle zu folgen. Behutsam bahnten wir uns den Weg zwischen Mr. Huangs Verwandten hindurch, die angesichts meines roten Kleids missbilligend mit der Zunge schnalzten. Dann rollten wir den Sarg aus der Kapelle hinüber ins Krematorium. Mr. Huangs Angehörige, insgesamt wenigstens dreißig Leute, folgten uns auf dem Fuß und hatten im Nu mein Allerheiligstes in Beschlag genommen.

Kaum hatten Mr. Huangs Verwandte das Krematorium betreten, fielen sie auch schon auf die Knie und begannen lauthals zu wehklagen. Das Geheul der Trauernden vermischte sich mit dem Röhren der Retorte – eine wahrhaft schaudererregende Kombination. Ich hielt mich im Hintergrund und verfolgte das Geschehen mit weit aufgerissenen Augen; ich fühlte mich wie eine Anthropologin, die Zeugin eines uralten, nie zuvor gesehenen Rituals wird.

Es ist chinesischer Brauch, für Bestattungen Trauer-Profis anzuheuern, die mit ihrem Gejammer dafür sorgen, dass alle Dämme brechen. Es ließ sich schwer sagen, ob unter den Versammelten tatsächlich derartige Beileidsbeschleuniger waren, die Kummer und Gram im Auftrag der Familie anheizten. Gab es solche Leute überhaupt in Oakland? Die Trauer der Anwesenden schien mir durchaus echt. Andererseits hatte ich keinerlei Erfahrung mit so vielen Menschen, die ihren Gefühlen kollektiv freien Lauf ließen. Einen Stock hatte hier jedenfalls niemand verschluckt.

Und dann – ich hatte mich bereits gewundert – entdeckte ich plötzlich einen Mann, der die Trauergäste mit seiner Videokamera filmte, vor ihnen stehenblieb und sie mit aufmunternder Geste dazu aufforderte, sich gefälligst noch ein bisschen mehr ins Zeug zu legen, worauf sein jeweiliges Gegenüber in noch lauteres Klagegeheul ausbrach und mit den Fäusten auf den Boden trommelte. Offenbar wollte sich keiner hinterher nachsagen lassen, die Feierlichkeiten hätten ihn völlig kalt gelassen.

Die Huangs pflegten ihre Rituale im klassischen Sinn, indem sie ihrem Glauben durch Hämmern, Schlagen und Zetern Ausdruck verliehen. Laut Andrew Newberg und Eugene D'Aquili, Gehirnforscher an der University of Pennsylvania, funktioniert ein Ritual erst dann, wenn Physis und Psyche gleichermaßen beteiligt sind, Verhalten und Vorstellungen zu einer Einheit verschmelzen. Vereint in ihrer Trauer und ihrem Wehklagen, hielten Mr. Huangs Angehörige Zwiesprache mit etwas, das größer war als sie selbst.

Mr. Huangs Sarg verschwand in der Ofenkammer, und Mike bedeutete Mr. Huangs Sohn, auf den Knopf zu drücken, der die Flammen auslöste. Es war eine symbolische Geste, aber eine von immenser Bedeutung.

Später sagte Mike zu mir: «Der Knopf ist die Hauptsache. Da sind sie ganz heiß drauf.»

Im Gegensatz zu Jacob hatte Mr. Huang das große Glück, dass ein ihm nahestehender Mensch den Knopf drückte, der ihn für immer aus dieser Welt beförderte, und nicht irgendeine dahergelaufene Krematoriumsassistentin, die obendrein noch das falsche Kleid trug.

Als sich die Klappe schloss und die Flammen um Mr. Huangs Leiche loderten, kam Chris herein und platzierte eine große brennende Kerze vor der Maschine. Mike und Chris hatten schon öfter als Team gearbeitet, und die Huangs ließen nicht zum ersten Mal ihrer Trauer freien Lauf. Ich war die Einzige, die sich wie das fünfte Rad am Wagen fühlte.

Ich fragte mich, wie ich mich verhalten würde, wenn mein eigener Vater starb. Ehrlich gesagt, hatte ich nicht die leiseste Ahnung. Es war gut möglich, dass einige der Hinterbliebenen von Mr. Huang ihre Trauer eher vorgaben. Doch das spielte keine Rolle; sie hatten ihr Ritual, an dem sie sich festhalten konnten. Sie wussten, was zu tun war, und ich beneidete sie darum. Sie wussten, wann sie lauter wehklagen und wann heftiger trauern mussten – und dass es dazugehörte, ein Körbchen Orangen mitzubringen. Wenn jemand von ihnen starb, bildeten sie eine verschworene Gemeinschaft, verbunden durch Anschauungen und Brauchtum.

Mein Vater lehrte mehr als vierzig Jahre lang Geschichte an einer öffentlichen Highschool. Obwohl sich die Schule auf der anderen Seite der Insel befand, nahm er es auf sich, jeden Morgen um halb sechs aufzustehen, um mich zuerst zu meiner Privatschule in Honolulu zu bringen, die eine Stunde entfernt lag. Der Weg zu seiner eigenen Schule kostete ihn dann noch mal eine Stunde. Und das tat er nur, damit ich nicht den Bus nehmen musste. Er hatte mich Abertausende von Meilen durch die Gegend chauffiert – wie konnte ich ihn der Obhut einer anderen Person anvertrauen, wenn er sterben würde?

Während ich mehr Erfahrungen im Krematorium sammelte, träumte ich nicht länger von Design- und Event-Bestattungen, dem schönen Tod im «La Belle Mort». Mehr und mehr wurde mir klar, dass unser Verhältnis zum Tod durch und durch gestört ist. Nach nur wenigen Monaten bei Westwind kam mir meine Vorstellung, dem Tod im Spaßmodus zu begegnen, überaus naiv vor. Beisetzungen, die als «Feiern des Lebens» ausgegeben wurden, Bestattungen ohne sichtbar vorhandene Leichen oder auch nur einen ansatzweise realistischen Umgang mit dem Tod, bei denen lediglich Papas liebste Rock'n'Roll-Songs laufen, während sich die Trauergäste mit Punsch volllaufen lassen – das war nicht nur, als würde man eine Schusswunde mit einem Pflaster verarzten, sondern extra noch eins mit Hello-Kitty-Motiv nehmen. Und so, wie ich es sah, war es für unsere Kultur höchste Zeit, den Finger *in* die Wunde zu legen.

Wenn mein Vater starb, würde seine Leiche in ein Krematorium kommen. Nicht in eine düstere Lagerhalle wie Westwind, sondern in ein schönes Krematorium, durch dessen große Fenster strahlendes Sonnenlicht fiel, eine Stätte, wo der Tod nicht kaschiert, nicht verleugnet, sondern mit offenen Armen willkommen geheißen wurde – einen Ort, an dem der Tod bewusst erlebt wurde, mit Räumen, in denen Familien zusammenkommen und die Leichen ihrer Lieben waschen konnten, wo sie Gelegenheit hatten, in aller Ruhe Abschied zu nehmen, ehe der Verstorbene den Flammen übergeben wurde.

1913 beschrieb der Schriftsteller George Bernard Shaw die Kremation seiner Mutter. Ihre Leiche wurde in einem lilafarbenen Sarg mit dem Fußende voran in die Flammen geschoben. «Und siehe!», schrieb er. «Ihre Füße gingen plötzlich in herrlichen granatroten Flammenbändern auf, ohne Rauch und eifrig leckend wie die Feuerzungen, die zu Pfingsten auf die Apostel herabkamen. Und als der Sarg ganz hineinglitt, erfassten ihn die Flammen vollends, und meine Mutter wurde selbst Teil des wunderbaren Feuers.»

Ich stellte mir vor, wie die Flammen um den Körper meines Vaters tanzten, die Metalltür auf und ab fuhr und das Dröhnen der Maschine den Raum erfüllte. Falls ich noch lebte, wenn er starb, würde ich selbst dafür sorgen, dass er sich in dieses «wunderbare Feuer» verwandelte. Ich wollte nicht, dass es jemand anders erledigte. Je mehr ich über den Tod und die Bestattungsindustrie in Erfahrung brachte, desto erschreckender fand ich die Vorstellung, dass sich jemand anders der Leichen meiner Eltern annahm.

Ein rosa Cocktail

In grauer Vorzeit lebte der Stamm der Wari' im Dschungel Westbrasiliens, ohne je mit der westlichen Zivilisation in Berührung gekommen zu sein. Anfang der Sechzigerjahre aber trafen sowohl Regierungsvertreter als auch evangelische Missionare auf dem Gebiet der Wari' ein, um Kontakt zu ihnen herzustellen. Mit sich brachten die Fremden eine Vielzahl von Krankheiten (Malaria, Grippe, Masern), denen das Immunsystem der Wari' nichts entgegensetzen konnte. Innerhalb weniger Jahre waren mehr als die Hälfte der Wari' tot. Die Überlebenden wurden von der brasilianischen Regierung abhängig, die sie mit westlichen Medikamenten versorgte, damit sie den westlichen Krankheiten trotzen konnten.

Um Medikamente, Nahrung und Unterstützung von der Regierung zu erhalten, mussten die Wari' einen wichtigen Teil ihrer Kultur aufgeben – ihren Kannibalismus.

Der Renaissance-Philosoph Michel de Montaigne schrieb in seinem punktgenau betitelten Essay «Über die Menschenfresser», dass «jeder das Barbarei nennt, was bei ihm ungebräuchlich ist». Ja, selbstverständlich betrachten wir Kannibalismus als barbarisch, und wir praktizieren ihn auch nicht, besten Dank auch. Das Konsumieren von Menschenfleisch ist etwas für Soziopathen und primitive Naturvölker. Der Gedanke daran beschwört unmittelbar Bilder von Kopfjägern und Hannibal Lecter herauf.

Wir sind uns deshalb so sicher, dass Kannibalismus ausschließlich von Barbaren und Geisteskranken betrieben wird, weil wir, wie es der Anthropologe Clifford Geertz formuliert hat, «in selbstgesponnene Bedeutungsgewebe verstrickt sind». Von Geburt an werden wir von unserer spezifischen Kultur indoktriniert, wie wir mit dem Tod umzugehen haben und was «schicklich» und «ehrenwert» ist.

Und so haben wir gar keine andere Chance, als voreingenommen zu sein. So gern wir uns als vorurteilslos und weltoffen betrachten mögen, bleiben wir stets Gefangene unserer kulturellen Glaubenssätze. Es ist, als würden wir durch einen Wald wandern, in dem Spinnen die ganze Nacht über Netze zwischen den Bäumen gewoben haben. Wir sehen vielleicht unser Ziel in der Ferne, doch sobald wir darauf zustreben, verfangen wir uns unweigerlich in den Spinnweben, die uns die Wimpern verkleben und in den Mund geraten. Und genau so funktionieren die Bedeutungsgewebe, die es uns Menschen aus der westlichen Welt quasi unmöglich machen, den Kannibalismus der Wari' zu verstehen.

Die Wari' praktizierten vornehmlich Endokannibalismus, was bedeutet, dass sie rituell die Körperteile verstorbener Verwandter und Freunde verzehrten. Wenn ein Stammesmitglied der Wari' sein Leben ausgehaucht hatte, scharten sich die Angehörigen um den Toten, wiegten ihn hin und her, während sie zu einem hohen, monotonen Singsang anhoben. Dieser hypnotische Gesang verkündete dem Rest des Dorfs, dass jemand gestorben war, und bald stimmten auch die anderen Stammesangehörigen mit in den Gesang ein. Schließlich eilten auch Verwandte aus den umliegenden Dörfern herbei, um dem Verstorbenen die letzte Ehre zu erweisen.

Zur Vorbereitung auf den Verzehr des Fleisches gingen Verwandte des Verstorbenen durchs Dorf und rissen aus jeder Hütte einen Holzpfahl, worauf das Dach der jeweiligen Behausung herabsackte – laut der Ethnologin Beth Conklin eine visuelle Mahnung, dass der Tod die Dorfgemeinschaft ins Wanken gebracht hatte. Das gesammelte Holz wurde mit Lianen gebündelt und mit

Papageienfedern geschmückt, ehe das Röstgestell hergerichtet wurde.

Zuletzt gab die Familie den Leichnam frei, der anschließend sorgsam zerlegt wurde. Die inneren Organe wurden in Blätter gewickelt, das von den Knochen abgelöste Fleisch direkt auf den Rost gelegt. Die Frauen des Dorfs buken Maisbrot, das als ideale Beilage galt.

Einen menschlichen Körper zu grillen, als sei er «nichts weiter als ein Stück Fleisch», bereitete den Wari' keinerlei Kopfzerbrechen. Tiere und ihr Fleisch hatten (und haben) für die Stammesmitglieder eine völlig andere Bedeutung als für uns. In den Augen der Wari' haben Tiere keinen geringeren Rang als Menschen. Zudem sehen sie Tiere als dynamische, sprich wandelbare Wesen an. Abhängig vom jeweiligen Tag, sind Menschen wie Tiere mal Jäger, mal Beute. In der Kosmologie der Wari' können sich Jaguare, Affen oder Tapire als Menschen begreifen, menschliche Wesen hingegen als Tiere ansehen. Und die Wari' zollen allem Fleisch Respekt, das sie konsumieren, egal ob menschlichem oder tierischem.

Das gebratene Fleisch wurde nicht von den engsten Verwandten des Verstorbenen, etwa seinen Frauen und Kindern, verspeist. Diese Ehre – und nichts anderes war es – wurde den Auserwählten zuteil, die dem Verschiedenen *lieb und wert* gewesen waren: entfernteren Verwandten, verschwägerten Angehörigen und anderen engen Vertrauten aus der Dorfgemeinschaft. Bei diesen Vertrauten handelte es sich mitnichten um grausame, blutrünstige Wilde, die nach dem Geschmack von gegrilltem Menschenfleisch dürsteten, und ebenso wenig waren sie scharf auf menschliches Protein – beides Motive, die Kannibalen für gewöhnlich aus westlicher Sicht unterstellt werden. Tatsächlich befand sich der jeweilige Leichnam, der mehrere Tage im warmen, feuchten Klima des Regenwalds aufgebahrt gewesen war, oft bereits in einem fortgeschrittenen Verwesungsstadium, und der Verzehr des Fleischs dürfte eine äußerst übel riechende, alles andere als wohlschmeckende Angelegenheit gewesen sein. Die Auserwählten mussten sich ein ums andere Mal entschuldigen und zwischendurch übergeben, ehe sie weiteressen konnten. Aber trotzdem zwangen sie sich, mit ihrem Mahl fortzufahren, in der felsenfesten Überzeugung, dem Verstorbenen und seiner Familie mit diesem Akt der Barmherzigkeit einen wertvollen Dienst zu erweisen.

Die Auserwählten aßen die Toten nicht, um sich ihre Lebensenergie oder ihre Eigenschaften einzuverleiben, sondern um sie vom Erdboden zu tilgen. Die Vorstellung, einen Verstorbenen in feuchter, kalter Erde zu begraben, war den Wari' ein echtes Gräuel. Nur durch den Verzehr seines Fleisches konnte der erwünschte Grad der Eliminierung erreicht werden. Nachdem das Fleisch konsumiert worden war, wurden die Knochen verbrannt. Sowohl für die Angehörigen als auch für die Dorfgemeinschaft war das völlige Verschwinden des Leichnams eine unendliche Erleichterung.

Die Toten mussten eliminiert werden, damit sich die Gemeinschaft neu zusammenfinden konnte. Nachdem der Leichnam beseitigt war, wurden auch die Besitztümer des Verstorbenen verbrannt, seine Felder und sein Haus zerstört – was bedeutete, dass die Hinterbliebenen fortan auf die Gnade ihrer Angehörigen und der Dorfgemeinschaft angewiesen waren. Und natürlich unterstützte der Stamm die Hilfsbedürftigen, wodurch die Bande der Gemeinschaft nicht nur erneuert, sondern zudem noch gestärkt wurden.

Auf Anordnung der brasilianischen Regierung mussten die Wari' schließlich ihre Rituale aufgeben und ihre Toten beerdigen. Die Verstorbenen nun der Verwesung preiszugeben, stand in diametralem Gegensatz zu ihrem Glauben und ihren Riten. Unversehrt blieb der Körper des Leichnams eine qualvolle Erinnerung an einen geliebten Menschen, der von ihnen gegangen war.

Hätten wir dem Stamm der Wari' angehört, wäre uns der Kannibalismus, den wir als Barbarei verurteilen, ein vertrauter, mit Ernsthaftigkeit und Überzeugung ausgeübter Brauch gewesen.

Die gängige Bestattungspraxis in Nordamerika – die Beerdigung eines einbalsamierten (langzeitkonservierten) Leichnams in einem sorgfältig versiegelten Sarg – ist in den Augen der Wari' abstoßend und nicht nachvollziehbar. Was uns «Anstand und Würde» gebieten, sind lediglich Werte, die aus unserem ureigenen Kulturkreis erwachsen sind.

Als ich bei Westwind anfing, hatte ich lediglich eine vage Vorstellung von moderner Leichenkonservierung. Ich wusste, dass man das eben so «machte», verfangen in meinem eigenen Bedeutungsgewebe. Ich war zehn Jahre alt gewesen, als der Vater meiner Großcousine gestorben war – Mr. Aquino, ein guter Katholik, Ältester einer weitverzweigten hawaiianisch-philippinischen Familie. Die Trauerfeier fand in einer alten Kathedrale in Kapolei statt. Meine Mutter und ich reihten uns in die Schlange der Trauergäste ein, die an seinem aufgebahrten Leichnam vorbeidefilierten, und als wir weit genug vorgerückt waren, riskierte ich einen Blick über den Sargrand. Und da lag Papa Aquino – aber er war so hergerichtet worden, dass er nicht mehr echt aussah. Seine graue Haut war unnatürlich straff, ein Nebeneffekt der Einbalsamierungsflüssigkeit, die in seinen Blutkreislauf gepumpt worden war. Rings um seinen Sarg standen Hunderte von Kerzen; das Licht flackerte über seine knallrosa schimmernden, zu einem grotesken Lächeln verzerrten Lippen. Im Leben war er eine Achtung gebietende Erscheinung gewesen, im Tod aber sah er nur noch wie ein wächserner Klon seiner selbst aus. Wie Abertausende amerikanischer Kinder stand ich vor dem Sarg und starrte in das wachsfahl glänzende Antlitz des Todes.

Ich hatte immer geglaubt, dass jemand, der mit dem tristen Geschäft des Einbalsamierens seine Brötchen verdiente, aussehen müsse wie Lurch aus der *Addams Family* – hager, hohlwangig und hochgewachsen. Das Bild von Lurch kreuzte ich mit dem eines archetypischen Leichengräbers aus einem Fünfzigerjahre-Horrorstreifen, einem Unhold im Laborkittel, der dabei zusah, wie eine neongrüne Flüssigkeit durch Schläuche in eine Leiche lief.

Der Einbalsamierer bei Westwind entsprach dieser Vorstellung allerdings in keiner Weise. Bruce, unser Thanatopraktiker, der mehrmals die Woche vorbeikam, um Leichname herzurichten, war ein Afroamerikaner mit ergrauendem Haar und jungenhaftem Puttengesicht – obwohl er stramm auf die fünfzig zuging, sah er immer noch wie zwanzig aus. Seine Stimme war immer kurz davor, sich zu überschlagen, und hallte durch das Krematorium zu mir herüber. «Hey, Caitlin!», begrüßte er mich überschwänglich.

«Hey, Bruce. Wie geht's?»

«Du weißt ja, wie's ist, Süße. Immer Totensonntag bei uns.»

Eigentlich machte ich unter Mikes Ägide eine Ausbildung zur Kremationstechnikerin, aber Bruce war stellvertretender Fachbereichsleiter in Thanatopraxie am San Francisco College of Mortuary Science gewesen, jener Schule für angehende Bestatter, die seinerzeit von Westwind bei der städtischen Ausschreibung für die Bestattung Unbekannter und Vermögensloser ausgebootet worden war und bald darauf ihre Pforten geschlossen hatte. Und auch wenn es in San Francisco nun kein derartiges College mehr gab, war Bruce Lehrer mit Leib und Seele, stets darauf erpicht, seine Berufsgeheimnisse mit anderen zu teilen. Mal abgesehen davon, dass er mittlerweile nicht mehr die höchste Meinung von Bestatterfachschulen hatte.

«Früher war unser Beruf noch eine echte Kunst, Caitlin», sagte er. «Einbalsamieren heißt, einen Körper zu konservieren. Mal ganz ehrlich, mittlerweile frage ich mich, was man an unseren Fachschulen heutzutage überhaupt noch lernt. Manche Absolventen sind nicht mal in der Lage, eine Vene zu finden, um das Blut abzuleiten. In den Siebzigern haben wir jeden Tag an den Leichen gearbeitet. Von morgens bis abends gab es nur eins – Leichen, Leichen, Leichen.»

Hauptsächlich der nordamerikanischen Bestattungsindustrie verdankt sich die Legende, unsere modernen Einbalsamierungstechniken stünden in einer jahrtausendealten Tradition, die bis zu den Ägyptern zurückreicht, den ersten großen Meistern der Leichenkonservierung. Dieser Geschichtsschreibung zufolge handelt es sich also um ein Kulturerbe, das von heutigen Bestattern in allen Ehren gepflegt und weitergeführt wird.

Die Schwachpunkte dieser Legende liegen auf der Hand. Wenn Thanatopraktiker behaupten, dass ihre Profession schon von den alten Ägyptern ausgeübt wurde, ignorieren sie dabei vorsätzlich die Quantenlücke zwischen der Ära Tutanchamuns und den Sechzigerjahren des 19. Jahrhunderts, als das Einbalsamieren in Amerika in Mode kam.

Die Art des Einbalsamierens, wie sie von den alten Ägyptern praktiziert wurde, unterscheidet sich grundlegend von dem, wie im Bestattungsinstitut um die Ecke mit Leichen verfahren wird. Vor mehr als 2500 Jahren wurden die Leichname von Angehörigen der ägyptischen Herrscherschicht einem höchst aufwändigen postmortalen Prozess unterzogen, der Monate in Anspruch nahm. Der Bestatter von nebenan hingegen braucht lediglich drei bis vier Stunden, vorausgesetzt allerdings, dass er tatsächlich so viel Zeit für Ihre Belange erübrigen kann. Große Bestattungsinstitute kaufen seit Jahren kleine Familienbetriebe auf, behalten zwar die ursprünglichen Namen bei, setzen aber die Preise herauf und bündeln ihre Einbalsamierungskapazitäten – mit dem Ergebnis, dass es wie am Fließband zugeht und die Einbalsamierer gezwungen sind, im Akkordtempo eine Leiche nach der anderen abzufertigen.

Die alten Ägypter balsamierten ihre Toten aus religiösen Gründen ein, im festen Glauben, dass jeder einzelne Schritt des Konservierungsprozesses – vom Entfernen des Gehirns durch die Nase mit einem langen Haken über die Aufbewahrung der inneren Organe in Kanopenkrügen bis zum vierzigtägigen Austrocknen des Körpers durch Natronsalz – profunde Bedeutung hätte. Haken zur Gehirnentfernung und Gefäße zur Organverwahrung finden in modernen amerikanischen Bestattungsinstituten keine Verwendung; stattdessen werden Blut und Körperflüssigkeiten aus dem Leichnam abgelassen und durch eine Mischung starker konservierender Chemikalien ersetzt. Nicht religiöse Motive haben die modernen Einbalsamierungstechniken hervorgebracht, sondern ganz andere Kräfte – Marketing und Konsumdenken.

Der Mann, der an jenem Tag auf Bruces Tisch lag, war von völlig anderem sozialen Rang als jene Privilegierten, die einst von den Ägyptern einbalsamiert worden waren. Bei Cliff – so sein Name – handelte es sich um einen Vietnam-Veteranen, der einsam und allein im Veterans Administration Hospital in San Francisco gestorben war. Die amerikanische Regierung übernimmt die Bestattungskosten für ehemalige Soldaten wie Cliff – die Männer und wenigen Frauen, die ohne Freunde oder Familie aus dieser Welt scheiden.

Bruce griff nach einem Skalpell und setzte es an Cliffs Hals. «Okay, als erstes musst du das Blut ablassen. Ist so ähnlich wie beim Ölwechsel.»

Bruce machte einen Schnitt. Ich erwartete, dass Blut durch die Gegend spritzen würde wie in einem Slasher-Film, doch es kam nichts. «Der Typ ist nicht mehr frisch», erklärte Bruce und schüttelte frustriert den Kopf. «Das Veterans' lässt die Jungs immer ewig rumliegen.»

Er zeigte mir, wie man den rosafarbenen Cocktail mixte, der Cliffs Blut ersetzen würde: eine Mischung aus Formalin und Alkohol, die in ein großes Glasbecken platschte. Bruce ließ die behandschuhten Finger in die Öffnung in Cliffs Kehle gleiten und öffnete die Halsschlagader, in die er eine dünne Metallkanüle einführte, die mit einem Gummischlauch verbunden war. Dann drückte er auf einen Knopf am Sockel des Glasbeckens, das zu summen und vibrieren begann, während die rosa Flüssigkeit in Cliffs Blutkreislauf eingeleitet wurde; gleichzeitig schoss sein Blut aus der Drosselvene und rann den Tisch zum Abfluss hinab.

«Ist es nicht gefährlich, das Blut einfach so wegzuspülen?», fragte ich.

«Nee, ist es nicht», erwiderte Bruce. «Hast du eine Ahnung, was sonst so alles in die Kanalisation geht?» Worauf mir das Ganze nicht mehr ganz so eklig erschien.

«Das ist noch nicht mal besonders viel Blut, Caitlin», fuhr er fort. «Du solltest mal sehen, was hier los ist, wenn ich einen versorge, der vorher obduziert worden ist. Da bist du von oben bis unten voller Blut – na ja, denk mal an O. J.»

«O. J. Simpson? Was hat der denn damit zu tun?»

«Also, als Thanatopraktiker weiß ich echt Bescheid, was Blut angeht. Manchmal erwischt man eine Arterie, aus der das Blut nur so rausschießt – du kannst dir sicher vorstellen, wie das ist. Na ja, und O. J. soll zwei Menschen abgeschlachtet haben und dann nach Hause gefahren sein? Wieso haben sie dann bloß drei Tropfen Blut an seinem Wagen gefunden?»

«Mag ja sein, Bruce, aber irgendjemand muss sie schließlich umgebracht haben», gab ich zurück.

«Aber jemand, der einen Schutzanzug trug. Wenn man so viel Blut abkriegt, ist man von oben bis unten voll von dem Zeug. Hast du die Bilder vom Tatort auf CNN gesehen? Eine Riesensauerei war das. Ist doch merkwürdig, dass er nichts abbekommen hat, oder?»

Während Bruce einen auf Rechtsmediziner machte, seifte er Cliff ein und massierte die Leiche, damit sich die Chemikalien gleichmäßig in seinen Gefäßen verteilen konnten. Es war ein ausgesprochen bizarrer Anblick, wie er den Toten mit einem Badeschwamm abrieb und durchknetete, doch inzwischen hatte ich mich einigermaßen an derart befremdliche Vorgänge gewöhnt.

Cliffs Blut floss durch die Ablaufrinne, während sich die Formalinlösung in seinem Körper ausbreitete. Formaldehyd, im reinen Zustand ein farbloses Gas, ist als krebserregend eingestuft. Dem toten Cliff konnte das ziemlich egal sein, doch Bruce hatte gute Gründe, Vorsicht walten zu lassen und mit Handschuhen und Mundschutz zu arbeiten. Studien des National Cancer Institute belegen, dass für Einbalsamierer ein erhöhtes Risiko besteht, an myeloischer Leukämie zu erkranken, einem Blutkrebs, bei dem Zellen im Knochenmark entarten und sich ungebremst vermehren. Die Ironie besteht darin, dass Einbalsamierer ihr Geld damit verdienen, anderen das Blut aus dem Körper zu lassen, und dabei permanent Gefahr laufen, dass ihr eigenes Blut gegen sie rebelliert.

Die chemische Konservierung von Leichnamen gehörte keineswegs von Anfang an zur amerikanischen Bestattungskultur, sondern kam erst während des Bürgerkriegs Mitte des 19. Jahrhunderts auf. Bis dahin war der Tod eine Angelegenheit, die in den eigenen vier Wänden stattfand. Die Leute starben in ihrem eigenen Bett, umgeben von Freunden und Verwandten. Der Verstorbene wurde von seinen engsten Angehörigen gewaschen, in Tuch gehüllt und mehrere Tage lang zu Hause aufgebahrt – zur sogenannten Totenwache, die der Ehrbezeugung diente und mitnichten abgehalten wurde, weil man fürchtete, dass der Tote wieder aufwachen könne, wie noch heute zuweilen fälschlich angenommen wird.

Um dem Verwesungsprozess entgegenzuwirken, kamen im 19. Jahrhundert mit Essig getränkte Tücher oder Bottiche mit Eis zum Einsatz, die unter den Aufgebahrten gestellt wurden. Während der Totenwache wurde gepichelt und geschmaust, ein ungezwungenes Beisammensein, bei dem der Verstorbene noch einmal eine Würdigung seines Lebens erfuhr. Gary Lederman, Experte für amerikanische Bestattungsrituale, hat es so formuliert: «Obgleich der Funke erloschen war, der den Verstorbenen einst beseelt hatte, verlangten es die Konventionen, dass ihm von den Lebenden gebührender Respekt gezollt wurde.»

Während Freunde und Verwandte Totenwache hielten, wurde ein Sarg von der Familie oder einem Tischler gezimmert. Der sechseckige, nach unten schmal zulaufende Sarg war schon von der Form her unverkennbar ein Behältnis für einen Toten, während heutige Särge in ihrer Neutralität eher an ein rechteckiges Möbel erinnern. Nach mehreren Tagen wurde der Tote in den Sarg gelegt und schließlich auf den Schultern der Angehörigen zum nahegelegenen Friedhof getragen.

Mitte des 19. Jahrhunderts entstanden in schnell wachsenden

Großstädten wie New York, Baltimore, Philadelphia und Boston die ersten Bestattungsindustrien. Im Gegensatz zu Dörfern und kleinen Orten etablierten sich in großen Städten regelrechte Berufszweige. Andere Menschen unter die Erde zu bringen, wurde zu einer Profession, wenngleich der Job zunächst mehr oder weniger daraus bestand, Beerdigungsrequisiten und Grabschmuck an den Mann zu bringen. Der Bestatter um die Ecke zimmerte den Sarg, besorgte den Leichenwagen, verkaufte Trauerkleidung. Häufig übte er nebenbei noch andere Jobs aus, um sein Einkommen aufzustocken, was zu so manch kurioser Zeitungsannonce führte: «John Jensen: Bestatter, Zahnzieher, Laternenanzünder, Rahmer, Hufschmied, Tischler».

Dann kam der Amerikanische Bürgerkrieg, der verheerendste Krieg in der Geschichte der Vereinigten Staaten. Die Schlacht von Antietam am 17. September 1862 genießt die zweifelhafte Ehre, die mit Abstand blutigste der amerikanischen Geschichte gewesen zu sein. 23 000 Männer kamen um, und ihre aufgedunsenen, von Maden zerfressenen Leichen verfaulten zwischen den gleichermaßen aufgedunsenen Kadavern von Pferden und Maultieren. Als vier Tage später das 137th Pennsylvania Regiment eintraf, verlangte der Kommandeur, dass seine Männer beim Begraben der Leichen Schnaps trinken durften, da diese Aufgabe nur in betrunkenem Zustand bewältigt werden konnte.

Im Verlauf des vier Jahre währenden Kriegs zwischen Nord- und Südstaaten hatten viele Familien keine Möglichkeit, ihre gefallenen Söhne und Ehemänner von den Schlachtfeldern zu bergen. Die Leichen wurden per Zug transportiert, doch nach ein paar Tagen in der Sommerhitze des Südens befanden sie sich bereits in einem Stadium fortgeschrittener Verwesung. Der Gestank der Leichen ging über bloße Geruchsbelästigung weit hinaus.

Den Schilderungen eines Arztes der Unionsarmee zufolge «wurde während der Schlacht um Vicksburg ein kurzer Waffenstillstand geschlossen, weil der Gestank der verwesenden Leichen schlicht unerträglich war». Die stinkenden menschlichen Kadaver

Hunderte von Meilen weit transportieren zu müssen, war selbst für das patriotischste Bahnpersonal ein Albtraum. Und schließlich bestanden manche Eisenbahngesellschaften darauf, dass Leichen ausschließlich in versiegelten Eisensärgen befördert werden durften – was für die meisten Familien nicht erschwinglich war.

Die prekäre Lage rief Männer mit Unternehmergeist auf den Plan, die, nötiges Kleingeld der jeweiligen Familie vorausgesetzt, dem Problem mit einer neuen Konservierungsmethode namens Einbalsamieren zu Leibe rückten – direkt auf dem Schlachtfeld. Auf der Suche nach Arbeit zogen sie von Gefecht zu Gefecht, Schlachtenbummler im wahrsten Sinne des Wortes. Die Konkurrenz war groß, und es kam durchaus vor, dass Einbalsamierer gegenseitig ihre Zelte niederbrannten oder in Lokalblättern Anzeigen wie diese schalteten: «Was wir einbalsamieren, WIRD NICHT SCHWARZ!» Um die Wirksamkeit ihrer Verfahren zu verdeutlichen, stellten sie echte präparierte Leichen von unbekannten Gefallenen als Kostprobe ihrer Künste vor ihren Zelten zur Schau.

In den Zelten befanden sich häufig nur zwei Fässer mit einem Brett darauf. Die Einbalsamierer injizierten Chemikalien in das Arteriensystem des Verstorbenen, eigene Spezialmischungen aus «Arsenik, Zinkchlorid, Quecksilberchlorid, Aluminiumoxid, Bleiacetat sowie eine Vielzahl von Salzen, Alkalien und Säuren». Dr. Thomas Holmes, der von vielen noch heute als Schutzheiliger der Leichenkonservierung angesehen wird, behauptete, während des Bürgerkriegs mehr als viertausend Gefallene einbalsamiert zu haben, für 100 Dollar pro Kopf. Für jene Kunden, denen neumodischer Schnickschnack mit Chemikalien und Injektionen nicht wichtig war, bestand die preisgünstigere Variante darin, die inneren Organe zu entfernen und den Leichnam mit Sägemehl zu füllen. Den Toten derart zu entweihen, galt sowohl für Katholiken wie Protestanten als Sünde, doch das Verlangen, noch einmal in das Gesicht eines geliebten Menschen sehen zu können, siegte zuweilen über religiöse Weltanschauungen.

Die heutige Einbalsamierung der Körperhöhlen unterscheidet

sich eher unmaßgeblich von damaligen Verfahren; nur Sägemehl wird nicht mehr verwendet. Das vielleicht schmutzigste Geheimnis der modernen Leichenkonservierung ist der Einsatz eines schmalen, knapp laserschwertgroßen Metallinstruments namens Trokar. Bruce hob seinen Trokar, als handele es sich um das magische Schwert Excalibur, bohrte die Spitze knapp unterhalb des Nabels in Cliffs Bauch und begann, seine Organe zu punktieren, Blase, Lungen, Magen. Mit dem Trokar saugt man Flüssigkeiten, Gase und Schmodder aus den Körperhohlräumen ab. Die braune Soße wurde mit einem grässlichen Gurgeln in den angeschlossenen Schlauch gesogen, schoss in die Ablaufrinne und verschwand im Abfluss. Dann wechselte Bruce von Saug- auf Einleitungspumpe und spülte weitere hochkonzentrierte Chemikalien in Brust- und Bauchhöhle ein. Fest stand: Der Trokar zerstreute jeden Zweifel, dass Cliff mausetot war.

Bruce blieb die Ruhe selbst, während er Cliffs sterbliche Überreste mit dem Trokar malträtierte. So wie Chris, für den es keinen Unterschied machte, ob er nun Leichen oder Möbel transportierte, verstand Bruce das Einbalsamieren als ein Handwerk, das er wahrhaft aus dem Effeff beherrschte. Gefühle taten hier nichts zur Sache, und so ging Bruce behände mit dem Trokar zu Werke, während er sich dabei die ganze Zeit über mit mir unterhielt, als hätten wir uns bei einem Kaffee auf ein Schwätzchen getroffen.

«Weißt du, worüber ich mir gerade Gedanken mache?» Der nächste Einstich mit dem Trokar. «Diese verdammten Tauben. Du weißt schon, die weißen, die sie bei Beerdigungen fliegen lassen.» Und noch einer. «Ich glaube, ich besorge mir demnächst ein paar. Damit lässt sich doch anscheinend 'ne Stange Geld verdienen.»

Die Leichenkonservierung während des Bürgerkriegs hatte zweifelsohne ihren praktischen Nutzen. Familien wollten die Leichname ihrer toten Angehörigen sehen, um sich von ihnen verabschieden zu können, und die Technik des Einbalsamierens gab ihnen Gelegenheit, dieses wichtige Ritual vollziehen zu können. Selbst heutzutage kann die Präparation durchaus hilfreich sein, etwa wenn ein Toter von einer Trauerfeier zur nächsten gefahren wird. In den Worten von Bruce: «Ist Einbalsamieren tatsächlich notwendig? Nö. Aber wenn's auf die große Leichenrundfahrt geht, so wie in ‹Immer Ärger mit Bernie›, würde ich's schon empfehlen.» An jenem Tag ergab seine Arbeit allerdings keinen großen Sinn, da Cliff direkt am nächsten Tag auf dem Veteranenfriedhof in Sacramento unter die Erde wandern würde.

Einbalsamieren ist ein überaus lukratives Geschäft. Obwohl es keinerlei Gesetz gibt, das eine Konservierung von Leichnamen vorschreiben würde, ist dieses Verfahren Standard in Nordamerika, obendrein eins, mit dem Milliarden Dollar umgesetzt werden. Seit einhundertfünfzig Jahren dreht sich die gesamte amerikanische Bestattungsindustrie darum. Ohne diese Technik würden sich die Aufgaben des Bestatters womöglich immer noch darauf beschränken, Särge zu verkaufen, Leichenwagen zu vermieten und nebenbei den einen oder anderen Zahn zu ziehen.

Tja, wie also kam es dazu, dass wir dem Einbalsamieren eine derart große Bedeutung beimessen, unsere Verstorbenen als grell geschminkte, auf Seidenkissen gebettete Puppen zur Schau stellen, so wie den armen Papa Aquino? Oder dass wir jemanden wie Cliff routinemäßig einbalsamieren, ohne uns zu fragen, ob das überhaupt sinnvoll ist? Im späten 19. Jahrhundert dämmerte den Bestattern, dass der Leichnam den Schlüssel zur Professionalisierung darstellte. Der Verstorbene war unweigerlich dazu verurteilt, zum Produkt zu werden.

Auguste Renouard, einer der ersten amerikanischen Einbalsamierungsprofis, konstatierte 1883: «Früher herrschte der allgemeine Glaube, jeder Armleuchter könne Bestatter werden. Der ‹mysteriöse› und ‹unbegreifliche› Prozess der Konservierung aber ließ die Leute staunen und nötigte ihnen ein gehöriges Maß an Respekt ab.»

Als die neue Technik noch in den Kinderschuhen steckte, wurde auf den Bestatter von oben herabgeblickt, da für seinen Beruf weder messbare Standards galten noch eine Ausbildung erforderlich war. Vagabundierende «Professoren» reisten von Ort zu Ort und gaben dreitägige Kurse, zu deren Abschluss der Herr Professor seinen Schülern Konservierungsmittel der von ihm vertretenen Hersteller anzudrehen versuchte.

Doch das Bild des Einbalsamierers wandelte sich in wenigen Jahrzehnten vom Nepper und Profiteur, der die Schlachtfelder für seine Zwecke ausbeutete, zu dem eines «Spezialisten». Hersteller von Einbalsamierungschemikalien fuhren aggressive Marketingkampagnen, in denen Einbalsamierer als hochversierte Profis dargestellt wurden – Experten in technischer wie künstlerischer Hinsicht, die dem Tod ein schönes Antlitz gaben. Unternehmen schalteten großformatige Anzeigen in Fachzeitschriften wie *The Shroud*, *The Western Undertaker* und *The Sunnyside*.

Die aufstrebende Bestattergarde begann an einer neuen Legende zu stricken: dass sie die Öffentlichkeit mit ihren technischen Fertigkeiten vor gefährlichen Seuchen schützten und mit ihrer Kunst eine letzte «bleibende Erinnerung» für die Angehörigen schufen. Klar, sie verdienten an den Verstorbenen, aber auf Ärzte traf das schließlich genauso zu. Hatten es Einbalsamierer also nicht auch verdient, für ihre gute Arbeit anständig bezahlt zu werden? Dass Menschen seit Jahrhunderten zu Hause im Kreis ihrer Lieben gestorben und von ihren Angehörigen zur letzten Ruhe gebettet worden waren, interessierte niemanden mehr. Die Kunst des Einbalsamierens war es, die die Profis zu echten Profis machte, das Sahnehäubchen auf dem Kuchen.

Shinmon Aoki, ein moderner Bestatter aus Japan, hat beschrieben, wie er ein Außenseiterdasein in der Gesellschaft fristete, weil er die Toten wusch und beerdigte. Seine Familie enterbte ihn, seine Frau weigerte sich, mit ihm zu schlafen, weil er «von Leichen verseucht» sei. Weshalb Aoki sich einen OP-Kittel, Mundschutz und Handschuhe zulegte und bei Hausbesuchen in Chirurgenkluft vorstellig wurde. Und plötzlich reagierten die Leute völlig anders auf ihn. Sein neues Image führte sogar dazu, dass sie ihn mit «Doktor» ansprachen. Die amerikanischen Bestatter hatten es ähnlich gemacht, sich mit einer «medizinischen» Aura eine ungekannte Seriosität verschafft.

Während ich Bruce beim Einbalsamieren zusah, kam mir die Kremation im Beisein der Huangs in den Sinn – und mein Schwur, dereinst selbst auf den Knopf zu drücken, wenn meine Eltern kremiert würden.

«Ich habe drüber nachgedacht, Bruce», sagte ich. «Ich glaube, kremieren könnte ich meine Mutter, aber einbalsamieren – das würde ich nie im Leben hinkriegen.»

Zu meiner Überraschung stimmte er mir zu. «Ja, das kannst du vergessen. Theoretisch wäre es vielleicht denkbar, aber nur, bis sie hier auf dem Tisch vor dir liegen würde. Überleg bloß mal, du müsstest ihr in die Kehle schneiden, ihre Halsschlagader öffnen, sie *punktieren!* Ich meine, wir sprechen hier von deiner *Mutter!* Da müsstest du schon Nerven wie Drahtseile haben.»

Er hielt inne und sah mir in die Augen. Was er dann sagte, ließ mich einmal mehr denken, dass seine Arbeit weit mehr als bloß ein Job für ihn war. Hinter seiner Frohnatur-Fassade, seinem Reich-werden-mit-Tauben-Flachs verbarg sich ein echter Philosoph. «Stell es dir mal so herum vor: Im Bauch deiner Mutter hast du neun Monate lang gelebt. Er war dein erstes Zuhause, dort kommst du her. Und diesen Bauch willst du ernstlich mit einem Trokar durchbohren? Also, für mich käme das in tausend Jahren nicht in Frage.»

Hoch oben in den Bergen von Tibet, wo der Boden zu felsig für Begräbnisse ist und es nicht genug Brennholz für Scheiterhaufen gibt, bestatten die Einheimischen ihre Verstorbenen auf wiederum ganz andere Weise. Ein professioneller Ragyapa – ein sogenannter Leichenbrecher – zerlegt den Leichnam in kleine Teile, schabt das Fleisch von den Knochen, die anschließend mit gemahlener Gerste und Yakbutter eingerieben werden, und wirft die zerstückelte Leiche im wahrsten Sinne des Wortes den Geiern zum Fraß vor. Die aasfressenden Raubvögel tragen die Stücke in alle Windrichtungen davon. Die Himmelsbestattung, wie sie genannt wird, kann man durchaus als großzügig bezeichnen – der Verstorbene dient als Futter für andere Lebewesen.

Ob es sich um die Wari' handelt, die verstorbene Stammesgenossen braten, Tibeter, die zerstückelte Mönche an die gefräßigen Schnäbel der Geier verfüttern, oder einen westlichen Thanatopraktiker, der einen Leichnam mit dem Trokar traktiert – jede Kultur hat Todesrituale, die Außenstehende schockieren können und unser persönliches Wertesystem auf die Probe stellen. Dennoch besteht ein gravierender Unterschied zwischen der Tradition der Wari' und der Tibeter zu dem, was Bruce mit Cliffs Leiche anstellte. Dieser Unterschied liegt im Glauben. Die Wari' waren fest davon überzeugt, dass ein Leichnam spurlos vom Erdboden verschwinden musste. Im Glauben der Tibeter darf ein Verstorbener anderen Lebewesen als Nahrung dienen, wenn die Seele den Körper verlassen hat. Wir Nordamerikaner *praktizieren* das Einbalsamieren, doch wir *glauben* nicht daran. Es handelt sich nicht um ein Ritual, das uns Trost spendet, sondern um zusätzliche 900 Dollar auf der Rechnung des Bestatters.

Und wenn es für einen Profi wie Bruce niemals in Frage gekommen wäre, seine eigene Mutter einzubalsamieren, blieb nur eine Frage: weshalb wir es überhaupt tun.

Teufelsgeburten

Ein Alptraum nie gesehener Gestalten,
Föten sieden mitten in dem Hexensabbat,
Nackte Kinder vor dem Spiegel und die Alten,
Dämonen zu verlocken, ziehn die Strümpfe glatt.

Charles Baudelaire, «Die Leuchttürme»

Wenn man mit einem Abschluss in Mediävistik von der Uni kommt, stehen die potenziellen Arbeitgeber nicht gerade Schlange. Geben Sie einfach mal «Mittelalter» oder «Historikerin» auf einer Job-Netzwerk-Seite ein – dabei springt bestenfalls eine Aushilfstätigkeit auf irgendeinem Mittelalter-Markt heraus. Tatsächlich hat man nur eine Wahl: einen Promotionsstudiengang dranzuhängen und weitere sieben Jahre über staubigen Stapeln alter Bilderhandschriften aus dem Frankreich des 13. Jahrhunderts zu brüten. Und während man verblichene lateinische Wörter zu entziffern versucht und allmählich einen Buckel kriegt, kann man nur beten, dass man sich irgendwie in den Lehrbetrieb mogeln kann.

Ja, mir hatte eine Karriere an der Uni vorgeschwebt, aber letztlich fehlten mir sowohl die intellektuellen Voraussetzungen als auch das Durchhaltevermögen. Die Welt außerhalb des Elfenbeinturms war kalt und gnadenlos, und ich hatte nichts vorzuweisen außer einer fünfzigseitigen Abschlussarbeit mit dem Titel «In unserem Bilde: Die Repression der Teufelsgeburt in der Hexentheorie der frühen Neuzeit».

Meine Abschlussarbeit – die ich damals für das große Meisterwerk meines Lebens hielt – befasste sich mit den Hexenprozessen des ausgehenden Mittelalters. Mit Hexen meine ich selbstredend keine Zauberinnen mit Warzen und spitzen Hüten, wie man sie von Halloween-Grußkarten kennt, sondern Frauen (und Männer), die im späten Mittelalter der Hexerei beschuldigt und auf dem Scheiterhaufen verbrannt wurden. Wie viele es waren, ist unklar, doch laut niedrigen Schätzungen wurden etwa 50 000 Menschen wegen *maleficium* angeklagt, der Ausübung schwarzer Magie. Und bei diesen 50 000 handelte es sich nur um diejenigen, die *tatsächlich* hingerichtet, verbrannt, gehängt, ertränkt und zu Tode gefoltert wurden. Unzählige andere mussten sich ebenfalls wegen ihrer angeblichen Verbrechen vor Gericht verantworten.

Diesen Unglücklichen – Frauen waren bei Weitem in der Mehrzahl – wurde nicht der Prozess gemacht, weil sie Liebestränke gebraut oder Hasenpfoten unters Volk gebracht hatten. Stattdessen warf man ihnen nichts Geringeres vor, als einen Pakt mit dem Teufel geschlossen zu haben, um Tod und Verderben über die Menschheit zu bringen. Da die meisten Leute weder lesen noch schreiben konnten, blieb einer ambitionierten Hexe also nur, den Pakt mit dem Teufel via Sex zu besiegeln – ein erotischer Handschlag sozusagen.

Abgesehen von dem Verdacht, es bei schwarzen Messen mit Beelzebub zu treiben, wurden angeklagte Hexen bezichtigt, die Äcker mit Stürmen zu verheeren, Ernten zu vernichten, Männern die Manneskraft zu rauben und Säuglinge zu töten. Jedes unvorhergesehene Ereignis, das sich im späten Mittelalter und der Reformationszeit zutrug, wurde unweigerlich den Hexen in die Schuhe geschoben.

Aus der Perspektive des 21. Jahrhunderts ist es einfach, die Nase zu rümpfen – «Du liebe Güte, diese Mittelalterheinis hatten schwer einen an der Waffel mit ihren Besenritten und Teufelsbuhlschaften». Für die Menschen damals jedoch war die Existenz von Hexen ein ebenso unumstößliches Faktum wie für uns, dass die

Erde rund oder Rauchen krebserregend ist. Und dabei spielte keine Rolle, ob sie auf dem Dorf oder in der Stadt lebten, ob es sich um einen armen Bauern oder den Papst höchstpersönlich handelte. Sie wussten, dass es Hexen *gab*, dass sie Babys ermordeten, Ernten vernichteten und versauten Sex mit dem Teufel hatten.

Eins der bekanntesten Bücher des 16. Jahrhunderts war ein Leitfaden zur Hexenjagd, verfasst von einem Inquisitor namens Heinrich Kramer. Der «Hexenhammer», unter seinem lateinischen Titel *Malleus Maleficarum* erschienen, war *das* Handbuch, um Hexen aufzuspüren und ihnen den Garaus zu machen. In diesem Buch erfahren wir zum Beispiel, angeblich aus dem Mund einer Schweizer Hexe, was Hexen mit Neugeborenen anstellten:

> So geschieht es: Vor allem stellen sie den noch nicht getauften Kindern Fallen ... Wir töten sie mit unseren Zeremonien, wenn sie in den Wiegen oder an der Seite der Eltern liegen. Und während man glaubt, dass sie erdrückt worden oder sonstwie gestorben sind, holen wir sie heimlich aus dem Grab und kochen sie in einem Kessel, bis nach Ablösung der Knochen das ganze Fleisch fast trinkbar flüssig wird. Aus der dickeren Masse machen wir eine Salbe, bequem geeignet für unsere Wünsche und Künste wie Ausfahrten.

Den Geständnissen verurteilter Hexen zufolge – die meisten wurden unter erbarmungsloser Folter erwirkt – trieben die Frevlerinnen ganz gehörig Schindluder mit den gemeuchelten Babys, sotten sie, brieten sie, ließen sich ihr Blut schmecken. Besonders gern zermahlten sie die übrig gebliebenen Knochen und stellten daraus Salben her, mit denen sie ihre Besenstiele einrieben.

Und so hatte ich in meiner Abschlussarbeit an der Uni bereits über tote Babys geschrieben, ohne jemals eins zu Gesicht bekommen zu haben. Wenn man einen neuen Lebensabschnitt beginnt, glaubt man, alles Alte kurzerhand abhaken zu können. «Fahr zur Alma Mater, verdammte mittelalterliche Hexentheorie! Zur Hölle mit euren Todesphilosophien, ihr verblasenen Pedanten! Schluss mit Uni-Geschwurbel, das sowieso niemand liest – jetzt sind Taten angesagt! Beim Einäschern werden wenigstens Ergebnisse erzielt!» Tja, aber man kann die Vergangenheit nicht so einfach hinter sich lassen. Die toten Babys holten mich im Nu wieder ein.

Wie bereits erwähnt, fallen einem sofort die akkurat übereinandergestapelten Pappsärge ins Auge, wenn man die Kühlkammer bei Westwind Cremation & Burial betritt – große braune Kartons, in denen die Leichname kürzlich (oder nicht ganz so kürzlich) Verstorbener liegen. *Nicht* auf Anhieb sieht man die tragischen kleinen Doppelgänger der Erwachsenen, die Babys. Sie befinden sich auf einem separaten Metallregal am anderen Ende des Raums, ein kleiner Garten der Traurigkeit. Die älteren Babys sind in blaue Plastiksäcke gehüllt. Öffnet man so ein Bündel, sehen sie häufig genauso aus, wie Babys aussehen sollten – mit Mützchen, Herzchenanhängern und Fäustlingen. *Als ob sie nur schlafen würden* … wenn sie nur nicht so kalt wären.

Die Föten hingegen waren nicht größer als eine Hand. Zu klein für die blauen Säcke, trieben sie in Plastikbehältern mit braunem Formalin – fast wie im Naturkundemuseum. Diese Kinder bezeichnet man im Englischen, einer Sprache, die viele heikle Dinge gern in Euphemismen fasst, als *stillborn*, während andere Sprachen mit der Wahrheit nicht hinter dem Berg halten: *nacido muerto*, *mort-né*, tot geboren.

Die Babys und Föten kamen aus den größten Krankenhäusern in Berkeley und Oakland. Wenn ein Baby im Mutterleib oder bei der Geburt starb, boten die Kliniken an, es kostenlos kremieren zu lassen. Was man als durchaus großzügig ansehen darf: Auch wenn viele Bestattungsinstitute Babys zu einem niedrigeren Preis kremieren, kann sich die Rechnung immer noch auf mehrere hundert Dollar belaufen. Wobei besagte Gratis-Offerte mit Sicherheit das Allerletzte ist, was sich irgendeine Mutter wünschen würde.

Wir holten die Babys ab und brachten sie in unseren kleinen Garten: manchmal drei oder vier pro Woche, manchmal einige mehr. Die Krankenhäuser zahlten pro Einäscherung einen festen Betrag und schickten am Monatsende einen Scheck. Zudem meldeten sie – anders als im Fall verstorbener Erwachsener – Tot- und Fehlgeburten den zuständigen Behörden, was es uns wiederum ersparte, einer verzweifelten Mutter die erforderlichen bürokratischen Fragen zu stellen («Wann hatten Sie Ihre letzte Periode? Haben Sie während der Schwangerschaft geraucht? Wie viele Päckchen pro Tag?»).

Als Chris einmal verhindert war, weil er gerade auf der anderen Seite der Bay eine Leiche aus der Rechtsmedizin holen musste, übertrug Mike mir die Aufgabe, den Transport der wöchentlichen Ladung Babys zu übernehmen. Worauf ich ihn bat, mir das Prozedere genauestens zu erklären, weil es mir ganz nach einem Job aussah, den ich in Nullkommanichts vermasseln konnte.

«Du fährst einfach mit dem Wagen an die Laderampe, meldest dich im Schwesternzimmer und sagst, dass du die Babys mitnehmen willst. Die geben dir dann den Papierkram und alles weitere – der reinste Klacks», versprach Mike.

Zehn Minuten später fuhr ich auf der Rückseite der Klinik an die Rampe und holte die Trage aus dem Laderaum. Es war leicht absurd, für ein paar Babys mit einer Erwachsenentrage anzurücken, doch hielt ich es für keine besonders brillante Idee, mit den Armen voller Säuglinge durch die Korridore zu spazieren – nicht, dass ich plötzlich ins Stolpern geriet und sie fallen ließ wie eine gestresste Mutter, die zu viele Einkaufstüten auf einmal schleppt, um nicht noch mal zum Wagen gehen zu müssen.

Dann machte ich mich auf zum Schwesternzimmer, so wie Mike es mir gesagt hatte. Ich wusste nur nicht, wie ich mich verhalten sollte. Normalerweise stelle ich mich Leuten, die ich nicht kenne, mit einem freundlichen Lächeln vor und mache ein bisschen Smalltalk, aber wenn man tote Babys abholt, wirkt jedes Lächeln taktlos und deplatziert. «Schönen guten Tag, wie geht's denn so? Ich komme wegen der Babyleichen. Übrigens, Ihre Ohrringe sehen wirklich *hinreißend* aus.» Wenn man hingegen mit gesenktem

Kopf dasteht und mit Grabesstimme spricht, ist man sofort die Gruseltante aus dem Bestattungsinstitut. In diesem Fall braucht man Gespür für die richtige Balance: gewinnend, aber nicht zu aufgeräumt.

Nachdem die Schwestern sich kurz ausgetauscht und meine Papiere unter die Lupe genommen hatten, eskortierte mich eine von ihnen zur Leichenhalle – eine verkniffene Ziege, die mir demonstrativ die kalte Schulter zeigte, ganz offenbar, weil ihr mein Job zuwider war. Abgesehen vom einen oder anderen Bums gegen die Wände bekam ich meine üblichen Probleme mit der Trage schnell in den Griff, und kurz darauf fuhren wir schweigend mit dem Fahrstuhl in den Keller.

Plötzlich räusperte sich die Schwester. «Wieso haben Sie eigentlich eine Trage dabei?»

«Na ja», erwiderte ich, «hmm, wegen der Babys – für den Transport, meine ich.»

«Der Mann, der sonst kommt, bringt immer einen Pappkarton mit», gab sie zurück. «Wo steckt er überhaupt?»

Ein Pappkarton. Das war purer Genius. Ein diskretes, tragbares und zweckmäßiges Behältnis, um mehrere Babys zu transportieren. Warum hatte Mike das nicht erwähnt? Tiefer konnte man wohl nicht ins Fettnäpfchen treten.

Die Schwester schloss die Tür zur Leichenhalle auf und blieb mit verschränkten Armen stehen; ich konnte ihre Antipathie beinahe körperlich spüren. Die Reihen identischer Kühlboxen aus rostfreiem Stahl lieferten mir keinerlei Anhaltspunkt, wo sich die Babys befinden mochten. So unangenehm es mir auch war, ich musste fragen.

«Wie, das wissen Sie nicht?» Langsam hob die Schwester die Hand und deutete auf eine der Boxen. Dann sah sie mir zu, wie ich die Babys nacheinander herausholte und auf der Trage festzurrte, sorgsam darauf bedacht, mir den Anblick nicht allzu sehr an die Nieren gehen zu lassen. Dabei schickte ich ein stummes Stoßgebet an meine gute Totenfee, sie möge die Trage doch bitte,

bitte, bitte in einen Pappkarton, eine Gemüsekiste oder was auch immer verwandeln, damit ich die in Formalin schwimmenden Föten nicht durch die Gänge rollen musste.

Gerade hatte ich mich mit meinem Schicksal abgefunden – na schön, dann würde ich eben mit gesenktem Kopf, aber immerhin intakter Würde durch die Flure trotten –, als sie zum finalen Schlag ausholte: «Sie müssen noch den Erhalt quittieren, Ma'am.» Und hatte ich daran gedacht, einen Kugelschreiber einzustecken? Nein, natürlich nicht.

Da in ihrer Brusttasche mehrere Kugelschreiber steckten, fragte ich: «Ähm, könnten sie mir einen von ihren Kulis leihen?» Im selben Moment warf sie mir den vielleicht abschätzigsten, vernichtendsten Blick zu, dem ich je ausgesetzt gewesen bin. Sie musterte mich, als hätte ich jedes einzelne der Babys höchstpersönlich und noch dazu kalt lächelnd umgebracht.

«Wenn Sie freundlicherweise Ihre Handschuhe ausziehen würden.» Sie blickte auf meine Hände, mit denen ich vor ein paar Sekunden die Babyleichen auf die Trage gelegt hatte.

Zugegeben, ich weiß selbst nicht so recht, ob ich meinen Kugelschreiber jemandem geben würde, der gerade tote Kinder angefasst hat. Doch der Tonfall dieser Frau verriet mir darüber hinaus, dass sie eine Heidenangst vor dem Tod hatte. Mein freundliches Lächeln war ihr ebenso egal wie meine unbeholfenen Entschuldigungen mit Hugh-Grant-Charme, dass ich diesen Job zum ersten Mal machte und ein wenig Hilfe benötigte. Diese Frau ekelte sich vor mir und verachtete mich. Für sie war ich nichts weiter als eine Handlangerin der Unterwelt. Ihre sonstigen Aufgaben als Schwester fochten sie nicht an, doch die Leichenhalle war ihr ein Gräuel. Ich zog die Gummihandschuhe aus, unterzeichnete die Papiere und rollte die Babys zu meinem Transporter – ein letzter trauriger Ausflug mit dem Bestattungskinderwagen.

Die Kremierung von Babys lief im Prinzip genauso ab wie die von Erwachsenen. Wir trugen ihre Namen ein, immer vorausgesetzt, sie hatten überhaupt einen. Häufig hießen sie einfach nur

«Baby Johnson» oder «Baby Sanchez». Es war trauriger, wenn sie einen richtigen Namen hatten, selbst wenn es richtig scheußliche à la KateLynne waren. Ein vollständiger Name verriet, wie fest die Eltern damit gerechnet hatten, sich über Nachwuchs in der Familie freuen zu dürfen.

Anders als bei Erwachsenen gibt es kein mechanisches Hilfsmittel, um Babys der lodernden Umarmung der Flammen zu überantworten. Der Kremationstechniker muss sie höchstselbst in den Ofen expedieren und dafür sorgen, dass sie an der richtigen Stelle unter der Hauptflamme der Brennkammer landen. Und mit ein bisschen Übung beherrschte man das Ganze bald aus dem Effeff.

Die Kremierung der Babys fand für gewöhnlich nachmittags statt. Zu jener Tageszeit waren die Schamottesteine in der Brennkammer so heiß, dass sich die winzigen Körper quasi von selbst entzündeten, und es kam durchaus vor, dass Mike mich bat, die nächste Erwachsenenleiche auf morgen zu verschieben und stattdessen noch ein paar tote Babys zu «verfeuern».

Die Kremierung eines Erwachsenen konnte inklusive des Abkühlungsprozesses mehrere Stunden dauern, während Babys maximal zwanzig Minuten in Anspruch nahmen. Was dazu führte, dass ich mir regelrechte Planziele steckte: *Okay, Caitlin, wie spät ist es? Viertel nach drei. Also, fünf gehen noch bis fünf, wetten? Komm, das kriegst du hin. Auf los geht's los!*

Sie finden das abstoßend? Zu Recht. Aber hätte ich mir das Leid, das die Föten umgab – lauter kleine Lebewesen, die keine Chance bekommen hatten, ihren Platz in der Welt einzunehmen –, zu nahe gehen lassen, wäre ich schlicht verrückt geworden. Oder eine verbissene, humorlose Kuh wie die Schwester aus dem Krankenhaus.

Die größeren Babys – diejenigen, die in den blauen Plastiksäcken geliefert wurden – pflegte ich mir anzusehen. Aber nicht aus morbider Neugier, sondern weil ich es verkehrt fand, ihnen *keinen* Blick zu schenken – sie zu entsorgen, als hätten sie nie existiert, als wären sie nichts weiter als medizinischer Abfall, der keinen weiteren Gedanken wert war.

Mehr als einmal stieß ich unerwartet auf groteske Missbildungen, wenn ich den Plastiksack aufriss: Kinder mit Wasserkopf, zusammengewachsenen Lidern oder von Lippenspalten entstellten Mündern. Im Europa vor der Aufklärung hatte man für Missbildungen von Babys allerlei abstruse Erklärungen parat gehabt, darunter den verderbten Charakter der Mutter oder die gottlosen Gedanken seines Erzeugers. In der Missgestalt des Kindes spiegelten sich die Sünden seiner Eltern.

Ambroise Paré hat in seiner 1573 verfassten Abhandlung *Des monstres et prodiges* allerhand Gründe für Geburtsschäden aufgelistet: den Zorn Gottes, eine übermäßige Samenproduktion, Unterleibsbeschwerden oder maßlose Begierden der werdenden Mutter. Diese «Gründe» haben heutzutage natürlich keine Relevanz mehr, es sei denn, man würde schweren Drogenmissbrauch während der Schwangerschaft als «maßlose Begierde» bezeichnen (was man durchaus als treffende Definition durchgehen lassen kann).

Viele dieser Babys waren sicher nicht der erwartete Segen, ihre bloße Existenz eine Last für ihre Eltern, nachdem etwas in der Entwicklung vom Fötus zum Baby schiefgelaufen war. Die Armutsquote in Oakland liegt weit über dem kalifornischen Durchschnitt – Drogen und Bandenkriminalität sind an der Tagesordnung. Babys aller Hautfarben, aller Rassen landeten bei Westwind; die verschiedensten Viertel und ethnischen Gruppen von Oakland waren betroffen.

Wenn ich in die entstellten Gesichter der missgebildeten Babys starrte, fragte ich mich stets, ob sie einer grausamen Laune der Natur anheimgefallen oder die Produkte von Frauen waren, die ihren Lebensstil und ihre Abhängigkeiten auch als werdende Mütter nicht in den Griff bekommen hatten. Raten brachte nichts, doch manchmal erhielt man Monate später ein wenig Aufschluss, wenn nach diversen Anrufen immer noch niemand Anstalten machte, die Asche des Babys abzuholen.

Ich weinte nur einmal. Wegen eines schon etwas größeren Babys. Eines Nachmittags ging ich in Mikes Büro und fragte, wie ich mich nützlich machen konnte, während zwei meiner aktuellen Probanden in den Öfen vor sich hin kokelten. Worauf er sagte: «Wenn du willst, kannst du dich um … Nee, nicht nötig, vergiss es.»

«Moment», erwiderte ich. «Was soll ich vergessen?»

«Eigentlich wollte ich dich fragen, ob du dem einen Baby die Haare abrasieren könntest, aber lass mal, das kann ich später auch selbst erledigen.»

«Nein, kein Problem, das kriege ich schon hin!», platzte ich heraus, immer noch scharf darauf, zu beweisen, dass ich mir durch nichts den Schneid abkaufen ließ.

Bei dem Baby handelte es sich um ein elf Monate altes Mädchen, das an einem Herzfehler gestorben war – ein Mensch von Gewicht, so einige Kilo schwer, und mit Zügen, in denen sich bereits eine kleine Persönlichkeit abzeichnete. Die Eltern der Kleinen hatten um ihr Haar gebeten, wohl weil sie es aufbewahren, vielleicht in einem Medaillon oder einem viktorianischen Ring bei sich tragen wollten. Früher war es ohnehin üblich, aus dem Haar Verstorbener Schmuck- und Erinnerungsstücke zu machen – eine, wie ich finde, wunderschöne Tradition, die uns im Lauf der Zeit verloren gegangen ist. Vielmehr gilt es inzwischen als geschmacklos, etwas von einem Toten zu behalten, und sei es etwas so Harmloses wie eine Haarlocke.

Notgedrungen musste ich den kleinen Leichnam in die Arme nehmen, um die winzigen blonden Locken abschneiden und das Köpfchen rasieren zu können. Ich steckte die Haare in einen Briefumschlag und brachte das Baby ins Krematorium. Als ich vor dem Ofen stand, bereit, die Kleine den Flammen auszuliefern, brach ich plötzlich in Tränen aus – eine echte Seltenheit in dieser Bestattungsfabrik, wo Effizienz oberstes Gebot war.

Warum löste gerade dieses Baby so große Trauer in mir aus?

Vielleicht lag es daran, dass es mir vorkam, als würde ich ein geheiligtes Ritual aus einer imaginären Welt vollziehen, nachdem ich dem Mädchen den Kopf rasiert und es in ein Tuch gehüllt hatte. Einer Parallelwelt, in der eine junge Frau dazu auserkoren war, tote Babys abzuholen, ihnen die Haare zu schneiden und dann zum Wohle der Gesellschaft zu verbrennen.

Vielleicht lag es daran, dass die Kleine so schön war. Mit ihren geschwungenen Lippen und Pausbäckchen sah sie aus wie der Prototyp des perfekten Babys, soweit man ein totes Baby als perfekt bezeichnen kann.

Oder vielleicht lag es auch daran, dass mich ihre blauen Augen auf eine archaische, narzisstische Art und Weise an mich selbst erinnerten, daran, dass ich lebte. Mein Herz schlug und ihres nicht.

Und nun verstand ich auch, warum Mike die Aufgabe zunächst an mich hatte delegieren wollen, so zögerlich er auch gewesen war. Mike hatte selbst einen Sohn, einen fünfjährigen Jungen, der wie ein kleiner Engel aussah. Für eine kinderlose Dreiundzwanzigjährige war es schrecklich genug, ein Kind einzuäschern; für einen liebenden Vater musste es die reine Qual sein. Er redete nie darüber, doch manchmal zeigten sich winzige Risse in seiner Fassade, die etwas über sein wahres Seelenleben verrieten.

Monatelang hatte ich geglaubt, Mike sei ein knüppelhartes Arschloch, dem nichts, aber auch gar nichts naheging. Doch der herzlose Arbeitsfaschist, den ich in ihm sah, hatte mit dem echten Mike nichts gemein. Tatsächlich war Mike mit einer esoterisch angehauchten Frau namens Gwaedlys verheiratet, hatte einen anbetungswürdigen kleinen Sohn und baute Bio-Gemüse in seinem Garten an. Jahrelang hatte er sich für die Rechte von Flüchtlingen eingesetzt. In meinen Augen war er ein abgestumpfter Pedant, weil er mich nie lobte, egal wie hart ich arbeitete, weil ihn mein unermüdlicher Einsatz anscheinend nicht im Mindesten interessierte. Nicht, dass er mich kritisiert oder gar heruntergeputzt hätte, doch sein Schweigen reichte problemlos aus, um eine unsichere Vertreterin der Generation Y wie mich noch mehr zu verunsichern. Ich projizierte meine Ängste auf ihn: dass ich in Wirklichkeit nicht in der Lage war, meine Arbeit zu stemmen, dass mir der Tod eine Heidenangst einjagte – der Tod, dem ich unbedingt die Stirn hatte bieten wollen.

Ich fragte Bruce, was für ein Problem Mike mit den Babys hatte, worauf er mich musterte, als hätte ich sie nicht mehr alle. «Hmm, ist doch logo, dass Mike das lieber dir überlässt. Er hat ein Kind und du eben nicht. In so einem Baby sieht man sein eigenes Kind. Und mit den Jahren wird einem auch die eigene Sterblichkeit immer bewusster», erklärte er. Und dann fügte er fast warnend hinzu: «Wart's nur ab. Je älter du wirst, desto mehr werden dir die toten Kinder zu Herzen gehen.»

Nach der Kremation war von meinem perfekten Baby nur noch ein Häufchen Asche und Gebein übrig. Die Knochen eines Babys sind zu klein, um in der Knochenmühle zu grauweißem Pulver zerstäubt werden zu können, doch kultureller Konsens und gesetzliche Vorschriften verboten es, den Eltern ein Säckchen mit rasselnden Knochenfragmenten auszuhändigen, weshalb die Überreste des Babys per Hand «weiterverarbeitet» werden mussten. Mit einem kleinen Metallstab zerstieß ich die Überbleibsel der Oberschenkelknochen und des Schädels, bis alles einheitlich zermahlen war. Was zurückblieb, passte in einen kleinen Becher, aber die Eltern hatten etwas, das sie begraben, in eine Mini-Urne füllen, in alle Winde verstreuen oder durch die Finger rieseln lassen konnten.

In meiner Abschlussarbeit an der Uni hatte ich mich mit mittelalterlichen Hexen beschäftigt, die tote Kinder brieten und ihre Knochen zermahlten, und nur ein Jahr später sah ich der Tatsache ins Auge, dass ich genau damit meinen Lebensunterhalt verdiente. Die eigentliche Tragödie der mittelalterlichen «Hexen» bestand darin, dass sie in Wahrheit nie Pasten aus Kinderknochen für ihre Besen hergestellt hatten, um damit zum Hexensabbat fliegen zu können. Trotzdem waren sie auf dem Scheiterhaufen verbrannt worden. Ich hingegen verarbeitete die Knochen der Babys tatsächlich zu Pulver, und oft dankten mir die Eltern noch für meine Bemühungen.

Andere Zeiten, andere Sitten.

Entsorgung leicht gemacht

Mark Nguyen war bei seinem Tod erst dreißig Jahre alt gewesen. Seine Leiche lag in der Kühlkammer der Gerichtsmedizin in San Francisco, als seine Mutter zu Westwind kam, um seine Kremation zu arrangieren.

«Wir bräuchten noch ein paar Informationen für die Sterbeurkunde», sagte ich. «War Mark verheiratet, Mrs. Nguyen?»

«Nein, meine Liebe.»

«Hatte er Kinder?»

«Nein, keine.»

«Und was hat er beruflich gemacht?»

«Nichts. Er war arbeitslos.»

«Mein aufrichtiges Beileid, Mrs. Nguyen», sagte ich. Eine Frau, deren Sohn nur dreißig geworden war, musste verständlicherweise tief traurig sein.

«Kein Problem, meine Liebe.» Resigniert schüttelte sie den Kopf. «Glauben Sie mir, so ist es für alle am besten.»

Mrs. Nguyen hatte endlose Male um ihren Sohn getrauert: als er mit den Drogen angefangen hatte, als er zum ersten Mal in den Knast gewandert war, bei seinem ersten, zweiten, sechsten Rückfall. Jedes Mal, wenn Mark verschwunden war, hatte sie befürchtet, er könne eine Überdosis genommen haben. Erst vor zwei Tagen hatte sie Mark tot auf dem Boden eines Zimmers in einem Stundenhotel im Tenderloin District gefunden. Danach brauchte sie sich keine Sorgen mehr zu machen. Ihre schlimmsten Albträume waren wahr geworden – und sie hatte nur noch Erleichterung empfunden.

Als ich ihr den Preis für die Kremation nannte, zückte Mrs. Nguyen eine Kreditkarte, nahm sie wieder zurück und sagte: «Moment, meine Liebe, nehmen Sie lieber diese hier, da kriege ich Bonusmeilen drauf. So kann Mark mir wenigstens ein paar Flugmeilen verschaffen.»

«Sie sollten sich ein paar Tage in einem Tropenparadies gönnen», platzte ich heraus, als wollte sie eine Reise bei mir buchen. Nun ja – wenn man seinen Sohn gerade tot in einem schäbigen Hotelzimmer gefunden hat, kann man wahrscheinlich den einen oder anderen Mai Tai vertragen.

«Oh, das würde mir gefallen, meine Liebe.» Sie unterzeichnete den Auftrag. «Ich wollte immer schon mal nach Kauai.»

«Ich bin auf Oahu aufgewachsen, aber inzwischen finde ich die Gegend um Hilo auf Big Island am schönsten», erwiderte ich, und kurz darauf plauderten wir auch schon über die Vor- und Nachteile der verschiedenen Hawaii-Inseln, denen Mrs. Nguyen dank Marks Kremierungsmeilen einen Besuch abstatten konnte.

Mrs. Nguyen war meine erste Kundin, die mich darum bat, ihr Bonusmeilen zu verschaffen, aber Westwind Cremation & Burial arbeitete schon länger an der nahtlosen Verzahnung von Tod und Technik. In der Garage, an der Wand über den Kisten mit Urnen, hing die gerahmte Gewerbegenehmigung unseres Tochterunternehmens Bayside Cremation. Eigentlich befand sich die Garage ein paar Häuser weiter, und eigentlich handelte es sich bei Bayside Cremation um eine andere Firma, doch tatsächlich operierten Westwind und Bayside Hand in Hand, wobei Bayside den neuesten Schrei auf dem Markt anbot: Einäscherungen, die komplett über das Internet abgewickelt werden konnten.

Wenn ein Verwandter im städtischen Krankenhaus das Zeitliche segnete, musste man nur auf die Website von Bayside Cremation gehen, ein paar Formulare ausdrucken, sie unterzeichnen, an die angegebene Nummer zurückfaxen und seine Kreditkartennummer angeben. Man brauchte dabei nicht ein einziges Mal mit einem echten Menschen zu kommunizieren. De facto gab es nicht den Hauch einer Chance, überhaupt mit jemandem zu sprechen, selbst wenn jemand Wert darauf gelegt hätte: Wer Fragen hatte, musste sie via E-Mail an info@baysidecremation.com richten. Zwei Wochen später klingelte es dann an der Tür, und man bekam Papas Asche zugestellt – verschickt per registriertem Paket, *hier bitte den Empfang bestätigen*. Bestattungsinstitut, Trauermienen, Abschiednehmen am offenen Sarg – all das blieb einem erspart zum Super-Mega-Geiz-ist-geil-Preis von nur 799,99 Dollar.

Hinter den Kulissen blieb selbstredend alles beim Alten. Entweder Chris oder ich holten den Verstorbenen ab, kümmerten uns um die Sterbeurkunde und kremierten den Leichnam wie sonst auch. Bayside Cremation bot die übliche – ohnehin nicht sonderlich kontaktintensive – Westwind-Einäscherung an, ohne dass man sich überhaupt noch mit Menschen herumschlagen musste.

Bruce, unser Thanatopraktiker, hatte eine klare Meinung zu diesem Thema: «Vergiss es, Caitlin, Computer können keine Toten kremieren.» Vor Westwind war er für ein anderes Krematorium tätig gewesen, wo die Kremationstechniker mit computergesteuerten Öfen arbeiteten. «Klingt nach 'ner richtig guten Idee, ich meine, effizienter geht's nicht, stimmt's? Aber wenn die Leiche nicht perfekt in den Ofen eingefahren wurde, war die Kacke am Dampfen. Die Retorte macht ‹Ding-ding-ding›, Kremation abgeschlossen, aber statt Asche liegt ein halb verkohlter Leichnam in der Kammer. So sieht das aus, wenn man sich auf Computer verlässt.»

Die meisten Leute, die sich für den Service von Bayside Cremation entschieden, waren in erster Linie auf ein unschlagbares Dumping-Angebot scharf, um ihren, sagen wir, fünfundsechzigjährigen Stinkstiefel von Schwager zu entsorgen, dessen Bestattungskosten sie laut kalifornischem Gesetz wohl oder übel übernehmen mussten. Mark Nguyen wäre ein typischer Fall für Bayside gewesen, ein langjähriger Junkie mit einer Mutter, die ihn innerlich schon lange vor seinem tatsächlichen Ableben zu Grabe getragen hatte. Doch es gab auch Fälle, die mir schwer zu denken gaben. Einer der Verstorbenen, die via Bayside kremiert wurden, war gerade mal einundzwanzig geworden und damit noch etwas jünger als ich zu jener Zeit. Einundzwanzig Jahre sind genug, um sich schwer in die Scheiße zu reiten, aber doch zu wenige, um sich nicht wieder aus dem Sumpf ziehen zu können.

Ich versuchte mir vorzustellen, wie meine Eltern reagieren würden, wenn ich plötzlich starb. Vielleicht würde meine Mutter ja meinen Vater ansehen und sagen: «Tja, John, ich frage mich, ob wir Caiti nicht schön preiswert übers Internet kremieren lassen könnten. Weißt du noch, wie einfach das war, als wir letzte Woche online beim Chinesen bestellt haben? Und da ich absolut keine Lust habe, mit einem echten Menschen in irgendeiner Form über meine geliebte Tochter zu sprechen, glaube ich, dass wir mit einer Internet-Bestattung genau richtig liegen.»

Allmählich beschlichen mich starke Zweifel, ob irgendjemand groß Gedanken an meinen Leichnam verschwenden würde, falls ich jung sterben sollte. Das Konzept von Bayside Cremation stürzte mich in abgrundtiefe Einsamkeit. Klar, meine Facebook-Freunde konnten alle gar nicht schnell genug mit «Lecker!» kommentieren, wenn ich ein Foto von meinem Nizza-Salat postete, aber keiner von ihnen hätte mir den letzten Schweiß von der Stirn oder den Kot von meiner Leiche gewischt.

Es war meine Aufgabe, die Urnen der Bayside-Kremierten versandfertig zu machen. Die Vorschriften der amerikanischen Post verlangten, dass die Kartons mit den Aschekapseln in braunes Packpapier eingeschlagen und mit gefühlten drei Dutzend Aufklebern versehen werden mussten. Wenn mehrere Päckchen zusammengekommen waren, fuhr ich damit zur Post, wo die ältere Dame hinter dem Tresen sie kopfschüttelnd mit dem «Sterbliche-Überreste»-Stempel versah.

«Die Familien wollen das so», erklärte ich einmal mehr. «Das ist nicht auf meinem Mist gewachsen.»

Ihre missbilligende Miene änderte sich nicht, während sie den Stempel ein ums andere Mal niedersausen ließ.

Obwohl wir die Kartons mit aller Sorgfalt verpackten und doppelt und dreifach mit Klebeband umwickelten, gab es immer wieder Angehörige, die uns weismachen wollten, sie hätten die Päckchen in beschädigtem Zustand erhalten – Hauptsache, sie konnten ein paar Dollar sparen. Ein Mann in Pennsylvania behauptete, aus dem Päckchen mit den Überresten seines Bruders wäre allen Ernstes dessen Asche gerieselt, und dann, noch schlimmer, vom Rücksitz seines Cabrios in alle Winde verweht worden, als er über die Interstate nach Hause gefahren sei. Ich wusste seine kleine Hommage an *The Big Lebowski* durchaus zu schätzen, aber er rückte erst von seiner Story ab, als ich ihm haarklein auseinandersetzte, wie wir unsere Urnen verpackten. Schließlich stellte sich obendrein heraus, dass er die Urne gar nicht von der Post abgeholt hatte.

Wenn eine Anfrage für Bayside Cremation einging, ertönte ein spezielles Geräusch, worauf bei Westwind alle Angestellten wie Pawlowsche Hunde zu sabbern anfingen, weil man uns zur Feier des 100. Online-Auftrags eine Cocktailparty in Aussicht gestellt hatte.

Eines Dienstagmorgens ertönte wieder das typische Klingeln, und Chris ging grummelnd (Cocktailpartys und gesellige Zusammenkünfte waren ihm generell ein Gräuel) zum Faxgerät.

«Verdammt, Cat, die ist erst neun.»

«Was?»

«Neun.»

«Neun Jahre alt?», platzte ich erschrocken heraus. «Wie heißt sie? Jessica?»

Chris schüttelte den Kopf. «Ashley.»

«Auch das noch.»

Neun Jahre alt, war Ashley, die im Herbst in die vierte Klasse gekommen wäre, in einem Krankenhaus gestorben, wo ihre Eltern ihren Leichnam zurückgelassen, zu Hause ihre Kreditkartennummer auf unserer Website eingegeben und dann zwei Wochen darauf gewartet hatten, dass sie per Post in einem Karton zu ihnen zurückkehren würde.

Schließlich kam es doch zu einem Telefonat zwischen Ashleys Mutter und mir, weil ihre Kreditkarte nicht funktionierte, egal wie viele E-Mails wir auch austauschten. Des Rätsels Lösung: Sie hatte mit ihrer Sears-Kundenkarte zu bezahlen versucht. Und wer weiß schon, ob Sears demnächst nicht selbst eine eigene Ein-Klick-Kremation im Angebot hat? Falls ja, werden sie sich dafür garantiert irgendeinen Euphemismus à la «Humankombustionsverfahren» einfallen lassen, um die grausame Realität zu verschleiern. Womöglich waren Ashleys Eltern wahre Todesvisionäre und nicht die gedankenlosen Vollpfosten, die ich in ihnen sah.

Die Vorstellung, ein neunjähriges Mädchen könne sich auf wundersame Weise in ein hübsches Päckchen mit seinen Überresten verwandeln, ist nicht nur lachhaft, sondern eine Schande für unsere Kultur – und in etwa dasselbe, als würden Erwachsene daran glauben, dass Babys vom Klapperstorch gebracht werden. Trotzdem war Joe, der Inhaber von Westwind, fest davon überzeugt, dass Bayside Cremation die Zukunft der Discount-Bestattung war. Und er wäre nicht der erste Kalifornier gewesen, der die Zukunft der Branche vorausgesehen hatte.

Ein paar Meilen nördlich von Los Angeles liegt Glendale. Dort findet man nicht nur eine der größten Gemeinden von Armeniern in den USA und die Zentrale der Eiscafé-Kette Baskin-Robbins, sondern auch einen der beeindruckendsten Friedhöfe der Welt: Forest Lawn. Allerdings ist Forest Lawn kein schnöder Friedhof, sondern ein «Memorial Park» mit sanft abfallenden grünen Hügeln, eine höchst gepflegte Anlage, auf der sich weit und breit kein Grabstein erhebt. Unter dem manikürten Rasen ruht ein Who's Who von Hollywoodgrößen und anderen Superstars: Clark Gable, James Stewart, Humphrey Bogart, Nat King Cole, Jean Harlow, Elizabeth Taylor, Michael Jackson – sogar Walt Disney sah sich hier die Radieschen von unten an (entgegen der Legende hat er sich doch nicht kryonisch einfrieren lassen).

1917 bekam der elf Jahre zuvor entstandene Friedhof einen neuen Direktor: einen Unternehmer namens Hubert Eaton, der eine ausgewachsene Abneigung gegen die düsteren Gottesäcker europäischer Provenienz hatte. Er träumte davon, etwas ganz Neues, einen amerikanisch-optimistischen Memorial Park aus der Taufe zu heben, womit er den traditionellen Friedhöfen – für ihn nichts weiter als «bedrückende Steinhaufen» – den Krieg erklärte. Eaton ließ alle Grabsteine («Damit verschandelt man doch bloß die Botanik») entfernen und ersetzte sie durch flache, in den Boden eingelassene Namensplatten. Er bestückte das Gelände mit Springbrunnen, Skulpturen und römischen Tempeln. Seine erste größere Akquisition war eine Plastik namens *Duck Baby* – ein nackter kleiner Junge, der zwei Entchen in den Armen hält. Während mehr und mehr Kunstgegenstände seinen Freizeitpark schmückten, reiste er nach Italien, bereit, dem italienischen Künstler eine Million Lire zu zahlen, der ihm «einen von innen leuchtenden Christus» malen könne, «der, beseelt von Freude und Hoffnung, gen Himmel blickt», noch konkreter ausgedrückt, «einen Christus mit amerikanischem Antlitz».

Eaton war der erste Bestattungsunternehmer, der Zuversicht und Zuckerguss verkaufte. Sein Ziel bestand darin, «alle Anzeichen von Trauer auszulöschen». Ohne Forest Lawn wären die meisten gängigen Euphemismen der amerikanischen Bestattungsindustrie wohl kaum denkbar. Aus dem Tod wurde das «Von-uns-Gehen», der Leichnam zum «geliebten Menschen», der «heimgeholt» worden war und nun, einbalsamiert und kosmetisch perfekt hergerichtet, in einem edel ausgestattetem «Schlummerraum» seiner Bestattung harrte.

Das Nachrichtenmagazin *Time* hat den Forest-Lawn-Park anno 1959 «Disneyland des Todes» genannt. Derselbe Artikel berichtete davon, wie Hubert Eaton den Tag mit einem Gebet im Kreis seiner Mitarbeiter begann und sie daran erinnerte, dass sie

«Unsterblichkeit verkauften». Die Unsterblichkeit konnte allerdings nicht jeder erwerben. Aus besagtem Artikel erfahren wir nicht zuletzt, dass «Neger und Chinesen mit Bedauern abgelehnt» wurden.

Eatons aggressives Todesbeschönigungsprogramm machte Forest Lawn weltbekannt und wurde von dem britischen Autor Evelyn Waugh in seinem Klassiker «Tod in Hollywood» satirisch aufs Korn genommen. In einem gereimten Sechszeiler spießt er maliziös auf, wie eine Leiche aussah, wenn Eatons Luxus-Einbalsamierer sich ihrer angenommen hatten: «Geschminkt wie eine Hure, gebeizt mit Formalin/ Und wie Aurora lächelnd. Gott hat dir schon verziehn.»

Nicht zuletzt dank Forest Lawn waren die Fünfzigerjahre eine Blütezeit ohnegleichen für die Bestattungsindustrie. In den neunzig Jahren seit Ende des Bürgerkriegs war es den Bestattern gelungen, die Wahrnehmung der Öffentlichkeit zu ihren Gunsten zu verändern. Nun waren sie keine dahergelaufenen Sargtischler mehr, die ihr Einkommen mit den verschiedensten Nebentätigkeiten aufbessern mussten, sondern hochspezialisierte Hygiene-Profis, die Leichname «zum Wohle der Gesellschaft» präparierten und kunstvolle Aufbahrungs-Arrangements für die ganze Familie kreierten. Dabei schadete es sicher nicht, dass nach dem Krieg die Wirtschaft brummte, die Leute das nötige Kleingeld hatten und bei der gebührenden Beisetzung ihrer Angehörigen keine Kosten und Mühen scheuten.

Selbst knapp zwanzig Jahre nach Ende des Zweiten Weltkriegs wurden gerade einmal lächerliche drei bis vier Prozent aller Verstorbenen kremiert. Warum sollte man sich mit einer Einäscherung begnügen, wenn man die Nachbarn mit schnittigen Cadillacs von Särgen, gigantischen Blumengebinden, einer «schönen Leich'» plus prunkvoller Trauerfeier beeindrucken konnte? Der einbalsamierte Leichnam, den perfekt frisierten Kopf auf pastellfarbene Kissen gebettet, wurde im seidenen Leichenhemd ins kühle Grab hinabgelassen. Es war purer Kitsch, der in die Nachkriegsästhetik wie die Faust aufs Auge passte. Stephen Prothero, Religionswissenschaftler und Experte für die amerikanische Kremierungsindustrie, hat den Trend dieser Ära so zusammengefasst: «In den Fünfzigern feierten Pomp und Protz wahrhaft fröhliche Urständ.»

Doch jene Exzesse konnten nicht ewig währen, und so kam es, dass sich amerikanische Konsumenten in den frühen Sechzigern von der Bestattungsindustrie mit ihren sündhaft teuren Preisen geprellt fühlten. Waren die Beerdigungsinstitute einst als Säulen der Vertrauenswürdigkeit empfunden worden, argwöhnten so manche Leute nun, dass Bestatter womöglich nichts weiter als skrupellose Bauernfänger waren, die es auf den Geldbeutel trauernder Familien abgesehen hatten. Die unumstrittene Wortführerin jener Bewegung war eine Frau namens Jessica Mitford.

Jessica Mitford war eine Schriftstellerin und Journalistin, die aus einer höchst exzentrischen britischen Adelsfamilie stammte. Sie hatte vier berühmte Schwestern, darunter eine, die glühende Faschistin war und mit Hitler auf Du und Du stand. Aberdutzende Autoren haben sich auf Jessica Mitford berufen – von Christopher Hitchens bis Maya Angelou –, und Joanne K. Rowling hat sie als ihren größten Einfluss bezeichnet.

1963 schrieb Mitford ein Buch namens «*Der Tod als Geschäft*» (*The American Way of Death*), in dem sie alles andere als sanft mit der Bestattungsbranche umsprang. Mitford, eine *in der Wolle gefärbte* Kommunistin, war der festen Überzeugung, dass Bestatter nichts weiter als raffgierige Kapitalisten waren, die «sich einen bösen, makabren und überteuerten Spaß auf Kosten der amerikanischen Bürger» machten. «*Der Tod als Geschäft*» wurde ein Riesenerfolg, der wochenlang die Bestsellerliste der *New York Times* anführte. Obendrein erhielt Mitford Tausende Zuschriften von Lesern, die sich von der Todesindustrie betrogen fühlten. Unerwarteten Applaus erhielt sie von verschiedensten Geistlichen, die den überzogenen Bestattungsprunk für «heidnisch» hielten.

Widerwillig räumte Mitford ein, dass Forest-Lawn-Impresario

Hubert Eaton «wahrscheinlich mehr Einfluss auf die moderne Sterbeindustrie hatte als irgendein anderer» – weshalb sie eine abgrundtiefe Abneigung gegen den schwerreichen Bestattungsunternehmer hegte.

Um gegen die Machenschaften von Eaton und Konsorten zu protestieren, verkündete Mitford, sich nach ihrem Ableben kremieren lassen zu wollen, statt eine teure «traditionelle» Bestattung in Anspruch zu nehmen. Man kann mit Fug und Recht behaupten, dass 1963 *das* Jahr der Feuerbestattung war, da nicht nur «Der Tod als Geschäft» erschien, sondern zudem das Heilige Offizium, die oberste Glaubens- und Sittenbehörde der katholischen Kirche, mit Billigung Papst Pauls VI. das kirchenrechtliche Verbot der Einäscherung aufhob – zwei Ereignisse, die eine nachhaltige Trendwende einläuteten. Als «Der Tod als Geschäft» herauskam, wollte die große Mehrheit der Amerikaner einbalsamiert und beerdigt werden. Seit dem Erscheinen von Jessica Mitfords Buch sind die Kremierungsraten in den USA sukzessive gestiegen, und führende Soziologen glauben, dass sich im kommenden Jahrzehnt fünfzig Prozent der Amerikaner für eine Feuerbestattung entscheiden werden.

Als Jessica Mitford 1996 starb, entsprach ihr Mann ihrem Wunsch und ließ ihren Leichnam einäschern – eine sogenannte Direktkremation für 475,00 Dollar ohne weiteren Firlefanz, ohne Trauerfeier und Angehörige. Ihre Asche wurde in eine billige Plastikurne gefüllt. In Mitfords Augen war die Direktkremation der vernünftigste, weil preiswerteste Abgang. Die alten Hasen in der Bestattungsindustrie pflegten diese Art der Einäscherung abfällig «Bake'n'Shake» oder «Schnellentsorgung» zu nennen. Und so hatte Mitford ihren Widersachern noch im Tod eine schallende Ohrfeige verpasst.

Obwohl in England aufgewachsen, war Mitford in zweiter Ehe mit einem Amerikaner verheiratet gewesen und hatte jahrelang mit ihm im kalifornischen Oakland gelebt. Und wo hatten sie die Direktkremation für den Spottpreis von 475,00 Mücken ergattert? Bei Westwind Cremation & Burial natürlich. Chris höchstpersönlich hatte damals ihre Leiche abgeholt.

Während ich an ebenjenem Ofen stand, der Jessica Mitford in Asche verwandelt hatte, fühlte ich mich ganz im Einklang mit dem kleinen Platz, der mir in der Geschichte des Todes zukam. Ebenso wie Mitford hatte ich nichts übrig für die opulenten Luxusbestattungen der Vergangenheit, und für die Segnungen der Leichenkonservierung konnte ich mich trotz Bruces offenkundigem Enthusiasmus für das Einbalsamieren auch nicht recht begeistern. Man konnte nur den Hut davor ziehen, wie Mitford den «Formalinvorhang» beiseitegeschoben und der Öffentlichkeit enthüllt hatte, wie die Verstorbenen «desinfiziert, aufgeschlitzt, punktiert, ausgesaugt, vernäht, frisiert, eingeölt, parfümiert, gepudert, geschminkt und hübsch ausstaffiert, sprich von einem stinknormalen Leichnam in ein perfekt hergerichtetes Erinnerungsstück verwandelt» wurden.

Sie scheute nicht vor drastischen Schilderungen zurück und trieb es sogar so weit, dass ihr Verleger sie warnte, den potenziellen Erfolg des Buchs zu gefährden, da sie «zu weitschweifig und detailverliebt über den Einbalsamierungsprozess» schreiben würde. Konsequenterweise ließ Mitford sich nicht davon beeindrucken, wechselte den Verlag und eroberte trotzdem die Bestsellerlisten.

Doch je länger ich bei Westwind arbeitete, desto klarer wurde mir, dass ich nicht in allen Punkten mit Jessica Mitford übereinstimmte, auch wenn es mir wie Verrat vorkam, ihre Sicht der Dinge infrage zu stellen. Schließlich war sie die unumstrittene Königin der alternativen Bestattungsindustrie, eine wahre Idealistin, die sich für den Verbraucher stark machte. Und wenn Einbalsamieren und teure Begräbnisse die Wurzel allen Übels waren, lag sie mit ihrem Engagement für einfache, erschwingliche Bestattungen doch wohl komplett richtig, oder?

Dennoch war mir nicht ganz wohl beim Gedanken an eine Bestattungskultur, die sich allein auf die Direktkremation kaprizierte. Auch wenn Westwind ebenso Einbalsamierungen und Beerdigungen anbot, schien die Zukunft in der Direktkremation zu liegen – der Leichenschnellverbrennung für weniger als 1000 Dollar. Bayside Cremation und Internet-Kundendienst schickten sich an, Mitfords größte Verbündete zu werden – im Kampf dafür, den Bestatter ein für alle Mal überflüssig zu machen.

Auf dem Cover meines Exemplars der 1998er Neuauflage von «*Der Tod als Geschäft*» sitzt Jessica Mitford im Mittelgang eines riesigen Mausoleums. Ihr nüchterner Gesichtsausdruck fügt sich perfekt zu ihrem schmucklosen Kostüm und der ebenso schmucklosen Handtasche. Sie wirkt wie eine etwas ältere Ausgabe der *Supernanny*, einer Engländerin, die in die Staaten geholt worden war, um rotznasigen amerikanischen Rangen («Aber Nanny, Schinken ist doch Gemüse!») im Reality-TV den dringend erforderlichen Benimm beizubringen.

Mitfords britische Herkunft kommt praktisch in jeder Zeile ihres Werks zum Ausdruck. Sie war stolz auf die Traditionen ihrer Heimat – Gepflogenheiten, bei denen der Leichnam weitestgehend außen vor blieb. In ihrem Buch zitiert sie eine andere, in San Francisco lebende Engländerin, die an einer amerikanischen Totenwache mit aufgebahrtem Leichnam teilgenommen hatte: «Ich erschrak fast zu Tode, als ich sah, dass der Sarg geöffnet war – und darin lag der arme Oscar in seinem braunen Tweedanzug, urlaubsbraun geschminkt und mit viel zu rosigen Lippen. Wäre der alte Knabe nicht einer meiner besten Freunde gewesen, hätte ich lauthals losgeprustet. In jenem Moment stand für mich ein für alle Mal fest, dass ich nie wieder zu einer amerikanischen Trauerfeier gehen würde – meine eigene eingeschlossen.»

Die Aufbahrung des Leichnams im offenen Sarg wurde zur kulturellen Norm in den USA und Kanada, während bei den Briten (zumindest in der Oberschicht) die Ausstellung des Verstorbenen verpönt war. Schwer zu sagen, welcher Brauch schlimmer ist.

Der britische Anthropologe Geoffrey Gorer hat in diesem Zusammenhang von einer «Pornographie des Todes» gesprochen. Waren im Viktorianischen Zeitalter Sex und Sexualität die größten

Tabus, sind es heute Tod und Sterben. «Unseren Urgroßeltern wurde erzählt, dass man Babys unter Stachelbeersträuchern und Kohlköpfen fand; unseren Kindern wird man wahrscheinlich auftischen, dass sich diejenigen, die von uns gegangen sind, in Blumen verwandelt oder in wunderschönen Gärten zur Ruhe gelegt haben.»

Gorer argumentierte, dass der «natürliche Tod» durch Krankheit und fortgeschrittenes Alter im 20. Jahrhundert durch «gewaltsame Todesfälle» abgelöst worden sei – Kriege, Konzentrationslager, Autounfälle, Nuklearwaffen. Im optimistischen Amerika hatte dies dazu geführt, die Verstorbenen mit Make-up und Chemikalien aufzuhübschen, im pessimistischen England dazu, den Leichnam unter Verschluss zu halten und das Großbürgertum nicht mit Todesritualen zu behelligen.

An Mitfords Vorwort zu «Der Tod als Geschäft» stießen mir zwei Dinge unangenehm auf. Zum einen war da die Erklärung, ihr Buch würde sich nicht mit den «kuriosen Todesriten» befassen, «die auch heute noch von manchen Indianerstämmen ausgeübt werden». Riten, die übrigens kein bisschen sonderbar sind. Die Ureinwohner Amerikas pflegten überaus komplexe Rituale, etwa die Dakota, die ihre Verstorbenen auf zwei Meter hohen Holzgerüsten aufbahrten und eine höchst aufwändige Trauerzeremonie abhielten, ehe sie den Leichnam den Elementen überließen. Zum anderen irritierte mich, dass Mitford zwar die Entwicklung der Bestattungsindustrie kritisierte, ein Zutun der amerikanischen Öffentlichkeit dabei aber strikt negierte. Selbstgewiss konstatiert sie: «Aufgrund der vorliegenden Tatsachen bin ich nicht bereit, der Öffentlichkeit irgendeine Schuld zuzuweisen.»

Im Gegensatz zu Mitford war ich dazu sehr wohl bereit.

Während des Vorgesprächs zu einer Bestattung sah mir die Tochter der Verstorbenen tief in die Augen und sagte: «Die ganze Planung ist so furchtbar kompliziert. Wir konnten ja nicht ahnen, dass sie so plötzlich von uns geht. Schließlich war sie erst ein halbes Jahr im Hospiz.»

Die Mutter dieser Frau hatte *sechs Monate* im Hospiz – einem Pflegeheim für unheilbar Kranke – verbracht, 180 Tage in einer Einrichtung der sogenannten Sterbebegleitung. Die gute Frau wusste also ganz genau, dass ihre Mutter schwer krank gewesen war. Wieso hatte sie sich nicht längst informiert, welche Bestattungsinstitute den besten Ruf hatten, Preise verglichen, sich mit Familie und Freunden beraten und vor allem *ihre Mutter* gefragt, wie sie sich ihre Bestattung vorstellte? Am liebsten hätte ich ihr direkt ins Gesicht gesagt: «Ihre Mutter lag im Sterben, und Sie wollen mir ernsthaft erzählen, Sie hätten das nicht gemerkt? Erst alles verdrängen und dann behaupten, ihr Tod wäre aus heiterem Himmel gekommen – das wollen Sie wohl nicht ernstlich als Entschuldigung vorbringen, Allerwerteste.»

Wenn ein junger Mensch unerwartet stirbt, werden sich seine Angehörigen mit der Notwendigkeit konfrontiert sehen, «ein Produkt zu erwerben, von dem sie nicht das Geringste wissen», wie Jessica Mitford es formuliert hat. Der plötzliche Tod eines jungen Menschen ist eine schreckliche Tragödie, und seine trauernde Familie sollte sich keine Sorgen machen müssen, dass ihnen ein Bestattungsinstitut einen teureren Sarg oder ein teureres Servicepaket aufschwätzen will. Aber jeder, der in unserer Industrie arbeitet, wird Sie unumwunden darüber aufklären, dass es sich nur bei einem verschwindend geringen Teil der Todesfälle um junge Menschen handelt. Die meisten Menschen sterben nach langer, schwerer Krankheit oder schlicht an Altersschwäche.

Würde ich nach einem Gebrauchtwagen suchen und mir der Händler einen Hyundai Baujahr 1996 für 45 000 Dollar andrehen (tatsächlicher Listenwert 4200 Dollar), würde das allein auf meine Kappe gehen. Ich könnte so viel über den verdammten Halunken fluchen, wie ich wollte, doch alle wären sich darüber einig, dass ich deshalb über den Tisch gezogen worden bin, weil ich mich vorher nicht ausreichend schlau gemacht habe.

Mitford räumte ein, dass potenzielle Autokäufer zuvor die üblichen Testberichte lesen, es den meisten Menschen aber als «nicht richtig» erscheinen würde, sich hinsichtlich einer Bestattung in gleicher Weise umzuhören – und weil sich der Normalbürger nun mal nicht gern mit dem Tod beschäftige, sei er «vornehmlich bestrebt, das Ganze schleunigst hinter sich zu bringen». Es fällt ihr nicht einmal ein, diese Kopf-in-den-Sand-Haltung zu beanstanden.

Letztlich bestätigt «Der Tod als Geschäft» seine Leser in dem Standpunkt, dass es schlicht ganz normal ist, den Tod zu hassen: *Selbstverständlich* will man alles möglichst schnell abhaken und dem Bestattungsinstitut den Rücken kehren; *selbstverständlich* wäre es makaber, andere Leute vorab zu fragen, welche Bestattungsunternehmer sie für «vertrauenswürdig» halten; und *selbstverständlich* wissen nur die wenigsten Menschen, wie es in einem Bestattungsinstitut aussieht respektive was dort vor sich geht. In ihrer tröstlichen Beschwichtigungsprosa versicherte uns Mitford, dass unser Hang zur Todesverleugnung nicht nur recht und billig, sondern durch und durch normal war. Sie betrieb pure Affirmation.

Jessica Mitford ging es gegen den Strich, dass Bestatter auch Unternehmer waren. Aber wie man es auch dreht und wendet: So ist es nun mal. In den meisten Ländern der Welt handelt es sich bei Bestattungsinstituten um Privatbetriebe, in denen es ums Geldverdienen geht. Angestellte großer Ketten-Unternehmen sind täglich dem Druck ausgesetzt, Extra-Produkte und zusätzliche Serviceleistungen an den Mann bringen zu müssen. Ein ehemaliger Filialleiter eines großen Bestattungsunternehmens hat mir erzählt, was passierte, wenn die Umsätze nicht stimmten (möglicherweise, weil die Verstorbenen aus einkommensschwachen Haushalten kamen oder sich die Kunden zum großen Teil für eine Kremierung entschieden): «Plötzlich hatte ich einen von den Obermuftis aus der Firmenzentrale an der Strippe, der mich fragte, was ich für ein Problem hätte, und mich anschnauzte, dass ich mir meine Prämien am Jahresende in die Haare schmieren könne.»

Als Journalistin war Mitford eine Expertin darin, verborgene Missstände aufzudecken. Und es besteht kein Zweifel daran, dass sich im amerikanischen Bestattungswesen etwas ändern musste. Doch Mitford hinterließ den Bestattern nichts als verbrannte Erde. Sie zündete ein Streichholz an, warf es achtlos über die Schulter und zog von dannen. Zurück ließ sie eine empörte Öffentlichkeit, die lautstark billigere Bestattungen forderte.

Jessica Mitfords Bestseller war kein Versuch, unsere Beziehung zum Tod zu verbessern. Letzten Endes ging es ihr darum, uns Kosten zu ersparen. Und an genau diesem Punkt vergaloppierte sie sich. Die Bestattungsindustrie betrog die Öffentlichkeit nicht um ihr Geld, sondern um den Tod an sich, um einen realistischen Umgang mit dem Sterben, um die Chance, der eigenen Sterblichkeit ins Auge sehen zu können. Und so gut Mitfords Absichten auch gewesen sein mögen – die Direktkremation war sicher die schlechteste Lösung.

Unnatürlich natürlich

«Wie können Sie es wagen, dafür Geld zu verlangen?», keifte sie mich mit ausgeprägtem osteuropäischem Akzent an.

«Ich bedaure, Miss Ionescu», erwiderte ich, «aber wir müssen Ihnen die 175 Dollar leider in Rechnung stellen.»

Miss Ionescu, Tochter der verstorbenen Elena Ionescu, saß mir im Beratungsraum von Westwind Cremation gegenüber. Ihr dickes braunes Haar fiel in Korkenzieherlocken über ihre Schultern, und sie gestikulierte heftig mit ihren über und über mit goldenen Ringen geschmückten Fingern.

«Das ist Erpressung! Ich verstehe nicht, warum Sie mir das antun! Ich will doch nur ein letztes Mal meine Mutter sehen!»

Wäre ich neu beim Ein-letztes-Mal-Rodeo gewesen, hätte ich wahrscheinlich nachgegeben. Wie auch immer, Mike wäre sicher nicht begeistert gewesen, hätte ich die 175 Dollar unter den Tisch fallen lassen, nur weil ich einer Konfrontation aus dem Weg gehen wollte. Es war an der Tagesordnung, dass Angehörige «Mom ein letztes Mal sehen» wollten, ehe sie kremiert oder beerdigt wurde. Verständlich, dass sie für dieses Privileg nichts bezahlen wollten. Und es war schwer zu erklären, warum wir dennoch darauf bestanden.

Tote sehen sehr, sehr tot aus. Es ist nicht ganz einfach zu verstehen, was das tatsächlich bedeutet – höchst unwahrscheinlich, dass irgendjemand plötzlich in der Wildnis auf ein Rudel wild gewordener Toter trifft. Wir leben in einer Welt, in der kaum jemand zu Hause stirbt, und wenn, wird er schleunigst ins nächste Bestattungsinstitut verfrachtet. Hat ein Nordamerikaner tatsächlich schon einmal eine Leiche zu Gesicht bekommen, dann einbalsamiert, aufgebrezelt und in ihrem feinsten Sonntagsstaat.

Fernsehkrimis sind auch nicht gerade hilfreich. Die Toten im Prime-Time-TV, die von der Putzfrau, dem Hausmeister oder Joggern im Central Park aufgefunden werden, sehen aus, als wären sie bereits für die Aufbahrung präpariert worden: geschlossene Augen, geschlossene Lippen, die Gesichter bläulich-weiß geschminkt, was der Zuschauer automatisch mit «tot» assoziiert. Die Mordopfer in diesen Serien werden von jungen Models und Darstellern gespielt, die ihre Runden auf dem *CSI*- und *Law-&-Order*-Karussell drehen, während sie darauf hoffen, demnächst eine Rolle in einem Pilotfilm zu ergattern. Mit der großen Mehrheit der Leichen in einem Bestattungsinstitut, gezeichnet von Alter und schweren Krankheiten wie Krebs und Leberzirrhose, haben sie absolut nichts gemein.

Zwischen dem, was die Familie Ionescu erwartete, und dem, was sie tatsächlich zu sehen bekommen würde, wenn wir Elena aus der Kühlkammer rollten, bestand ein Riesenunterschied. Diese Diskrepanz hat sich für viele Bestatter zum echten Problem entwickelt. Nicht selten werden sie von Angehörigen verklagt, weil die Leiche nicht ihren Vorstellungen entspricht. Wobei es gar nicht so einfach ist, die Bestatter zu bedauern, da sich besagte Diskrepanz ja genau ihren Einbalsamierungskünsten verdankt.

Ungeschminkt sieht das Gesicht eines Toten, jedenfalls nach unserem eng gefassten kulturellen Verständnis, schlicht schrecklich aus. Die offenen Augen starren erloschen ins Nichts, der Mund ist weit aufgerissen wie in Edvard Munchs *Der Schrei*, das Gesicht fahl und leer – ganz gewöhnliche Merkmale des biologischen Todes, aber eben nicht das, was die Angehörigen sehen wollen. Entsprechend berechnen Bestatter für die «Wiederherstellung der Gesichtszüge» normalerweise zwischen 175 und 500 Dollar.

Erst dann sieht ein Leichnam so «friedlich» und «natürlich» aus, als würde er nur «schlafen».

Die grausame Wahrheit war, dass Elena Ionescu, eine Neunzigjährige rumänischer Herkunft, die letzten zwei Monate ihres Lebens im Krankenhaus verbracht hatte. Da sie acht Wochen lang bettlägerig gewesen war und am Tropf und diversen Maschinen gehangen hatte, war ihre Leiche von Schwellungen übersät, weil sich alle möglichen Körperflüssigkeiten unter ihrer Haut angesammelt hatten. Mit ihren aufgeblähten Armen und Beinen erinnerte sie an das Michelin-Männchen. Ihre Haut suppte, und noch schlimmer war, dass die Flüssigkeitsansammlungen den Verwesungsprozess beschleunigt hatten.

Wenn der Zersetzungsprozess eingesetzt hat und sich Flüssigkeit aufstaut, kann der gefürchtete «Skin-Slip» eintreten. Der Fachbegriff dafür heißt Desquamation, doch in der Praxis spricht man von Skin-Slip oder Hautablösung, was die Sache punktgenau beschreibt. Durch Gasbildung und anschwellendes Gewebe begann sich ihre obere Hautschicht vom Körper zu lösen, als wolle sie sich klammheimlich aus dem Staub machen. Bei einem Lebenden wäre die Haut nachgewachsen und hätte sich allmählich wieder regeneriert, aber für Elena war das Ende der Fahnenstange erreicht: Bis zur Einäscherung würde ihre Haut rosig schimmern, überzogen von einem dünnen Film aus Schleim.

Fest stand jedenfalls, dass Elenas Leichnam ganz und gar nicht so aussah, wie ihn sich ihre aufgebrachte Tochter vorstellte. Trotzdem hatte Westwind Cremation & Burial nicht das Recht, Elena Ionescu einfach in der Kühlkammer einzusperren. Leichname sind juristisch gesehen quasi Eigentum. Bis zur Bestattung *gehörte* Elenas Leiche ihrer Familie. Womit wir bei einem weiteren Grund wären, weshalb Bestattungsinstitute gern verklagt werden: Es kommt gelegentlich vor, dass ein geprellter Bestatter einen Leichnam als Geisel nimmt, bis die Angehörigen ihre Außenstände begleichen.

Hätte Elenas Tochter mich aufgefordert, ihre Mutter auf der

Stelle herauszurücken («Schluss jetzt, Mutter kommt auf den Rücksitz, und dann will ich mit euch gottlosem Gesocks nie wieder etwas zu tun haben!»), wäre ich ihr sofort entgegengekommen. Tatsächlich gab es Tage, an denen ich einem derartigen Entschluss stehend applaudiert hätte.

«Es tut mir wirklich leid, Miss Ionescu. Sie können sich gern bei anderen Unternehmen umhören, überhaupt kein Problem», versuchte ich ein letztes Mal auf sie einzuwirken. «Aber ich fürchte, um die 175 Dollar werden Sie nicht herumkommen, egal welchen Bestatter Sie hier in der Gegend aufsuchen.»

«Tja, offenbar habe ich ja keine Wahl», zischte sie mich an. Ihre Ringe klirrten, als sie den Auftrag unterzeichnete.

Zwei Stunden später lag Elena Ionescu auf dem Tisch im Präparationsraum vor mir, um für die Aufbahrung am nächsten Tag «natürlich» hergerichtet zu werden. Es gehört zu den weniger gut gehüteten Geheimnissen der Bestattungsbranche, dass die Methoden, mit denen eine Leiche auf natürlich getrimmt wird, häufig höchst *unnatürlich* sind.

Ich stand vor demselben Metallschränkchen, vor dem mich Mike einige Monate zuvor in meine erste Leichenrasur eingewiesen hatte, und nahm zwei fleischfarbene «Augenkappen» heraus, die wie kleine Raumschiffe aus Plastik aussahen. Die winzigen Plastikdorne erinnerten an ein Folterinstrument aus der Zeit der Inquisition. Indem ich die Augenkappen unter den Lidern platzierte, kaschierte ich die eingesunkenen Augäpfel, die sich darunter befanden; die Folterdorne sorgten dafür, die Lider an Ort und Stelle zu halten, um ein plötzliches postmortales Zwinkern zu verhindern.

Mit ein paar Wattestäbchen säuberte ich Elenas Nase, Ohren und Mund – eine überaus unerquickliche Aufgabe. Bei Menschen, die in den letzten Zügen liegen, wird Hygiene nicht mehr sonderlich groß geschrieben – verständlicherweise, aber das macht das Ganze leider nicht weniger widerlich. Und wenn man eine Leiche hin und her bewegt, kann es schnell passieren, dass plötzlich übler «Siff» aus Mund und Nase schwappt – schaumige, rötlich-braune Flüssigkeit aus Magen-, Darm- und Lungenbereich. Krankenschwestern, deren lebende Patienten tagtäglich derart scheußlichen Auswurf von sich geben, sind wahrlich nicht zu beneiden.

Ohne ihr Gebiss, das womöglich noch immer in einem Glas neben ihrem Krankenhausbett lag, hatten sich Elenas Lippen um ihr Zahnfleisch gelegt. Um dem entgegenzuwirken, benutzen wir einen sogenannten Mundformer, eine gewölbte Plastikschiene, die wie eine größere Version der Augenkappe aussieht. Behutsam hob ich ihre Oberlippe an, um den Mundformer einzuführen, doch er war deutlich zu groß für eine alte Frau. Plötzlich sah sie aus wie ein Menschenaffe, und beim zweiten Blick erinnerte sie mich an einen Footballspieler mit Mundschutz. Na, herzlichen Dank – ich entfernte den Former wieder und schnitt ihn erst mal mit einer großen Schere zurecht.

Dann kam der Nadelinjektor zum Einsatz. Dabei handelt es sich um ein Instrument aus Stahl, das so ähnlich wie ein Bolzenschussgerät funktioniert und mit dem dünne Metalldrähte in Ober- und Unterkiefer des Verstorbenen eingebracht werden, um den Mund mittels Ligatur nachhaltig zu verschließen. Unser Injektor bei Westwind war schon ein etwas älteres Modell und offenbar ein wenig rostig, jedenfalls hatte er nicht die Power, die ich mir gewünscht hätte. Was bedeutete, dass ich auf Elena klettern und mein ganzes Körpergewicht einsetzen musste, während ich die Drähte mit einem lauten «Hu-ah!» in ihr Zahnfleisch drückte.

Mit biblischen neunzig Jahren war bei Elena nicht mehr viel Zahnfleisch vorhanden, weshalb ich mehrere Versuche benötigte, bis die Drähte richtig saßen. Danach musste ich sie nur noch verzwirnen, bis Ober- und Unterkiefer erstklassig aufeinander saßen.

Wenn all diese Tricks nicht funktionierten und Augen oder Mund sich wundersamerweise immer wieder öffneten, gab es noch eine Geheimwaffe: Sekundenkleber. Die kleinen grünen Tuben mit tropffreier Dosierspitze benutzten wir für so gut wie alles.

Wenn Augenkappen und Nadelinjektor aus irgendeinem Grund nicht das gewünschte Resultat erzielten, war es nur klug umzudisponieren. Milchige Augen und entblößtes Zahnfleisch waren ganz bestimmt nicht das, was die Familie sehen wollte, aber beileibe nicht so schauerlich wie ein unverhoffter Blick auf fleischfarbene Gruselkontaktlinsen oder die fiesen Drähte, die nun dafür sorgten, dass Mutters Gesichtszüge nicht entgleisten.

Nachdem sich die Angehörigen der alten Mrs. Ionescu dazu durchgerungen hatten, die 175 Dollar für «das letzte Mal» doch zu berappen, rückten sie mit den Klamotten an, die Elena beim letzten großen Bahnhof tragen sollte. Der Witz bestand darin, dass Elena durch die Ödeme nicht nur auf doppelte Größe angeschwollen war, sondern ihre Verwandten auch noch Kleidung angeschleppt hatten, die aus einer Lebensphase stammte, als sie noch rank und schlank gewesen war. Es hat durchaus seinen Grund, warum die Nachrufseiten von Zeitungen und Zeitschriften mit Glamour-Fotos, Hochzeitsporträts und Schnappschüssen von lang zurückliegenden Debütantinnenbällen gepflastert sind. Wir wollen uns an Menschen in der Blüte ihrer Jahre erinnern, als wären es Kate Winslet und Leonardo DiCaprio an Bord der *Titanic* – immer noch rosige Wangen und ewig jung, ein volles Jahrhundert nach der Eismeerkatastrophe.

Mike musste mir helfen, Elena in ihr prächtiges, offenbar noch aus Glasnost-Zeiten stammendes Kleid zu quetschen. Er hatte eine ganze Reihe von Kniffen parat, etwa ihre Arme in Frischhaltefolie einzuwickeln – eine Mumie aus einem Fünfzigerjahre-B-Film war nichts dagegen. Aber die Plackerei war noch nicht zu Ende. Kleine Warnung: Falls jemand Sie gelegentlich bitten sollte, einer verstorbenen Neunzigjährigen Strümpfe anzuziehen, sollten Sie dies lieber ablehnen.

«Mike», seufze ich, «ihre untere Hälfte ist doch später sowieso bedeckt. Ich sag's ungern, aber wollen wir uns das mit den Strümpfen nicht lieber sparen?»

Doch damit hatte ich Mike in seiner Berufsehre gekränkt.

«Kommt nicht in Frage. Die Familie hat dafür bezahlt. Das kriegen wir schon hin.»

Das Erfolgsgeheimnis der Bestattungsbranche besteht darin, dass sie eine bestimmte Art von «Würde» verkauft, was in diesem Fall einen perfekt gestalteten Abschied für die Angehörigen in Gegenwart des perfekt hergerichteten Leichnams bedeutet. Der Bestatter wird dabei zum Theaterregisseur, der die Aufführung inszeniert. Der Leichnam ist der Star der Performance, und es wird penibel darauf geachtet, dass die vierte Wand nicht durchbrochen wird und keinerlei Interaktion zwischen dem Toten und seinem Publikum stattfindet.

Service Corporation International, das größte amerikanische Bestattungsunternehmen mit Sitz in Houston, Texas, hat sich die Würde sogar als Markenzeichen schützen lassen. Sucht man eines ihrer «Dignity Memorial Ò»-Institute auf, springt einem das nervtötende Ò ständig ins Auge und reibt einem ein ums andere Mal unter die Nase, dass sie den Markt für postmortale Dignität gnadenlos im Griff haben.

Bei Elenas Aufbahrung am nächsten Morgen raufte sich ihre Tochter die Haare und brach in bittere Tränen aus. Die untröstlichen Schluchzer, die sich ihrer Kehle entrangen, waren Zeugnis einer wahrhaftigen, tiefen Trauer, der ich gern mehr Beachtung geschenkt hätte. Doch konnte ich mich nicht konzentrieren, aus purer Angst, eins von Elenas Augen könnte sich plötzlich öffnen oder das Zellophan reißen, mit dem wir ihre Arme eingewickelt hatten. Im Großen und Ganzen hatten wir sie gar nicht schlecht hinbekommen, aber die Sache war mir ziemlich an die Nieren gegangen. Einem alten Sprichwort zufolge bleibt ein geschminktes Schwein trotzdem ein Schwein. Und dasselbe gilt für eine Leiche. Man kann sie schminken, aber am Ende hat man doch nur eine Leiche aufgebrezelt.

Als ich am Montag nach Elena Ionescus Aufbahrung zur Arbeit kam, stellte ich fest, dass beide Öfen mit nagelneuen Böden ausgestattet worden waren, glatt wie ein Babypopo. Wie sich herausstellte, hatte Joe am Wochenende vorbeigeschaut und war – ein Mann mit «Eiern aus Stahl» – höchstselbst in die Retorten gekrochen, um dort den Stahlbeton zu vergießen. Ich hatte ihn immer noch nicht persönlich kennengelernt, und sein kleines Wochenendprojekt ließ seinen ohnehin schon legendären Status für mich ins schier Unermessliche wachsen, da ich mir beim besten Willen keinen normalen Menschen vorstellen konnte, der sich *freiwillig* in einen Krematoriumsofen zwängt. Vor der Renovierung hatten die Ofensohlen – teils rissig, teils angebröckelt – allmählich an die Topographie der Alpen erinnert, ein Zustand, der beim Ausfegen von Knochen und Asche eine Geschicklichkeit verlangte, die weit über das Anforderungsprofil meiner Beschäftigung hinausging. Die neuen Böden ermöglichten es mir, die Knochen mit ein paar anmutigen, großzügigen Bewegungen auszukehren, ohne dass auch nur ein Tröpfchen Schweiß auf meine Stirn trat.

Am ersten Tag nach der Renovierung lief alles wie am Schnürchen. Der zweite Tag begann damit, dass ich Mrs. Greyhound in die Retorte bugsierte. Der schnittige Nachname trog. Tatsächlich handelte es sich bei Mrs. Greyhound um eine etwa achtzigjährige, gemütlich-mollige Greisin. Ihr weißes Haar, die Dauerwelle und die weichen Wurstfinger erinnerten mich an meine Großmutter väterlicherseits, die an einer Grundschule in einer Kleinstadt in Iowa unterrichtet und sieben Kinder zur Welt gebracht hatte, eine patente Frau, die aus ein paar Resten noch Zimtschnecken backen konnte. Als Kind hatte ich einmal die Sommerferien bei ihr verbracht und sie mitten in der Nacht im dunklen Wohnzimmer vorgefunden, wo sie laut schluchzte, dass «manche Menschen die Liebe des Herrn nie begreifen» würden. Meine Großmutter war vor zehn Jahren gestorben, doch nur mein Vater hatte zu ihrer Beerdigung fliegen können. Wie auch immer, manchmal erinnerten mich andere Menschen an sie – oder eben Leichen wie Mrs. Greyhound.

Alles lief nach Schema F. Mrs. Greyhound wurde gleich am Morgen eingefahren, weil die Retorten zu diesem Zeitpunkt noch kalt waren. Stark übergewichtige Männer und Frauen werden grundsätzlich zuerst eingeäschert, wenn die Kammer sich über Nacht abgekühlt hat – andernfalls verbrennt das Fleisch zu schnell, was wiederum zur Folge hat, dass dicke dunkle Rauchwolken aus dem Kamin treten, der Schlot womöglich gar zu glühen anfängt, was schnell die Feuerwehr auf den Plan ruft. Leichname mit zu hohem Körperfettanteil (so wie die korpulente Mrs. Greyhound) kamen also zuerst an die Reihe, während schlankere alte Damen mit null Körperfett und Babys für gewöhnlich am späten Nachmittag dran waren.

Ich überantwortete Mrs. Greyhound der kalten Retorte und ging zur Toilette. Als ich kurz darauf zurückkehrte, quoll Rauch aus der Ofenklappe – fetter, pechschwarzer Qualm, der ganz und gar nichts Gutes verhieß. Notfall! Ich stieß einen kleinen Schrei aus, vielleicht auch nur ein halb ersticktes Keuchen, machte auf dem Absatz kehrt und rannte in Mikes Büro.

«Du liebe Scheiße.» Mike musterte mich mit stählernem Blick. «Der neue Betonboden.»

Sekunden später bogen wir auch schon wieder um die Ecke und sprinteten ins Krematorium. Im selben Augenblick spritzte aus dem Aschesammelraum des Ofens *zischend heißes Fett*. Als Mike den Aschecontainer – der Behälter sieht aus wie ein etwas größerer Schuhkarton – hervorzog, schwappte ihm eine Flutwelle dunkel-trüber Ekelbrühe entgegen. Und es quoll ohne Unterlass weiter, während wir einen vollen Behälter nach dem anderen entsorgten, als würden wir ein leckes Boot ausschöpfen.

Mike lief mit den Containern in den Präparationsraum und spülte das Fett in denselben Abfluss, in dem sonst Blut und Körperflüssigkeiten während des Einbalsamierens verschwanden. Währenddessen kniete ich auf dem Boden und wischte mit Feudeln und Lappen das heiße Fett auf, das in Kaskaden auf den Boden pladderte.

Und Mike entschuldigte sich in einem fort – ausgerechnet er, der es noch nie für nötig gehalten hatte, für irgendetwas Worte des

Bedauerns zu finden, seit ich bei Westwind arbeitete. Selbst er stand kurz davor, sich auf der Stelle zu übergeben, nachdem wir uns die zehnte Runde Hitze, Qualm und blubbernden Schmodder gegeben hatten.

«Der neue Boden ist schuld», befand er resigniert.

«Der Boden? Der tolle, neue Boden, den der Chef gerade eben erst …?»

«Der alte Boden war voller Risse und Krater, in denen sich das Fett sammeln und später verbrennen konnte», erwiderte er. «Und da das jetzt nicht mehr möglich ist, fließt es einfach aus der Klappe.»

Als wir die Situation schließlich wieder unter Kontrolle hatten, sah ich, dass mein Kleid von oben bis unten mit warmem Menschenfett verkleistert war (eher gebranntes Siena oder doch mehr ringelblumengelb?). Ich war völlig verschwitzt und am Ende meiner Nerven, erfreute mich aber immerhin bester Gesundheit.

Kremierungen werden als «saubere Lösung» angesehen, mittels derer man Leichen in keimfreie Aschehaufen verwandelt, doch Mrs. Greyhound war leider nicht «sanft in diese dunkle Nacht» gegangen, wie Dylan Thomas es einst formuliert hat. Trotz modernster Technik und mehrere Hunderttausend Dollar teurer Maschinen war es uns nicht gelungen, sie «sauber» zu entsorgen. Und inzwischen war ich mir ohnehin nicht mehr sicher, ob unser permanentes Streben nach diesem sogenannten sauberen Tod tatsächlich der Königsweg war. Unser «Erfolg» basierte nicht zuletzt auf den Plastikutensilien und Drähten, die Elena Ionescu erst zur Vorzeigeleiche gemacht hatten. «Erfolg» bedeutete in unserer Lesart, Verstorbene ihren Familien zu entreißen und knallharten Profis zu überlassen, die mit Zeremonien oder Ritualen nichts am Hut hatten, sondern pure Manipulation betrieben, Leuten vom Fach, deren Job darin bestand, die Wahrheit zu verheimlichen, zu vertuschen und unter den Teppich zu kehren. Eine Wahrheit, die für mich durch den Vorfall mit Mrs. Greyhound ungeschönt ans Licht gekommen war: dass wir um die Schrecken des Todes *wissen* und ihn als das erkennen sollten, was er ist – ein psychisch, physisch und emotional belastender Prozess, der uns zu Recht einen kalten Schauder über den Rücken jagt.

«Jesus Christus», sagte Mike, den Blick auf mich gerichtet. «Brauchst du 'nen Gutschein für die Schnellreinigung?»

Ich saß inmitten von Putzlappen auf dem Boden und gackerte nur hilflos. Es war ein Augenblick unendlicher Erleichterung. «Ich glaube, das Kleid ist hinüber. Du kannst mich zum Mittagessen einladen, wenn du willst. Du lieber Himmel, ich fasse es nicht!»

Was der armen Mrs. Greyhound zugestoßen war, konnte man nur als puren Horror bezeichnen, doch gleichzeitig – alles andere wäre gelogen – empfand ich es als geradezu kathartisch, wie nah sich das Abstoßende und das Absurde an jenem Morgen gekommen waren.

Mein Job bei Westwind hatte mir Zugang zu Gefühlsregungen verschafft, von denen ich nicht einmal geahnt hatte, dass sie in mir stecken. Bei der geringsten Kleinigkeit lachte ich mich urplötzlich halb kaputt oder brach von einer Sekunde auf die andere in Tränen aus – ob beim Anblick eines besonders schönen Sonnenuntergangs oder einer besonders schönen Parkuhr spielte dabei keine Rolle.

Es war, als hätte ich mein Leben lang nur Zugriff auf ein beschränktes Gefühlsspektrum gehabt, als wäre ich wie eine Flipperkugel zwischen den Enden der Skala hin und her geschnellt. Bei Westwind wurde meine emotionale Bandbreite schlagartig erweitert. Ich erlebte Augenblicke der Euphorie und der Verzweiflung, die ich nie für möglich gehalten hätte.

Am liebsten hätte ich es von allen Dächern schallen lassen, welche Erfahrungen ich bei Westwind machte. Täglich wurde ich aufs Neue mit der Vergänglichkeit konfrontiert, schillerte der Tod in neuen Farben. Wenn ich mich nach der Arbeit mit Freunden oder Bekannten traf, gab ich gelegentlich die Geschichte mit dem geschmolzenen Fett oder sonst eine Gruselanekdote aus dem Krematorium zum Besten, doch die üblichen Reaktionen – Abscheu und Ekel – konnte ich bald nicht mehr nachvollziehen. Die schockierendsten Stories, etwa von der Knochenmühle oder den Augenkappen mit den Folterdornen, rüttelten meine Zuhörer auf, rissen sie aus ihren beschaulichen Vorstellungen vom sanften Tod. Statt die Wahrheit weiter zu verdrängen, empfand ich es als Offenbarung, sie mit offenen Armen zu empfangen, so bestürzend sie zuweilen auch sein mochte.

Ach, armer Yorick

Es gibt Sätze, die Frauen regelrecht herbeisehnen. «Ich werde dich ewig lieben, Schatz» oder «Wie wär's mit einem Brillantring, Liebste?» wären zwei hübsche Beispiele. Aber Obacht, Verliebte dieser Erde. Die Zauberworte, die jede Frau *in Wahrheit* hören will, lauten: «Hi, hier ist Amy von Science Support. Wir bringen euch gleich ein paar Köpfe vorbei.»

Westwind hatte langfristige Verträge mit zwei Körperspende-Einrichtungen; Science Support war die eine. Und so konnten sich mehrere Dutzend Kalifornier, die ihre Körper der Wissenschaft zur Verfügung gestellt hatten, glücklich schätzen, ihre lange Reise in meinem Feuer zu beenden.

Bald nach Amys Anruf fuhr ein Transporter auf unser Gelände und hielt vor dem Hintereingang, wo Chris auch die täglichen Leichen anzuliefern pflegte. Knarrend öffnete sich die Hintertür. Zwei junge Kerle spähten vorsichtig heraus. «Ähm … ja, schönen Tag auch, Ma'am, wir kommen von Science Support mit den … äh, Köpfen.»

Egal wie häufig der Transporter von Science Support vorbeikam: Die Fahrer schienen sich stets extrem unwohl zu fühlen und konnten sich gar nicht schnell genug wieder aus dem Staub machen, sobald sie ihre Fracht abgegeben hatten. Während ich brummstolz war, dass den Jungs vom Leichenteilexpress mächtig die Düse ging, wenn sie *meinen* Arbeitsplatz besuchten.

Im Grunde handelt es sich bei Science Support um einen Zwischenhändler, der intakte Spenderleichen annimmt und sie dann in Teilen weiterverkauft, so ähnlich, wie es ein Schrotthändler mit alten Autos macht. Und Science Support ist bei Weitem nicht allein im Leichenhandel. Diverse große Unternehmen teilen sich den Markt in diesem makabren (aber durchaus legalen) Geschäft.

Es hat vielerlei Gutes, seinen Leichnam der Wissenschaft zu vermachen. Wenn Sie beispielsweise ganz sichergehen wollen, dass Ihr Tod nichts kostet, liegen Sie mit einer Körperspende genau richtig. Nach Ihrem Tod wird Science Support Ihre Leiche abholen, sie in eine Kühlkammer verfrachten, anschließend etwa der Krebsforschung zur Verfügung stellen und schließlich für Ihre Kremierung bei Westwind aufkommen.

Tatsächlich könnte Ihr Leichnam zu medizinischen Forschungszwecken benutzt werden. Die schwere Alzheimer-Erkrankung meines Großvaters war eine Kraftprobe für unsere ganze Familie, inklusive eines denkwürdigen Heiligabends, an dem er sich mitten in der Nacht die Autoschlüssel mopste und sieben Stunden lang in den Straßen von Honolulu abtauchte, bis wir ihn endlich wiedergefunden hatten. Ho-Ho-Horrorweihnachten euch allen, meine Lieben! Wenn die Spenderköpfe von Alzheimer-Patienten, die von senilen Plaques und fibrillären Ablagerungen verkleisterten Gehirne dabei helfen könnten, ein Heilmittel gegen die Krankheit meines Großvaters zu finden und anderen Familien das Leben ein wenig zu erleichtern, steht mein Votum fest: Rübe runter – und aus.

Bedauerlicherweise dient nicht jeder Kopf einem hehren Zweck. Zwar besteht die minimale Chance, dass Ihr Spenderkopf der Kopf aller Köpfe ist, der den Schlüssel zu den schlimmsten unheilbaren Krankheiten des 21. Jahrhunderts birgt. Genauso gut aber wäre es möglich, dass Ihr Leichnam lediglich der nächsten Generation von plastischen Chirurgen dabei hilft, die Kunst der Gesichtsstraffung zu verfeinern, oder aus einem Flugzeug geworfen wird, um neu entwickelte Fallschirme zu testen. Sie haben

Ihren Leichnam der Wissenschaft … nun ja, eben recht allgemein vermacht. Leider haben Sie keinerlei Einfluss darauf, was mit Ihren Körperteilen geschieht.

Die medizinische Forschung an Leichen hat sich in den vergangenen vierhundert Jahren weit entwickelt. Im 16. Jahrhundert hatte man nur eine recht dürftige Vorstellung davon, wie der menschliche Körper funktioniert. Ob es darum ging, wie das Blut durch den Körper fließt, wo lebenswichtige Organe sitzen oder was bestimmte Krankheiten auslöst – die Vertreter der Heilkunst lagen meist schwer daneben (und erklärten so gut wie alles damit, dass sich die vier Körpersäfte – gelbe Galle, schwarze Galle, Blut und Schleim – nicht im Gleichgewicht befanden). Der flämische Renaissance-Anatom und Künstler Andreas Vesalius, entsetzt darüber, dass Medizinstudenten lediglich Hundekadaver sezieren durften, besorgte sich besseres Anschauungsmaterial, indem er bei Nacht und Nebel die Leichname von Gehenkten von den Galgen schnitt. Es dauerte bis weit ins 18. Jahrhundert hinein, bis die Sektion menschlicher Leichname in Forschung und Lehre allmählich Usus wurde. Leichen waren derart nachgefragt, dass Dozenten sich darauf verlegten, frisch Verstorbene aus ihren Gräbern zu holen. Berühmt ist der Fall von William Burke und William Hare, die im Schottland des 19. Jahrhunderts sechzehn Menschen ermordeten und ihre Leichen an die Anatomie des Edinburgh Medical College verkauften.

Die zwei Männer von Science Support hievten eine große Kiste von der Ladefläche des Transporters. Darin befanden sich zwei menschliche Köpfe, eingebettet in Dutzende von Kühlkissen mit kleinen Gelperlen, die wie die Eiskügelchen von Dippin' Dots aussahen. Sobald ich den Erhalt der Fracht quittiert hatte, knallten die beiden auch schon wieder die Türen zu und fuhren wie immer mit quietschenden Reifen vom Hof. Die Jungs von Science Support brachten regelmäßig Torsos, Köpfe und andere Leichenteile vorbei. Einmal bekamen wir sogar ein einzelnes Bein herein, wenn auch ausnahmsweise nicht von Science Support.

«He, Caitlin, hast du das Bein in der Kühlung gesehen?», fragte Mike. Nach sechs Monaten Zusammenarbeit kannte ich allmählich den feinen Unterschied zwischen Mike dem Boss, der mich bierernst fragte, ob ich das erwähnte Bein gesehen hatte, und seinem sarkastischen Alter Ego, um dessen Mund ein kaum wahrnehmbares Lächeln spielte.

«Nein, Mike, habe ich nicht. Ist es eins von Science Support?»

«Nein, die Lady lebt noch», gab er zurück. «Das Bein ist ihr gestern amputiert worden. Diabetes, schätze ich mal. Jedenfalls rief sie an und fragte, ob wir ihr Bein kremieren könnten. Echt seltsamer Anruf, das kann ich dir sagen. Chris hat ihr Bein heute Morgen aus der Klinik geholt.»

«Sie will bloß ihr Bein einäschern lassen?», fragte ich. «Du meinst, Sie will schon mal ein bisschen … vorglühen?» Mein kleiner Scherz wurde mit einem Mini-Schmunzeln belohnt.

«So wie der Typ, den sie uns letzte Woche aus San José geliefert haben. Der, der sich mit seiner Zigarette angezündet hat. Auch 'ne Art, schon mal ein bisschen vorzuglühen.» Er schüttelte den Kopf und ging wieder an seinen Computer.

Also, nichts gegen ein bisschen morbiden Humor. Monatelang hatte ich Mike vergeblich mit meiner lockeren Einstellung zu beeindrucken versucht – gar nicht so einfach, bei ihm zu punkten.

Die Köpfe in der Kiste gehörten zu einem achtzigjährigen Mann und einer achtundsiebzigjährigen Frau. Beide Köpfe kamen mit reichlich Unterlagen, denen zwar keine Namen zu entnehmen waren, dafür aber diverse unnütze Informationen à la «Kopf #1 allergisch gegen Schalentiere, Tomaten, Morphium und Erdbeeren» und «Kopf #2 hat einen Gehirntumor und neigt zu Heuschnupfen».

Im Leben waren die beiden Köpfe einander wohl nie begegnet, doch stellte ich mir vor, dass es sich um zwei Liebende handelte, die in Zeiten des Krieges voneinander getrennt worden waren. Vielleicht während der Kreuzzüge, genau das richtige Setting aus Romantik und Gewalt, wie ich fand. Womöglich waren sie während der Französischen Revolution demselben Fallbeil zum Opfer gefallen. Oder während der Besiedlung des Westens ums Leben gekommen … Moment, waren sie etwa skalpiert worden? Ich räumte ein paar Eispacks weg und spähte verstohlen in die Kiste – nein, die Haare waren noch vorhanden. Egal, jetzt waren sie jedenfalls endlich vereint und auf dem Weg in die Ewigkeit.

Zögernd warf ich einen weiteren Blick in die Kiste, spielte mit dem Gedanken, die Köpfe lieber doch nicht auszupacken. Schließlich konnten sie auch gleich so in den Ofen wandern, oder? Im selben Moment tauchte Mike hinter mir auf, dem offenbar nicht einmal meine Gedanken entgingen. «Du musst die Kühlkissen entfernen – die sind nicht gut für die Retorte.»

«Aber dann muss ich doch die Köpfe herausnehmen», sagte ich.

Er verschränkte die Arme. «Lass mal sehen, was in dir steckt.»

Chris, der gerade dabei war, einen Leichenkarton mit Packband zu stabilisieren, sah zu mir herüber. Alle Blicke waren auf mich gerichtet. Kisten mit Köpfen brachten die Leute bei Westwind so richtig zusammen.

Zögernd nahm ich den Kopf des Mannes (#1, allergisch gegen Schalentiere, Tomaten, Morphium und Erdbeeren). Er fühlte sich schwammig an und wog mehr, als ich erwartet hatte. Er war etwa so schwer wie eine Bowlingkugel, fühlte sich aber nicht ganz so griffig an. Man brauchte beide Hände, um ihn festhalten zu können.

«Ach, armer Yorick!», proklamierte ich.

«Aye-aye, Queequeg», konterte Chris. Wir schüttelten die literarischen Referenzen für Köpfe ohne Körper nur so aus dem Ärmel, so eine Art spontanes Assoziationsspiel unter Bestattern.

Mike schnitt uns das Wort ab und ließ sich weitschweifig über den Avantgardisten Joel-Peter Witkin aus, der sich Köpfe aus mexikanischen Leichenhäusern besorgte und diese in ausgeklügelten Tableaus mit Hermaphroditen und Zwergen in Fantasiekostümen fotografisch in Szene setzte. Laut Witkin selbst verdanken sich seine dunklen Visionen einem grauenhaften Ereignis aus seiner Kindheit, einem Autounfall, bei dem ein kleines Mädchen enthauptet wurde; der Kopf soll ihm direkt vor die Füße gerollt sein. Mike musste immer noch einen draufsetzen.

Ich bewunderte Menschen wie Kopf #1 und Kopf #2, die auf eine traditionelle Bestattung und postmoderne «Würde» pfiffen und ihre Leichname stattdessen der Forschung zur Verfügung stellten. Das war *très moderne*.

Aber zog ich ein solches Ende auch für mich selbst in Betracht? Au contraire. Allein bei der Vorstellung, nach allen Regeln der Kunst in meine Einzelteile zerlegt zu werden, wurde mir ganz anders. Das Prozedere roch mir schwer nach Kontrollverlust – mein Kopf in einer Kiste, ich selbst auf eine anonyme Nummer und meine Schalentierallergie reduziert. Meine Mutter pflegte zu sagen, ihr sei völlig egal, was wir mit ihrer Leiche machen würden: «Stellt mich einfach in einem Plastiksack nach draußen, die Müllabfuhr kann den Rest übernehmen.» Nein, Mutter. Und so großherzig es sein mochte, seine sterblichen Überreste der Wissenschaft zu überlassen, drehte sich mir der Magen um bei der Vorstellung, Stück für Stück über die halbe Stadt verteilt zu werden.

Mir ist seit jeher extrem wichtig gewesen, die Kontrolle über mich zu behalten. Mein an Alzheimer erkrankter Großvater, der seinerzeit die kleine Spritztour durch das weihnachtliche Honolulu unternommen hatte, war Colonel in der Armee der Vereinigten Staaten gewesen. Er kommandierte die Panzerzerstörer im Koreakrieg, lernte Farsi, ging beim Schah von Persien ein und aus und stand später an der Spitze der Armeebasis auf Hawaii. Er war ein strenger Mann mit glasklaren Vorstellungen davon, wie sich Männer, Frauen und Kinder (also ich) zu verhalten hätten, Anschauungen und Standpunkten, an die er sich gegen Ende seines Lebens nicht mehr erinnern konnte, während er sich schneller und schneller in einen verwirrten, traurigen und gesellschaftlich inakzeptablen Greis verwandelte.

Das Schlimmste an seiner Krankheit war, dass er die Kontrolle über sich selbst verlor, und da Alzheimer teils auch genetisch bedingt ist, beschäftigte mich zuweilen durchaus der Gedanke, ob dieses Schicksal womöglich auch mich ereilen könnte. Andererseits bringt der Tod *unweigerlich* totalen Kontrollverlust mit sich. Und irgendwie kam es mir unfair vor, dass ich trotz all meiner lebenslangen Bemühungen, mich stets anständig zu kleiden und die richtigen Worte zu finden, schließlich steif und tot auf einem kalten weißen Tisch landen würde, mit schlaff nach links und rechts herabhängenden Brüsten, ein getrocknetes Rinnsal Blut im Mundwinkel, während irgendein dahergelaufener Bestattungsheini meine Leiche mit dem Wasserschlauch abspritzte.

Gerade ich hatte keine rationalen Argumente gegen die Körperspende, gegen die Fragmentierung des Leichnams. Zum Teil war meine Furcht kulturell begründet. Die einer tibetischen Himmelsbestattung vorausgehende Zerstückelung des Verstorbenen ist schwer zu akzeptieren, auch wenn es sich bei einer Kremierung rational gesehen lediglich um eine andere Art der Fragmentierung handelt. Der Cousin einer Freundin von mir kam in Afghanistan ums Leben. Kurz nach seinem Tod erhielt seine Mutter die Nachricht, er sei bei einem Bombenattentat buchstäblich in Stücke gerissen worden. Zu ihrer großen Erleichterung erfuhr sie bald darauf, dass sein Körper unversehrt geblieben war. Keine Rolle hingegen spielte für sie, dass sein Leichnam direkt nach Überführung in die Heimat ins Krematorium gebracht und in Abertausende von anorganischen Asche- und Knochenteilchen verwandelt wurde.

Und ob es Ihnen gefällt oder nicht: Einige dieser Knochenteilchen werden unwiederbringlich in den Ritzen zwischen Sohle und Wand des Kremationsofens verloren gehen. Die behördliche Genehmigung des Staates Kalifornien für den Betrieb eines Krematoriums fasst diesen Sachverhalt in folgende Worte:

> **Die Kammer besteht aus Keramik oder anderem Material, das bei jeder Kremierung in Mitleidenschaft gezogen wird, weshalb sich das Produkt besagten Verschleißes mit den kremierten Überresten vermengt ... Minimale Rückstände bleiben in Furchen und anderen unebenen Bereichen der Kammer zurück.**

Kurz und bündig ausgedrückt: Wenn man Sie nach der Einäscherung aus der Kammer fegt, sind auch winzige Teilchen der Maschine dabei, während ein gewisser Anteil ihrer Asche wiederum im Ofen verbleibt. «Vermengung» nennt sich das.

Und so stand ich auf verlorenem Posten, egal wie akkurat ich die Retorte mit dem Mini-Besen ausfegte, keinen Spalt und keine Ritze auszulassen versuchte. Und ich gab mir weiß Gott alle Mühe, hielt Ausschau nach den kleinsten Knochensplittern. Die heiße Luft versengte mir das Gesicht, wenn ich mich ein bisschen zu weit in die Ofenkammer beugte und in Ritzen verkantete Knochenstückchen mit dem Besen zu befreien versuchte, bis von den Strohborsten nur noch ein undefinierbarer Klumpen übrig war.

Einmal flog mir beim Ausfegen ein glimmendes Knochenstückchen entgegen. Als ich versehentlich darauf trat, brannte ich mir ein tiefes Loch in die Gummisohlen meiner Stahlkappenboots. «Hol dich der Geier!», brüllte ich und kickte den Knochen in hohem Bogen quer durch das Krematorium. Er landete irgendwo hinter ein paar Rolltragen. Nach fünf Minuten auf Händen und Füßen fand ich das verflixte Ding und verglich seine Form mit dem Loch in meiner Sohle. Ganzheitlich ist keine Option.

Natürlich kann man die Fragmentierung auch aus ganz anderen Blickwinkeln betrachten. Einen Monat später bewilligte mir Mike zwei (selbstredend unbezahlte) Urlaubstage, damit ich an der Hochzeit meiner Cousine in Nashville teilnehmen konnte. Am Nachmittag vor der großen Feier gönnten wir uns ein paar Stündchen in einem Wellness-Center und ich mir eine Auszeit im Massageraum, einer fensterlosen Luxushöhle mit Meditationsgedudel und Räucherstäbchenduft. Die blonde Masseurin, eine Südstaatlerin mit sanfter Stimme, plauderte leise mit mir, während sie meinen Nacken auf geradezu himmlische Weise verwöhnte.

«Was machen Sie denn beruflich, meine Liebe?», fragte sie über die rhythmischen Gesänge aus den Lautsprechern hinweg.

Soll ich ihr das wirklich sagen? Ihr tatsächlich verraten, dass ihre magischen Finger gerade Muskeln kneteten, die ich mir durch den Transport von Leichen und das Ausfegen riesiger Öfen antrainiert hatte?

Aber ja doch.

Ich rechnete ihr hoch an, dass meine Antwort sie keinen Sekundenbruchteil aus der Ruhe brachte. «Hmm … also, meine Verwandten in West Virginia halten diesen Einäscherungskram allesamt für Teufelswerk.»

«Und wie denken Sie selbst darüber?», fragte ich.

Ihre Hände ruhten auf meinem Rücken, während sie einen Moment lang innehielt. «Wissen Sie, ich bin wiedergeborene Christin.»

Zum Glück lag ich bäuchlings auf dem Massagetisch, so dass sie nicht sehen konnte, wie meine Lider flackerten, während ich überlegte, ob sie jetzt eine weitere Frage erwartete.

Eine lange Pause entstand, ehe sie fortfuhr. «Ich glaube daran, dass Jesus Christus am Tag des Jüngsten Gerichts erscheinen und die Seligen mit sich in den Himmel nehmen wird, und dazu brauchen wir natürlich unsere Körper. Aber – und das ist der Knackpunkt – was, wenn ich an irgendeinem Strand schwimmen gehe und mich ein Hai zerfetzt, ich also halb im Magen des Hais lande und der zerstückelte Rest von mir in den Wellen treibt? Also, mir kann keiner erzählen, unser Herr und Erlöser wäre nicht imstande, mich wieder ganz zu machen. Und wenn er die Macht besitzt, mich nach einem Angriff durch einen Hai wiederherzustellen, dann kann er das auch nach einer Einäscherung.»

«Die Macht besitzt», wiederholte ich. Von dieser Seite hatte ich das Ganze noch nicht betrachtet. «Na ja, wenn Gott verweste Leichen wiederherstellen kann, die obendrein noch durch den Verdauungstrakt von Maden gewandert sind, müsste es theoretisch schon möglich sein, dass er das nach einer Kremation auch hinkriegt.»

Sie schien zufrieden mit meiner Antwort. Die verbleibende Zeit über schwiegen wir, während wir wohl beide darüber sinnierten, wie viel am Ende von uns übrig bleiben würde. Sie konnte sich immerhin auf das Jüngste Gericht freuen. Ich hingegen fürchtete, dass meinem Körper eine derartige Transzendenz versagt bleiben würde.

Und mich beunruhigte nicht nur die Unvermeidlichkeit der Fragmentierung, sondern die Unausweichlichkeit des Todes selbst, der alles und jeden unterschiedslos hinwegrafft. Publilius Syrus hat es im 1. Jahrhundert vor Christus so ausgedrückt: «Im Angesicht des Todes sind wir alle gleich.»

Ein beliebtes Motiv in der Kunst des späten Mittelalters war der Danse macabre oder Totentanz. Bilder zeigten verwesende Leichen, die sich mit breitem Grinsen unter die nichtsahnenden Lebenden mischen. Die hämisch grienenden, von Fäulnis entstellten Toten winken und stampfen mit den Füßen, während sie mit Päpsten und Bettlern, Königen und Hufschmieden Ringelreihen tanzen. Die Bilder erinnerten ihre Betrachter daran, dass nichts so sicher war wie der Tod. Es gibt kein Entrinnen.

Die Golden Gate Bridge führt vom nördlichen Ende San Franciscos über den Golden Gate Sound nach Marin County. Das orangefarbene architektonische Meisterwerk ist die meistfotografierte Brücke der Welt. Wann immer man über die Brücke fährt, sieht man glückliche Paare, die Schnappschüsse knipsen. Allerdings ist sie auch berüchtigt dafür, Selbstmörder anzuziehen wie wohl kein anderer Ort auf der Welt, und verweist damit die Dashengguan-Brücke in China und den japanischen Aokigahara-Wald auf die hinteren Plätze – ein Kopf-an-Kopf-Rennen, auf das die zuständigen Fremdenverkehrsämter sicher getrost verzichten könnten.

Ein Mensch, der von der Golden Gate Bridge springt, kann davon ausgehen, mit etwa 120 Stundenkilometern auf dem Wasser aufzuschlagen; die Wahrscheinlichkeit, dabei zu Tode zu kommen, liegt bei 98 Prozent. Der Aufprall allein reicht bereits aus, die meisten Suizidenten zu töten – ihre Rippen brechen und bohren sich in innere Organe. Falls jemand den Sturz doch überlebt, ertrinkt er oder stirbt an Unterkühlung, wenn er nicht rechtzeitig entdeckt wird. Viele Leichen werden erst gefunden, wenn sie von Haien zerbissen oder von Krabben angenagt worden sind, andere verschwinden auf immer. Trotz der hohen Todesrate (oder vielleicht traurigerweise gerade deshalb) reisen aus der ganzen Welt Leute an, um von der Golden Gate Bridge zu springen. Wer als Tourist über die Brücke flaniert, um sich den Sonnenuntergang über der Bucht anzusehen, stößt unweigerlich auf Schilder mit folgender Aufschrift:

KRISENBERATUNG
ES GIBT HOFFNUNG
RUFEN SIE UNS AN
DER SPRUNG
VON DIESER BRÜCKE
KANN TÖDLICH SEIN

Die Golden Gate Bridge fordert etwa alle zwei Wochen ein neues Todesopfer. Eines Tages – ich war bereits sieben Monate bei Westwind, ohne dass auch nur ein Springer bei uns gelandet war – bekamen wir gleich zwei herein. Und der große Gleichmacher Tod konnte kein besseres Beispiel seiner Arbeit liefern als jene beiden Männer, der eine ein einundzwanzigjähriger Obdachloser, der andere ein fünfundvierzigjähriger Raumfahrtingenieur.

Wo die Leichen der Golden-Gate-Selbstmörder nach ihrem Sturz in die Bucht wieder auftauchen, hängt davon ab, in welche Richtung sie von der Strömung getrieben werden. Wurde ein Leichnam Richtung Süden gespült, fiel er in den Zuständigkeitsbereich des San Francisco County und kam in die überfüllte Gerichtsmedizin im Stadtzentrum. Wurde er hingegen nach Norden getrieben, war er Angelegenheit des reichen Marin County, das ein eigenes rechtsmedizinisches Institut hat. Der Raumfahrtingenieur, ein waschechter Raketentechniker, hätte sich problemlos eine Villa in Marin County leisten können, wurde aber südlich angespült. Der Obdachlose, der laut seiner Schwester nie einer Arbeit nachgegangen war, war nach Norden in die Vororte der Vermögenden und Betuchten getrieben. Die Strömung unter der Brücke scherte sich nicht um den gesellschaftlichen Status der beiden Männer. Es war ihr auch egal, aus welchen Gründen sie sich das Leben genommen hatten. Die Strömung in der Bucht bestätigte die traurigen Worte der Feministin Camille Paglia: «Menschen werden von der Natur nicht bevorzugt. Wir sind nur eine Spezies von vielen, die wahllos den Kräften der Natur ausgesetzt sind.»

Eines Nachmittags fuhren Chris und ich mit seinem weißen Transporter nach Berkeley, um Therese Vaughn abzuholen. Therese – geboren zu einer Zeit, als der Erste (!) Weltkrieg noch Jahre in der Zukunft gelegen hatte – war mit 102 Jahren in ihrem eigenen Bett gestorben. Nachdem wir zurückgefahren und Therese in die Kühlung verfrachtet hatten, kremierte ich ein Neugeborenes, das gerade einmal drei Stunden und sechs Minuten gelebt hatte. Und auch von Therese blieb nur Asche – Asche, die genauso aussah wie die des Säuglings, nur ein klein wenig mehr.

Seien es unversehrte Leichname, aus Forschungslabors stammende Köpfe, Babys oder ein amputiertes Frauenbein: Was am Ende aus dem Ofen kommt, gleicht sich wie ein Ei dem anderen. Ein Blick in eine Urne sagt einem nicht, ob jemand erfolgreich oder ein Loser war, ob er Enkel oder Vorstrafen hatte. «Denn Staub bist du, und zum Staub wirst du zurückkehren.» Mein Staub, dein Staub – letztlich bleibt von uns allen das Gleiche übrig: zwei bis vier Kilo gräulich-weiße Asche.

Im modernen Bestattungswesen wird ein Riesenbohei um die sogenannte «Personalisierung» gemacht. Dabei handelt es sich um eine Marketingstrategie, die auf die Geldbörsen der Babyboomer-Generation zielt und es für einen nicht ganz unerheblichen Aufpreis möglich macht, eine Bestattung mit individuellen Extras aufzumotzen – etwa Särgen mit Logo und Vereinsfarben der Baltimore Ravens, Urnen mit Golfmotiven oder Leichentüchern mit idyllischen Entenjagd-Szenen. *Mortuary Management* (das meistgelesene Fachblatt der amerikanischen Bestatterbranche) bejubelte eine neue Kollektion von Premiumsarkophagen mit von Thomas Kinkade höchstpersönlich geschaffenen Regenbogen-Motiven, als würde damit die Wiederkunft des Herrn eingeläutet. Produkte dieser Couleur sollen natürlich nur eins zum Ausdruck bringen: «Ich bin nicht irgendein dahergelaufener Durchschnittstyp, ich bin ich, absolut einzigartig, außergewöhnlich und *unvergesslich*!» Ganz ehrlich: Selbst tausend Totentänze könnten mir nicht den Grusel verursachen, der mich beim Anblick derartigen Bestattungstinnefs packt.

Dabei konnte ich den Wunsch nach Personalisierung durchaus verstehen. In meiner Naivität hatte ich anfangs ja selbst davon geträumt, eines Tages La Belle Mort zu eröffnen, das etwas andere Bestattungsinstitut für den unverwechselbaren Abgang. Aber wir brauchten nicht noch mehr individuelle Knallerangebote. Was uns wirklich fehlte, waren Rituale von Bedeutung und Wahrhaftigkeit, Rituale mit Tiefgang, die echte Emotionen zuließen und mit Geld nicht zu bezahlen waren.

Im Lauf der Monate stapelten sich Beutel über Beutel mit kremierten Überresten auf dem Metallregal über den Gerätschaften: die Asche von Babys, Erwachsenen, Körperteilen von Science Support – von allen möglichen Leichnamen, die durch unsere Öfen gegangen waren. Eines Nachmittags, als sich genug für eine kollektive Seebestattung angesammelt hatten, bereiteten wir die kleinen grauen Krieger für das Verstreuen ihrer Asche auf dem Meer vor. Die Beutel, in denen sich die Asche von Menschen mit

Namen wie Yuri Hirakawa, Glendora Jones oder Timothy Rabinowitz befand, wurden in Kisten gepackt; stoisch ragten die Verschlussclips in Habachtstellung heraus. Angehörige, Freunde oder Science Support bezahlten Westwind dafür, mit der Asche der Verstorbenen in die San Francisco Bay hinauszufahren und sie dort in alle Winde zu verstreuen.

Die Vorbereitungen kosteten mich einige Zeit. In Kalifornien gibt es nämlich eine ganze Reihe von Vorschriften, die bei einer Seebestattung berücksichtigt werden müssen. So muss die Identität der Verstorbenen doppelt überprüft, jede einzelne Beisetzungsbewilligung gecheckt, jedes Formular genau unter die Lupe genommen werden. Schließlich hatte ich drei volle Kisten beisammen, in denen sich die ununterscheidbaren Überreste von achtunddreißig Erwachsenen, zwölf Säuglingen und neun anatomischen Präparaten befanden. Ich war die Choreographin meines ganz privaten Totentanzes.

Am nächsten Morgen sollten die Kisten an Bord von Westwinds Seebestattungsboot in die Bucht geschippert werden. Ich ließ Mike gegenüber durchblicken, dass ich den Job gern übernehmen würde. Ich wollte diejenige sein, die diese Menschen von Anfang bis Ende, von der Ankunft ihres Leichnams über ihre Einäscherung bis zur Seebestattung, auf ihrem Weg ins Nirvana begleitet hatte. Leider war Mike selbst scharf auf den frühmorgendlichen Törn. Weshalb jemand vor Ort bleiben, ans Telefon gehen und die Öfen bedienen musste. Und dieser Jemand war die Kremationstechnikerin, die Frau, die in der Hierarchie des Todes ganz unten stand: ich.

Eros und Thanatos

Unser Haus am Punalei Place in Kaneohe hatte einen Swimmingpool, an dem ich als Kind unzählige Stunden verbrachte. Ich war etwa elf, als die Wasserpumpe den Geist aufgab und sich der liebste Spielplatz meiner Kindheit nach und nach in einen grünen, überwucherten Tümpel verwandelte, der sich als ideales Biotop für Frösche und Enten erwies. Für Flora und Fauna war es ein Fest, einen voll entwickelten Sumpf in einer ganz normalen Vorortstraße vorzufinden.

Unsere Nachbarn waren sicher alles andere als begeistert über das Naturschutzgebiet, das auf dem Grundstück der Doughtys entstand. Die Frösche quakten nachts geradezu ohrenbetäubend laut, und es war kein Geheimnis, dass die Kitasakis von gegenüber einen schweren Rochus auf die beiden Wildenten hatten, die gelegentlich von unserem Pool über die Straße watschelten, um auf ihrem Rasen ihr Geschäft zu verrichten. Als beide Enten tot auf dem Asphalt lagen (Rattengift, so jedenfalls meine unbewiesene Theorie), knipste ich ihre Kadaver und verfluchte die Kitasakis mit einem stummen Zauberspruch. Im Jahr darauf zogen sie weg, offenbar in den Wahnsinn getrieben von ihrer Tat und dem mächtigen Fluch, den ich über sie verhängt hatte.

Als meine Eltern sich fünfzehn Jahre später zu einer Reparatur des Pools durchrangen, fanden die Männer, die das Wasser abließen, auf dem Grund jede Menge Knochen von Vögeln, Kröten und Mäusen. Menschliche Überreste waren leider nicht dabei, womit ich eine Wette mit meinem Vater verloren hatte. Ich hätte nämlich darauf geschworen, dass wir wenigstens auf zwei bis drei unserer ehemaligen Nachbarn stoßen würden.

In jenen seligen Zeiten, als unser Swimmingpool noch genauso wie jeder andere Pool aussah, konnten wir siebenjährigen Mädels aus der Nachbarschaft nicht genug bekommen von einem Spiel, das auf dem Film *Arielle, die Meerjungfrau* basierte. Der Disney-Film, den wir über alles liebten, war 1989 ins Kino gekommen. Und da ein gutes Spiel nicht ohne strenge Regeln auskommt, war das bei uns genauso. «Ich bin eine Meerjungfrau mit einem schimmernden lila BH, langem grünem Haar, einer funkelnden rosa Flosse, und mein bester Freund ist ein singender Oktopus», verkündete dann etwa eine von uns. Und wer sie dann zu kopieren versuchte, wurde von den anderen geschnitten und konnte sich hinter der nächsten Bananenstaude ausheulen.

Das gesamte Disney-Œuvre, vor allem aber *Arielle, die Meerjungfrau* vermittelte mir ein hoffnungslos verzerrtes Bild von der Liebe. Ich erlaube mir, den Plot (der sich von Hans Christian Andersens Märchenvorlage grundlegend unterscheidet – dazu später mehr) für diejenigen, die den Film nicht gesehen haben, an dieser Stelle kurz zusammenzufassen: Arielle ist eine schöne Meerjungfrau mit einer noch schöneren Stimme. Sie will unbedingt eine Menschenfrau werden, weil sie sich (nach einer einzigen Begegnung) Hals über Kopf in Prinz Eric verliebt und ohnehin ein Faible für allen möglichen Zivilisationsschrott hat (den sie sammelt und in ihrer Unterwasserhöhle aufbewahrt). Eine böse Meereshexe tritt auf den Plan und verspricht, Arielle in einen Menschen zu verwandeln; als Gegenleistung fordert sie jedoch ihre wunderschöne Stimme. Arielle lässt sich auf den Handel ein, und die Meereshexe verwandelt ihre Flosse in zwei menschliche Beine. Glücklicherweise steht Prinz Eric auch auf die stumme Arielle, weil sie echt süß ist, und süße Mädchen brauchen keine Stimme. Die böse Meereshexe versucht sie auseinanderzubringen, doch die Liebe siegt, Arielle heiratet den Prinzen und wird für immer eine Menschenfrau. Ende der Geschichte.

Ich ging davon aus, dass mein eigenes Liebesleben genauso verlaufen würde, natürlich exklusive der fiesen Hexe und der ebenso neunmalklugen wie musikalischen Krabbe. Die kommenden Jahre beraubten mich allerdings dieser Illusion.

Um meine leicht morbiden Neigungen auszuleben, blieben mir als Teenager auf Hawaii nur die Gothic- und Fetisch-Clubs mit Namen wie «Flesh» oder «The Dungeon», wo samstagabends die Post abging. Meine Freundinnen und ich, die Woche über allesamt Uniform tragende Privatschülerinnen, erzählten unseren Eltern, wir würden jeweils bei der anderen übernachten. Stattdessen brezelten wir uns mit schwarzen Vinyl-Ballkleidern auf, die wir übers Internet bestellt hatten, zogen durch die Clubs und ließen uns im wabernden Trockeneisnebel an eiserne Kreuze fesseln und auspeitschen. Wenn die Clubs um zwei Uhr morgens dicht machten, gingen wir in ein rund um die Uhr geöffnetes Diner namens «Zippy's», wurden unweigerlich von irritierten Stammsäufern als «Hexen» tituliert, wuschen uns auf der Toilette das Make-up aus dem Gesicht und schliefen zwei, drei Stunden im Auto meiner Eltern. Da ich außerdem noch im äußerst ehrgeizigen Auslegerkanu-Team meiner Schule war, musste ich mich am nächsten Morgen aus meinem Vinylkleid schälen und auf dem offenen Meer zwei Stunden lang die Paddel schwingen, während Delphine neben unserem Boot majestätische Sprünge vollführten. Auf Hawaii kann man eine ziemlich bemerkenswerte Jugend verleben.

Als junger Amerikanerin (nun ja, mehr oder weniger) im späten 20. Jahrhundert war mir nicht bewusst, dass die Geschichten meiner geliebten Disney-Filme allesamt geklaut waren. Sie basierten auf grausamen, makabren europäischen Märchen von Erzählern wie Hans Christian Andersen oder den Brüdern Grimm – Geschichten, die keineswegs das vertraute Fazit «Und so lebten sie glücklich miteinander bis ans Ende ihrer Tage» ziehen, sondern auf einer völlig anderen Note enden, wie etwa «Die Gänsemagd» der Brüder Grimm: «Die ist nichts Besseres wert, als dass sie splitternackt ausgezogen und in ein Fass gesteckt wird, das inwendig mit spitzen Nägeln beschlagen ist …, und zwei weiße Pferde müssen vorgespannt werden, die sie Gasse auf, Gasse ab zu Tode schleifen.»

In «Die kleine Meerjungfrau», 1837 von dem dänischen Schriftsteller Hans Christian Andersen verfasst, sind musikalische Meerestiere nicht nur Mangelware, sondern gar nicht vorhanden. In Andersens Märchen verliebt sich die Meerjungfrau in einen Prinzen und bittet die Meerhexe um Hilfe (soweit alles wie in der Disney-Version). Die Meerjungfrau bekommt Beine, doch jeder Schritt schmerzt, als würde sie auf scharfe Messer treten. Als Gegenleistung verlangt die Hexe die Stimme der Meerjungfrau und schneidet ihr die Zunge ab: «Nun war sie stumm, konnte weder singen noch sprechen.» Und die Sache hat noch einen weiteren Haken: Wenn es der Meerjungfrau nicht gelingt, die Liebe des Prinzen zu erringen, wird sie zu Meeresschaum und verliert ihre Chance, eine unsterbliche Seele zu bekommen. Zum Glück scheint der Prinz bei ihrem Anblick ganz hin und weg zu sein, und sie «durfte draußen vor seiner Tür auf einem Samtkissen schlafen». Wenn man wie der treue Haushund vor seiner Tür nächtigen darf, muss das wohl Liebe sein.

Der Prinz, der offensichtlich doch nicht ganz so hingerissen ist, heiratet eine Prinzessin aus einem anderen Königreich, und die Meerjungfrau weiß, dass sie am Morgen nach der Hochzeit sterben wird. In letzter Sekunde greifen ihre Schwestern ein, die sich die schönen langen Haare abgeschnitten und im Austausch dafür ein Messer von der Hexe erhalten haben. Sie geben es der kleinen Meerjungfrau: «Ehe die Sonne aufgeht, musst du es in des Prinzen Herz stoßen. Und wenn dann sein warmes But auf deine Füße spritzt, so wachsen sie zu einem Fischschwanz zusammen, und du wirst wieder eine Meerjungfrau.» Doch die Meerjungfrau bringt es nicht über sich, ihren geliebten Prinzen zu metzeln, und so stürzt sie sich vom Schiff ins Meer. Ende. Und diese Story versuchen Sie jetzt mal Disney anzudrehen.

Ich wünschte, ich hätte diese Version als Kind zu sehen bekommen. Kinder mit der Wahrheit über Liebe und Tod zu konfrontieren, ist weit weniger gefährlich, als ihnen ein verlogenes Happy End aufzutischen. Kinder der Disney-Prinzessinnenära sind in einer rosarot gefärbten, von lustigen Tieren bevölkerten Parallelwelt aufgewachsen, die völlig unrealistische Erwartungen geweckt hat. Entsprechend rät uns der Mythologe Joseph Campbell, Happy Ends ins Reich der Fabel zu verweisen: «Die Welt, wie wir sie kennen und wie wir sie gesehen haben, lässt nur ein Ende zu: Tod, Zerfall, Zerstückelung und Kreuzigung unseres Herzens, durchs Vergehen der Formen, die wir geliebt haben.»

Zerfall und Tod haben sich noch nie sonderlich großer Beliebtheit erfreut. Viel einfacher ist es, eine gute altmodische Liebesgeschichte zu schlucken. Weshalb mir ein wenig bange ist, Ihnen meine eigene zu erzählen: Sie begann an jenem Tag, als ich einen Blick in den Präparationsraum warf, wo Bruce gerade dabei war, einen obduzierten Leichnam herzurichten.

«He, Bruce», sagte ich. «Hast du die Klamotten bekommen, die Mrs. Gutierrez' Angehörige gestern vorbeigebracht haben?»

«O Mann, hast du die Unterwäsche gesehen?» Er seufzte. «Die tun ja gerade so, als wäre ihre Großmutter Bettie Page. Eine tote Oma braucht doch wohl keinen G-String, oder?»

«Was? Das ist ja voll krass.»

«So was kommt alle Naselang vor. Den Leuten muss dringend mal jemand sagen, dass das *g* in G-String nicht für Großmutter steht.»

Bruce deutete auf den jungen Mann, der auf dem Tisch vor ihm lag. «Das ist der Bursche, den Chris heute aus der Rechtsmedizin geholt hat. Überdosis oder so.»

Erst jetzt bemerkte ich, dass der Mann auf dem Tisch kein Gesicht hatte. Er war nicht geköpft worden, sondern hatte bloß kein *Gesicht*. Kopfhaut und Gesicht waren ihm wie eine Bananenschale bis zum Kinn heruntergezogen worden, die Blutgefäße und Muskeln darunter freigelegt.

«Was ist denn mit dem passiert, Bruce?», platzte ich heraus, sicher, dass er mir jetzt einen weitschweifigen Vortrag über irgendwelche fleischfressenden Bakterien halten würde.

Wie sich herausstellte, ist es in der Rechtsmedizin nicht weiter ungewöhnlich, Toten das Gesicht abzuziehen, als handele es sich um den Deckel einer Sardinenbüchse. Wenn ein Rechtsmediziner eine Leichenöffnung vornimmt, wird häufig das Gehirn entnommen. Die Kopfhaut wird von einem Ohr zum anderen eingeschnitten und über das Gesicht gezogen, so dass der Pathologe den Schädel mit einer Oszillationssäge öffnen kann. Die Skalpiertechnik ähnelt verblüffend der Methode der antiken Skythenkrieger, die abgeschlagene Feindeshäupter zuerst ihrem König brachten, um ihren Sieg zu beweisen, ehe sie die Schädel skalpierten. Und ein guter Pathologe hat eben auch reichlich Skalps am Gürtel.

Nach Entnahme des Gehirns setzt der Pathologe die Schädeldecke wieder auf den Kopf des Toten – leicht schief wie die Kappe eines kecken Zeitungsjungen – und zieht das Gesicht wieder hoch. Und später ist es am Bestatter, Humpty Dumpty wieder zusammenzusetzen – ein Job, der Bruce an jenem Tag ziemliche Probleme bereitete.

«Was sollen denn seine Angehörigen denken?» Er schüttelte den Kopf. «Verdammt noch mal, ich bin Thanatopraktiker und kein Zauberer.»

Bruce versuchte sein Bestes, um den Schädel des Leichnams wiederherzustellen, riss Streifen von einem Geschirrtuch, um die Stirn zu rekonstruieren. Er war frustriert, weil er im Schrank des Präparationsraums grundsätzlich nie das Material fand, das er gerade benötigte.

«Was brauchst du denn, Bruce?», fragte ich.

«Ach, bloß ein bisschen Erdnussbutter.»

Nein, keine richtige Erdnussbutter. Tatsächlich benötigte er eine Art Spachtelmasse, die alte Bestatterhasen als Erdnussbutter zu *bezeichnen* pflegen. Was ich allerdings nicht kapierte, weshalb ich die nächsten Wochen allen möglichen Bekannten erzählte, dass Thanatopraktiker Erdnussbutter als postmortalen Schönheitsbalsam verwenden. Natürlich nur die besonders cremigen Marken.

Das fehlende Gesicht des jungen Mannes enthüllte das breite, höhnische Grinsen seines Schädels. Bei dem Gedanken, dass ebendieses geisteskranke Grienen hinter jedem menschlichen Antlitz verborgen war, lief es mir eiskalt den Rücken herunter. Der Schädel schien zu wissen, dass Bruce keine Erdnussbutter meinte … Sie wissen schon, keinen *Brotaufstrich*. Er schien mich zu beobachten, während ich irritiert die Stirn runzelte, und hämisch über meine himmelschreiende Leichtgläubigkeit zu lachen.

Behutsam zog Bruce die Gesichtshaut wie eine Halloween-Maske über den Schädel. Voilà, da war er. Im selben Augenblick blieb mir um ein Haar das Herz stehen. Weil ich den Toten kannte, der da vor mir lag. Es war Luke, einer meiner engsten Freunde; sein braunes Haar war blutverklebt.

Luke hatte mein Verhältnis zum Tod nie seltsam gefunden, daher war er auch der Erste gewesen, dem ich – gleich nach der Zusage von Westwind – von meinem neuen Job erzählt hatte. In seiner Gegenwart konnte ich mich frei über meine Ängste äußern, was Leben und Tod anging. Wenn wir nicht gerade tiefschürfende existentialistische Fragen klärten, lachten wir uns schlapp über die britischen Comedies, die wir uns (ähem, illegal) aus dem Internet herunterluden. Luke konnte urkomisch sein, doch ebenso gut zuhören und im richtigen Moment die richtigen Fragen stellen. Außerdem nahm er mich stets ernst, während ich so viele meiner Ansichten über Leben und Tod in Frage zu stellen begann, mit Selbstzweifeln kämpfte und immer häufiger mit meinen Unzulänglichkeiten haderte.

Nach einem langen, qualvollen Moment erkannte ich endlich, dass er es nicht *wirklich* war. «Erdnussbutter» war nicht wirklich

Erdnussbutter, und dieser tote Junkie war nicht wirklich Luke, der drüben in Los Angeles lebte, Hunderte von Meilen entfernt. Trotzdem sah dieser Mann ihm frappierend ähnlich, und ich konnte den Anblick nicht mehr aus meinem Gedächtnis löschen.

Nachdem Bruce den Pseudo-Luke einbalsamiert und Feierabend gemacht hatte, bat mich Mike, den Leichnam zu säubern. Der Tote lag unter einem weißen Tuch im Präparationsraum, zusammengenäht wie ein Flickenteppich. Ich schlug das Tuch zurück, wischte der Leiche mit warmem Wasser das Blut aus dem Haar, von den Lidern und den feingliedrigen Händen. Der echte Luke war nicht tot, doch plötzlich ging mir auf, dass er ebenso sterblich war – und ich es zutiefst bereuen würde, wenn er starb, ohne zu wissen, welch unverzichtbare Rolle er in meinem Leben spielte.

Der Psychoanalytiker Otto Rank sah in der modernen Liebe ein religiöses Problem. Während wir mehr und mehr vom Weltlichen geprägt werden und aus unseren Geburtsorten fortziehen, fehlt uns zunehmend der Halt, den wir früher in Religion und Gemeinschaft gefunden haben. Stattdessen klammern wir uns an einen Partner, um der individuellen Isolierung zu entgehen. Der französische Existentialist Albert Camus hat es am besten zusammengefasst: «Ach, mein Lieber, für den Einsamen, der keinen Gott und keinen Meister kennt, ist die Last der Tage fürchterlich.»

An jenem Tag, als ich den falschen Luke im Präparationsraum sah, fühlte ich mich mutterseelenallein, da ich in San Francisco immer noch so gut wie niemanden kannte. Als ich am Morgen meines vierundzwanzigsten Geburtstags zu meinem Wagen ging, klemmte eine einzelne Blume unter dem Scheibenwischer. Einen Moment lang schlug mein Herz höher – vielleicht hatte ja doch jemand an mich gedacht –, doch dann erfasste mich eine tiefe Traurigkeit, weil es schlicht und einfach nicht möglich war. Vielleicht hatte der Wind die Blume an meine Windschutzscheibe geweht.

Als ich an jenem Abend von der Arbeit nach Hause kam, holte

ich mir eine Pizza und aß sie allein in meiner kleinen Küche. Meine Mutter rief an, um mir zu gratulieren.

Die einzigen Menschen, die ich außer Mike, Chris und Bruce regelmäßig sah, waren ein paar Teenager, denen ich nach Feierabend drüben in Marin County (laut *New York Times* «der schönste, idyllischste, privilegierteste, liberalste, supercoolste Ort der Welt») Nachhilfe in Englisch und Geschichte gab. Meine Schüler waren unschuldige Kids, die in Villen mit sorgsam gepflegtem Rasen aufwuchsen, umsorgt von wohlmeinenden Helikoptereltern, die ums Verrecken nichts von meinem Hauptbroterwerb hören wollten. Häufig fuhr ich direkt von Westwind über die San Rafael Bridge in die Edelgegenden an der Bucht. Nur so konnte ich mit meinem schmalen Leichenbrennersalär im teuren San Francisco über die Runden kommen.

Ich führte ein Doppelleben, pendelte zwischen der Welt der Lebenden und der Toten hin und her. An manchen Tagen kam der Wechsel so abrupt, dass ich mich fragte, ob man mir ansah, woher ich gerade kam: «Guten Abend allerseits, immer wieder schön, in Ihrer Multimillionen-Dollar-Hütte vorbeisehen zu dürfen, achten Sie einfach nicht weiter drauf, falls ich noch leicht nach Verwesung müffeln sollte. Ach, wäre übrigens nett, wenn Sie ein paar große Scheine dafür rüberwachsen lassen könnten, dass ich den biegsamen Geist ihres Sprösslings forme.» Falls die Eltern den Totenstaub an meinem Körper bemerkten, waren sie zumindest höflich genug, sich nicht weiter dazu zu äußern. *O Gott! Das ist ja Asche! Menschenasche!*

Wenn man weiß, dass einem der Sensenmann auf den Fersen ist, entwickelt man unvermittelt ganz neuen Ehrgeiz, nimmt sich vor, alte Zwistigkeiten beizulegen, mal wieder Oma und Opa anzurufen, weniger zu arbeiten, mehr zu reisen, Russisch zu lernen, mit dem Stricken anzufangen. Oder sich zu verlieben. In jenem Augenblick, als ich Lukes Doppelgänger auf dem Tisch im Präparationsraum sah, wurde mir plötzlich bewusst, dass ich Luke liebte – so intensiv, wie ich noch nie jemanden in meinem Leben geliebt hatte. Die Erkenntnis traf mich wie der berühmte Blitz aus heiterem Himmel. Luke wurde zu meinem Ideal, und ich klammerte mich verzweifelt an den Gedanken, dass er mich erden, mir Halt und Sicherheit geben würde. Wenn er an meiner Seite stand, würde ich nicht allein sterben. Jemand würde meine Bestattung planen, meine Hand halten und mir den blutigen Auswurf von den Lippen wischen. Ich wollte nicht sterben wie die B-Movie-Schauspielerin Yvette Vickers, die einst eine der Hauptrollen in *Angriff der 20-Meter-Frau* gespielt hatte und mehr als ein Jahr nach ihrem Tod völlig mumifiziert in ihrer Wohnung in Los Angeles aufgefunden worden war. Sie war eine Einsiedlerin gewesen, und niemand hatte sich die Mühe gemacht, nach ihr zu sehen. Statt mir darüber Sorgen zu machen, dass meine Katze meinen Kadaver fressen würde, um selbst zu überleben, projizierte ich meine Angst vor dem Alleinsein auf Luke.

Meine Gedanken kreisten immer noch um ihn, als ich Maureen kremierte. Sie war Mitte fünfzig gewesen und in weniger als einem Jahr an einem Krebs gestorben, der in Windeseile gestreut und Metastasen gebildet hatte. Zurückgeblieben war Matthew, ihr Ehemann. Wäre das Schicksal fair, hätte es ihn zuerst gehen lassen: Matthew war an den Rollstuhl gefesselt und konnte das Haus ohne fremde Hilfe nicht verlassen. Chris musste ihn zu Hause aufsuchen und den Papierkram für Maureens Einäscherung dort mit ihm erledigen. Auf dem Kalender an der Wand stand in großen, traurigen Buchstaben: «17. Dezember: *Maureen ist nicht mehr*».

Ich war diejenige, die Maureens Urne bei Matthew ablieferte. Er kam im Rollstuhl in die Lobby hinunter, ein Mann mit langem grauem Haar und einer seltsam dünnen Stimme. Als ich ihm Maureens sorgfältig verpackte Aschekapsel reichte, verharrte er reglos in seinem Rollstuhl, ja sah nicht einmal auf. Er bedankte sich nur leise und wiegte das braune Paket in seinem Schoß hin und her, als handele es sich um ein Kind.

Schnellvorlauf zum Montagmorgen, und wer liegt in unserer Kühlkammer? Niemand anderer als Matthew. Tot. Offenbar hatte er einfach aufgegeben. Nachmittags brachte seine Schwester eine kleine Tasche mit persönlichen Dingen vorbei, die auf Matthews Wunsch mit ihm verbrannt werden sollten.

Es kam häufig vor, dass wir von Angehörigen um dergleichen gebeten wurden. Und solange sich unter den Gegenständen nichts Explosives befand, kamen wir ihrer Bitte gerne nach; die Sachen verbrennen zusammen mit dem Leichnam. Bevor ich Matthew in die Retorte einfuhr, öffnete ich die Tasche. Darin befanden sich Maureens und Matthews Eheringe, eine Haarlocke von Maureen und ungefähr fünfzehn Fotos. Bilder, auf denen nicht der gebrechliche, an den Rollstuhl gefesselte Greis zu sehen war, den ich kennengelernt hatte, sondern ein gesunder junger Mann, der zusammen mit seiner Braut in die Kamera lächelte. Maureen und Matthew: jung, glücklich, schön, über zwanzig Jahre verheiratet. Sie hatten Freunde, Hunde und anscheinend viel Spaß miteinander gehabt. Jedes einzelne Bild zeigte, wie nahe sie sich gestanden hatten.

Dann fiel noch ein Gegenstand aus der Tasche. Es war das kleine Metallschild, das ich vor Maureens Einäscherung auf ihren Sarg gelegt hatte. Eine solche Plakette ist Standard bei einer Feuerbestattung und kommt hinterher mit in die Aschekapsel. Auf diese Weise wird gewährleistet, dass sich der Inhalt einer Urne, die vielleicht irgendwo in einer Abstellkammer oder auf einem Dachboden gefunden wird, auch viele Jahre später noch zuordnen lässt. Das Metallschildchen, das ich in der Hand hielt, sah genauso aus wie Matthews, nur die Identifikationsnummer war eine andere. Ich stellte mir vor, wie er die Finger durch Maureens Asche gleiten ließ und dabei das Schildchen ertastete. Ich stellte mir vor, wie er es herausgenommen und das staubige Metall an seine Wange gepresst hatte. Es war eine bizarre Ehre, sie ein letztes Mal zusammengeführt zu haben, Teil des letzten Akts ihrer Liebesgeschichte gewesen zu sein.

Ich weinte – nein, schluchzte – über Matthews Leichnam, ehe ich ihn schließlich in die Kammer einfahren ließ. Selbst im Bewusstsein, dass jeder Mensch eines Tages unweigerlich sterben muss, sehnte ich mich nach einer so großen, allumfassenden Liebe wie dieser, danach, von einem anderen Menschen bedingungslos angebetet zu werden. Und Hand aufs Herz: Hatte Disney nicht genau das uns allen versprochen?

Im 14. Jahrhundert verliebte sich Peter I., der portugiesische Thronfolger, unsterblich in eine Edelfrau, Inês Pérez de Castro. Unglücklicherweise war er bereits verheiratet, weshalb er seine Affäre mit Inês geheim halten musste. Als Peters Frau einige Jahre später starb, war er endlich frei für Inês. Sie bekamen mehrere Kinder, die jedoch von Peters Vater, dem König, als Bedrohung empfunden wurden. In Abwesenheit Peters ließ der König Inês und ihre Kinder hinrichten.

Außer sich vor Wut, lehnte sich Peter gegen seinen Vater auf und bestieg schließlich selbst den Thron. Er sorgte dafür, dass Inês' Mörder aufgespürt wurden, und riss ihnen persönlich bei lebendigem Leib das Herz heraus. Er erklärte Inês zu seiner rechtmäßigen Frau und ließ sie sechs Jahre nach ihrem Tod exhumieren. Der Legende zufolge wurde sie feierlich zur Königin gekrönt, und auf seinen Befehl musste der gesamte Hofstaat an ihr vorbeidefilieren und die Knochenhand der neuen Herrscherin küssen.

Peter I. verzehrte sich nach Inês – ich verzehrte mich nach Luke. In der portugiesischen Sprache gibt es ein Wort, das kein englisches Pendant hat: *saudade*, eine Mischung aus Wehmut und Weltschmerz, die unstillbare Sehnsucht nach etwas, das unwiederbringlich verloren ist. Der grausige Anblick von Lukes entblößtem Schädel war wie eine Vorahnung gewesen. Ich hatte Angst, dass er von einer Sekunde auf die andere aus meinem Leben verschwinden könnte. Ich brauchte ihn jetzt, weil es keine Garantie auf morgen gab. Trotzdem beschloss ich, nichts zu überstürzen. Ich musste einen Weg finden, um mit ihm zusammen sein zu können, so lange es auch dauern mochte.

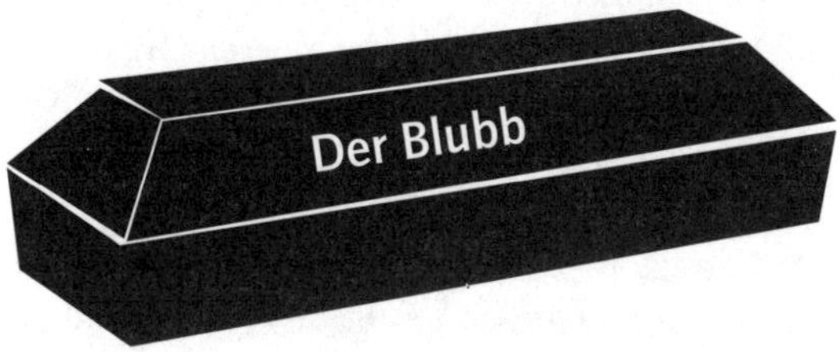

Der Blubb

Der Tag fing ganz harmlos an. «Caitlin!», rief Mike aus dem Präparationsraum. «Hilf mir doch mal eben, diesen feisten Burschen auf den Tisch zu bugsieren.» Eigentlich meine ich mich zu erinnern, dass er sagte: «Hilf mir doch mal eben, diesen feisten *Mexikaner* zu verarzten.» Aber das kann nicht sein, da Mike sich stets politisch korrekt auszudrücken pflegte (die Opfer der Bandenkriege in Oakland bezeichnete er einmal sogar als «junge urbane Afroamerikaner»). Womöglich spielt mir also nur mein Gedächtnis einen Streich, was den «feisten Mexikaner» angeht. Jedenfalls war der Mann, den wir von der Trage auf den Tisch hievten, weder feist noch Mexikaner. Er war ein ausgewachsener Fettsack und stammte aus El Salvador, ein Versicherungsmakler, der über 200 Kilo auf die Waage brachte. Wenn Sie sich gelegentlich den Begriff «totes Gewicht» in seiner ganzen massigen Glorie vergegenwärtigen wollen, versuchen Sie einfach mal, die Leiche eines krankhaft fettleibigen Mannes von einer gefährlich wackeligen Trage zu heben.

Juan Santos war an einer Überdosis Kokain gestorben. Seine Leiche hatte zwei Tage in seinem Apartment in East Bay gelegen, bevor sie entdeckt worden war. Der Pathologe hatte seinen Leichnam geöffnet und anschließend wieder zugenäht; eine klaffende y-förmige Naht verlief von seinen Schlüsselbeinen bis zum Schambein. «Hast du die Tüte mit seinen Eingeweiden gesehen?», fragte Mike. «Steht hinten in der Kühlung.»

«Eingeweide? Du meinst, seine Organe und so?»

«Genau. Der Pathologe entfernt die inneren Organe und packt sie in einen von diesen roten Plastikbeuteln, du weißt schon, die mit dem aufgedruckten Totenkopf. Kriegen wir dann mit der Leiche geliefert.»

«Wie? Da liegt dann der Beutel daneben?»

Mike grinste. «Nee, Chris trägt ihn über der Schulter, so wie Santa Claus.»

«Im Ernst?»

«Quatsch, vergiss es», gab Mike zurück. «Brrr, schwer eklige Vorstellung.»

Aha, Mike in Späßchenlaune. Ich spielte den Weihnachtsball zurück. «Ach, spricht man deswegen vom Chris-Kind? Wer kriegt denn die inneren Organe? Die braven oder die unartigen Kinder?»

«Hmm, kommt drauf an. Manche Kids spielen ja gern mit Gruselsachen.»

«Und die Organe kommen dann wieder in den Leichnam?»

«Erst mal balsamiert Bruce ihn heute Nachmittag ein», erklärte Mike. «Die Eingeweide kriegen ein kleines Formalinbad, ehe er sie wieder einräumt.»

Nachdem er Juan mit einem demonstrativen Ächzen auf den Präparationstisch gehievt hatte, nahm Mike ein Maßband zur Hand. «Seine Angehörigen haben bereits einen Sarg gekauft. Ich nehme jetzt seine Maße und bete, dass er reinpasst – ich habe nämlich echt keine Lust, seiner Familie zu verklickern, dass sie einen XXL-Sarg brauchen.» Er lächelte, weil ihm offenbar eine Idee kam. «Na ja, vielleicht lass ich das einfach dich übernehmen.»

Laut World Health Organization gibt es in den Vereinigten Staaten mehr übergewichtige Menschen als in irgendeinem anderen Land der Welt (und deshalb auch Dutzende von Abnehm-Shows im Fernsehen). Kein Wunder also, dass der Markt für Übergrößen-Särge boomt.

Auf der Website von Goliath Casket, Inc. findet man folgende hübsche Firmengründungsgeschichte:

In den Siebziger- und Achtzigerjahren waren Särge in Extragrößen nur schwer zu bekommen und meist miserabel gefertigt. 1985 hängte Keiths Vater, Forrest «Pee Wee» Davis, seinen Job als Schweißer in einer Sargfirma an den Nagel und sagte: «Jungs, ab jetzt baue ich zu Hause XXL-Särge, in die ihr selbst eure eigene Mutter gern legen würdet.» Ihre erste Werkstatt befand sich in einem umfunktionierten Schweinestall auf dem Farmgelände; anfangs gab es die Särge nur in zwei verschiedenen Größen und einer Farbe.

Pee Wee hätte uns jetzt gute Dienste leisten können, weil klar war, dass Juan in tausend Jahren nicht in einen normalen Sarg passen würde. Der arme Mann, Gott sei ihm gnädig, war beinahe so breit wie hoch.

«Komm, kreuz mal seine Arme, als würde er schon in der Kiste liegen», forderte Mike mich auf.

Ich beugte mich weit über den Leichnam und packte seine Unterarme. «Nein, du musst fester ziehen, fester», sagte Mike, während er den Schulterabstand maß. Inzwischen hing ich komplett über der Leiche. «Weiter, weiter, weiter – ja, genau so! Na, bestens. Er passt auf jeden Fall.»

«Niemals», erwiderte ich.

«Den passen wir schon ein. Seine Familie zahlt ohnehin schon mehr, als sie sich leisten kann. Jedenfalls werde ich ihnen keine weiteren 300 Dollar aus der Tasche ziehen, wenn es sich irgendwie vermeiden lässt. Außerdem wäre es mir extrem peinlich, seinen Eltern auf die Nase binden zu müssen, dass ihr Sohn einen Rübezahlsarg braucht.»

Später an jenem Tag – ich war gerade dabei, ein paar Gebeinreste durch die Knochenmühle zu jagen – rückte Bruce an, um Juan einzubalsamieren. Nachdem er seinen Probanden gesehen hatte, brüllte Bruce, wie immer Taktgefühl pur, zu mir ins Krematorium hinüber: «Caitlin! Du liebe Güte, das ist aber 'ne Riesenportion Mexikaner. Wird ganz schön stinken, das sag ich dir. Fette Leute stinken immer wie die Hölle.»

«Wieso glaubt ihr eigentlich alle, er wäre Mexikaner?», rief ich über das Dröhnen der Retorten zurück.

Bruce lag falsch mit Juans Herkunft, und sicher war es auch ein Irrtum, dass fette Menschen stinken. Trotzdem drang aus dem Präparationsraum der schauderhafteste Geruch, der mir je in die Nase gestiegen war. Eigentlich hätte der unterirdische Gestank mir den Magen umdrehen müssen, doch aus irgendeinem unerfindlichen Grund weckte er in mir den Wunsch, meine olfaktorischen Grenzen auszutesten.

Ich hatte Bruce schon das eine oder andere Mal bei der Arbeit zugesehen, doch der Anblick des 200-Kilo-Kolosses auf dem Einbalsamierungstisch traf mich völlig unvorbereitet, rational wie emotional. Bei obduzierten Leichnamen muss der Thanatopraktiker die Naht des Y-Schnitts auftrennen und, wie Mike mir bereits erklärt hatte, die inneren Organe aus Santa Chris' rotem Plastikbeutel einer chemischen Behandlung unterziehen. Bruce hatte gerade mit Letzterem begonnen, als ich eintrat.

Die Flut von Glibber als «schleimigen Matsch» zu bezeichnen, wäre weit untertrieben. Tatsächlich hätte ich mir nie im Leben vorstellen können, dass ein menschlicher Körper solche Unmengen an Blut, Gedärm, Organen und Fett beherbergen konnte. Bruce, der die Organe nacheinander aus dem Beutel fischte, setzte gleich wieder zu einem seiner Vorträge an: «Ich hab dir doch gesagt, dass es stinken würde, Caitlin. Dicke Leute verwesen einfach schneller, das ist wissenschaftlich erwiesen. Das Fett ist schuld – Bakterien *lieben* Fett. Und bis der Leichnam nach der Obduktion endlich hier landet, können sie so richtig schön mit der Zersetzung loslegen, pfui Teufel.»

Und das – so viel zu Bruces Ehrenrettung – war die unschöne Wahrheit. Seine Bemerkung, fette Leute würden stinken wie die Hölle, basierte auf Fakten, nicht auf Vorurteilen.

«All das Zeug, das in so 'ner Leiche vor sich hin gärt. Ich nenne es den ‹Blubb›. Zum Glück ist er nicht in der Badewanne gestorben. Wannen sind die Pest. Die absolute *Pest.* Sobald man den

Toten aus der Wanne hievt, löst sich die Haut ab. Die Körperoberfläche fühlt sich an wie Schleim, und die Fäulnisgase, die durchs Gewebe dringen ...» Bruce stieß einen leisen Pfiff aus, um die Spannung zu erhöhen. «Den Gestank kriegst du den ganzen Tag nicht aus der Nase, manchmal dein ganzes Leben nicht mehr.»

Er fuhr nahtlos fort: «Sieh dir mal den Typen hier an. Überdosis Kokain? Mir sieht das eher nach 'nem Herzinfarkt aus. Hier ...» Er griff in Juans Brusthöhle, förderte sein Herz zutage und hielt es mir hin. «Schau dir dieses Herz an. Verfettet bis zum Gehtnichtmehr. Wahrscheinlich hat er irgendwo mit ein paar Kumpels ein paar Hamburger gegessen und zwischendurch ein paar Lines weggezogen. Das sollte jeder mal gesehen haben.» Er hielt die behandschuhten Hände so, dass ich freien Blick auf das gelblich-wulstige Gewebe hatte. «Also, Finger weg von fetten Sachen.»

Offenbar wirkte ich leicht gekränkt, weil er sofort hinzufügte: «Nee, nee, das war nicht persönlich gemeint, Caitlin, deine Figur ist ja völlig okay. Aber du hast garantiert fette Freundinnen – und die solltest du schleunigst warnen.»

Ich sagte gar nichts. Mir hatte es die Sprache verschlagen.

Doch Bruce, der ehemalige Ausbilder und Dozent, hatte mich nicht vor den Kopf stoßen wollen, sondern mir lediglich eine kleine Lehre erteilt. Fettleibige Leute riechen – speziell nach einer Autopsie – einfach besonders widerwärtig, weil sie schneller verwesen, Punkt, aus. Nicht, dass wir diesen unliebsamen Umstand je irgendwelchen Angehörigen auf die Nase gebunden hätten. Und für kein Geld der Welt hätte ich Juans Mutter erklärt, warum ihr Sohn derart unerfreulich müffelte. Solche Dinge waren den Profis vorbehalten, den Eingeweihten hinter den Kulissen.

Unser Abscheu vor einer verwesenden Leiche ist zuallererst einmal rein instinktiv bedingt. Die Natur hat uns darauf eingestellt, mit Ekel auf Dinge zu reagieren, deren Genuss uns schaden könnte; ganz oben steht dabei faulendes Fleisch. Manche Tiere, beispielsweise Geier, können problemlos Aas fressen, weil in ihrem Verdauungssystem ein extrem saures Milieu herrscht. Menschen hingegen nehmen lieber Abstand von verdorbenem Fleisch, um negative Auswirkungen zu vermeiden. Erinnern Sie sich an die Wari', die ihre verwesenden Angehörigen verzehrten – und gezwungen waren, das Ritual immer wieder zu unterbrechen, um zwischendurch kotzen zu gehen, ehe sie an den «Tisch» zurückkehrten.

«Ganz ehrlich, Bruce», sagte ich. «Ich glaube, etwas Widerlicheres habe ich mein ganzes Leben noch nicht gerochen.»

Für diejenigen unter Ihnen, die bislang nicht das Privileg hatten, Eau de Decomposition zu goutieren: Die erste Duftnote, die ihnen angesichts eines in Fäulnis übergehenden menschlichen Körpers in die Nase steigt, ist Lakritz mit starkem Zitrus-Unterton. Leider keinem frühlingsfrischen Zitronenhain-Aroma – stellen Sie sich stattdessen vor, jemand würde Ihnen Discount-Badezimmerspray mit künstlichem Orangen-Bouquet direkt in die Nüstern sprühen. Dazu geben sie ein Gläschen richtig schön abgestandenen Weißweins, um das bereits reichlich Fliegen schwirren, und runden das Ganze mit einem Kübel Fisch ab, der schon ein paar Tage in der Sonne vor sich hin gärt. So und nicht anders, meine Freunde, riecht ein verwesender menschlicher Körper.

Bruce warf mir einen entschuldigenden Blick zu. «Klar, ich hätte dich vor dem Gestank warnen können, aber einem neugierigen Bengel sagt man ja auch nicht: ‹Junge, drück bloß nicht auf den roten Knopf.›»

Abgesehen von Ausnahmen wie dem verblichenen Juan Santos, die gelegentlich das System unterwandern, bleiben Verwesung und Zerfall in unserer Wahrnehmung des Todes komplett außen vor. Der moderne Leichnam hat zwei Alternativen: entweder die Erdbestattung inklusive vorheriger Einbalsamierung, womit der Zerfallsprozess dauerhaft aufgehalten wird (jedenfalls so lange, bis die Mumifizierung einsetzt), oder die Feuerbestattung, bei der er eingeäschert wird. In beiden Fällen wird niemand eine verwesende Leiche zu Gesicht bekommen.

Und da so gut wie niemand von uns je mit einer verwesenden

Leiche konfrontiert worden ist, können wir nur mutmaßen, was passieren wird, wenn Bakterien und Pilze uns am Arsch kriegen. Es ist kein Wunder, dass Zombies in unserer populären Kultur so fest verankert sind. Sie sind Staatsfeind Nummer eins, Tabu extraordinaire, das Grausigste, was man sich vorstellen kann – ein reanimierter, von Fäulnis zerfressener Toter.

Allerdings herrscht dabei die irrige Meinung vor, dass Leichname grundsätzlich *beerdigt* werden, was uns im Fall einer Zombie-Apokalypse in schwere Kalamitäten bringen würde – so wie in Michael Jacksons «Thriller»-Video, wenn verweste Knochenfinger durchs Erdreich stoßen und Leichname behände aus den Gräbern klettern. Diese Art der Bestattung war *einst* Usus, doch in unserer Zeit ist dieses Paradigma längst passé. Stattdessen wird der Leichnam chemisch konserviert, in einen Sarg gelegt, dieser anschließend versiegelt und wiederum in einem schweren Beton- oder Metallsarkophag in die Erde gelassen. Der Verstorbene ist regelrecht eingebunkert, ganz und gar von der Welt der Lebenden separiert. Gekrönt wird das Ganze mit dem Grabstein, sozusagen dem Sahnehäubchen auf der Todesverleugnungs-Torte.

Särge und Sarkophage sind nicht gesetzlich vorgeschrieben, sondern lediglich per jeweiliger Friedhofsordnung. Sarkophage verhindern, dass der Erdboden nach einer gewissen Zeit einsackt, und sorgen dafür, dass die Friedhofslandschaft kosteneffizienter gepflegt werden kann. Zusätzlich können Sarkophage individuell gestaltet und dann mit Aufpreis verhökert werden. Marmorimitat? Bronze? Die Qual der Wahl, liebe Angehörige.

Der Autor, Naturforscher und Umweltaktivist Edward Abbey wollte nicht auf einem Friedhof beerdigt werden. Seine besten Freunde entsprachen seinem Wunsch, klauten seinen Leichnam, hüllten ihn in einen Schlafsack und transportierten ihn auf der Ladefläche eines Pickups in das Cabeza-Prieta-Wildschutzgebiet in Arizona. Dort, mitten in der Sonora-Wüste, hoben sie am Ende einer staubigen Straße ein Loch aus, ritzten seinen Namen in einen nahegelegenen Felsen und gossen Whiskey auf sein Grab – ein höchst passender Abgang für Abbey, der seine Zeitgenossen ein Leben lang davor gewarnt hatte, sich immer weiter von der Natur zu entfernen. «Wenn mein Kadaver einem Wacholderstrauch als Dünger oder einem Geier als Nahrung dient, ist mir das Unsterblichkeit genug», hat er einmal gesagt. «Und mehr Unsterblichkeit braucht doch kein Mensch.»

Sich selbst überlassene Leichname verfaulen, vertrocknen, zersetzen sich und werden schließlich eins mit Mutter Erde. Die Anstrengungen, diesen Prozess via Leichenkonservierung und schweren Sarkophagen aufzuhalten, sind nichts weiter als der verzweifelte Versuch, das ohnehin Unausweichliche aufzuschieben, und manifestieren unseren Horror vor der Verwesung. Die Todesindustrie wirbt pausenlos damit, wie «natürlich» Verstorbene dank Einbalsamierung und Leichenkosmetik aussehen, doch unser heutiger Umgang mit dem Tod ist etwa so natürlich, wie Bären und Elefanten in Ballettröckchen zu stecken oder Nachbauten des Eiffelturms und venezianischer Paläste in der amerikanischen Wüste zu errichten.

Dabei war die geballte Verwesungs-Aversion unserer Tage durchaus nicht immer Teil westlicher Kultur. Tatsächlich hatten wir einst ein nachgerade *intimes* Verhältnis zum Zerfall. In den frühen Tagen des Christentums, als die Anhänger Jesu noch eine kleine, ums Überleben kämpfende Sekte waren, sahen sich die Anbeter des neuen Messias gnadenloser Verfolgung ausgesetzt. Die Märtyrer starben grauenhafte Tode – sie wurden geköpft, gesteinigt, bei lebendigem Leibe gehäutet, gekreuzigt, gehängt, in siedendes Öl geworfen, den Löwen zum Fraß vorgeworfen. Zur Belohnung durften sie dann direkt gen Himmel fahren. Kein Fegefeuer, kein Jüngstes Gericht, stattdessen kamen sie schnurstracks und ohne Umwege ins Paradies.

Für die Christen der Spätantike und des Frühmittelalters waren diese zu Heiligen gewordenen Märtyrer nicht weniger als Berühmtheiten. Nachdem Konstantin der Große im Jahr 313 den Christen Religionsfreiheit gewährt hatte, wurden die Leichname der Märtyrer zu echten Attraktionen. Kirchen, die mit den sterblichen Überresten eines berühmten Märtyrers – das Herz, ein Knochen oder eine Phiole mit seinem Blut reichten schon – aufwarten konnten, wurde regelrecht die Bude eingerannt. Es herrschte der weitverbreitete Glaube, dass einem durch die Seelen der Heiligen, die sich in der Nähe ihrer Gebeine herumtrieben, Wunder und generell göttliche Gunst zuteilwurden.

Kranke wurden geheilt! Dürren beendet! Feinde in ihre Schranken gewiesen! Doch warum den Heiligen bloß den einen oder anderen Besuch abstatten, wenn man in derselben Kirche auch bestattet werden konnte? Es lag klar auf der Hand: Wer sich für alle Ewigkeit *ad sanctos* – bei den Heiligen – begraben ließ, machte sich bei den Märtyrern beliebt und sorgte dafür, dass seine unsterbliche Seele den nötigen Schutz genoss.

Während sich der neue Glaube weiter durchsetzte, bestanden mehr und mehr Gemeindemitglieder darauf, wenn schon nicht in der jeweiligen Kirche selbst, so doch zumindest in unmittelbarer Nähe derselben begraben zu werden, um sich die Vorteile der Heiligenrufweite zu sichern. Diese Bestattungspraxis verbreitete sich im gesamten Imperium, von Rom bis Byzanz und weiter bis in jene Gebiete, wo heute England und Frankreich liegen. Ganze Städte schossen um die Kirchen mit den verehrten Leichnamen aus dem Boden.

Die Nachfrage stieg, und die Kirchen reagierten mit unwiderstehlichen Angeboten – gegen ein geringes Entgelt, versteht sich. Die betuchtesten Gemeindemitglieder wollten die besten Plätze und so nahe wie möglich bei den Heiligen liegen. Gab es irgendwo eine Nische, die groß genug für einen Leichnam war, wurde darin unter Garantie ein Verstorbener untergebracht. Ohne Übertreibung: In den Kirchen wimmelte es nur so von Toten. Besonders begehrt waren der Halbkreis der Apsis und der Vorraum hinter dem Portal. Abseits dieser Schlüsselstellen ging es im wahrsten Sinne des Wortes drunter und drüber: Leichen wurden unter den Bodenplatten verstaut, unter die Kuppel verfrachtet, reihenweise in den Wänden eingemauert. In so manchem Dom tummelten sich mehr Knochenmänner als Gläubige.

In den heißen Sommermonaten muss der durchdringende Verwesungsgestank in diesen Kirchen schlicht unvorstellbar gewesen sein. Der italienische Arzt Bernardino Ramazzini hat die unhaltbaren Zustände so beschrieben: «In der Kirche gibt es eine Unzahl von Gruften; zudem werden sie so häufig geöffnet, dass man diesen entsetzlichen Gestank unablässig in der Nase hat. Und auch Weihrauch, Myrrhe und sonstige Wohlgerüche können nicht verhindern, dass sich den Anwesenden schlicht der Magen umdreht.»

Wer nicht vermögend oder einflussreich genug war, um sich ein Plätzchen innerhalb der Kirchenmauern zu sichern, wurde in einem der vielen Gräber auf dem Kirchhof bestattet. Manche Gruben waren zehn Meter tief und beherbergten bis zu anderthalbtausend Leichen. Diese Praxis stand in krassem Gegensatz zu der spätantiken römischen und jüdischen Überzeugung, dass Tote unrein waren und am Besten am äußersten Ortsrand unter die Erde gebracht wurden. Der mittelalterliche Kirchhof war der Mittelpunkt des Dorflebens. Hier traf man sich, hier hielt man Schwätzchen und trieb Handel. Bier und Wein wurden feilgeboten, frisch gebackene Brote unters Volk gebracht. Verliebte Paare flanierten entlang der Gräber durch die laue Nacht; auf dem Gottesacker wurden Reden gehalten. Im Jahr 1231 verbot das Konzil von Rouen das Tanzen in Kirchen und auf Friedhöfen; wer dem zuwiderhandelte, wurde exkommuniziert. Die drastische Strafe lässt darauf schließen, dass es sich um einen äußerst beliebten Zeitvertreib handelte. Der Friedhof war ein Ort der Begegnung, an dem Lebende und Tote einträchtigen Umgang pflegten.

Der Historiker Philippe Ariès, Autor der ebenso umfassenden wie brillanten «Geschichte des Todes», stellt in diesem Zusammenhang fest, dass «der Tod für lange, lange Zeit niemandem mehr das geringste bisschen Angst einjagte». Möglich, dass Ariès an diesem Punkt ein wenig übertreibt, doch selbst wenn die mittelalterlichen Europäer Angst vor dem Tod hatten, konnten sie diese überwinden, weil die erhabene Aussicht, bei den Heiligen ruhen zu dürfen, sie über die Nachteile des irdischen Daseins hinwegtröstete.

Der Tod im Mittelalter war meine erste (akademische) Liebe. Die tanzenden Skelette, die Maden-Reliefs auf Grabkammern und Sarkophagen, die Beinhäuser, die verwesenden Leichname in den Kirchenmauern. Die schulterzuckende Hinnahme des menschlichen Zerfalls im späten Mittelalter unterschied sich grundlegend von den Erfahrungen, die ich als Kind gemacht hatte. Ich war lediglich bei zwei Beerdigungen gewesen: bei Papa Aquinos Beisetzung, dessen einbalsamierter und stark geschminkter Leichnam mich gleichsam angegrinst hatte, sowie bei der Trauerfeier, die für die Mutter einer ehemaligen Schulfreundin gehalten wurde – und im Übrigen ohne Leiche stattfand, während der Pfarrer kein einziges Mal von ihrem Tod sprach, sondern sich ausschließlich in der Kunst des Schönredens übte: «Ihre Seele war ein Zelt, doch dann fegte der grausame Wind des Lebens durch die Palmen und riss ihr Zelt mit sich davon.»

Selbst bei Westwind, dem grauen Bunker des säkularen Todes, kam man nur selten mit bereits verwesenden Leichen in Berührung. Die Mehrheit unserer Klienten starb in medizinischen Einrichtungen wie Krankenhäusern oder Pflegeheimen, ehe sie flugs in unserer Kühlkammer landeten, in der eine konstante Temperatur von vier Grad herrschte, so dass die Leichen gekühlt, aber nicht tiefgefroren wurden. Selbst wenn die Verstorbenen dort ein paar Tage ausharren mussten, bis der übliche Papierkram erledigt war, wanderten die meisten in die Retorte, bevor ein intensiverer Geruch von ihnen ausgehen konnte. Doch eines Morgens, als ich die Tür zur Kühlung öffnete und den Plastikvorhang beiseite schob, stieg mir der ebenso unverwechselbare wie unvergessliche Geruch menschlicher Verwesung in die Nase.

«Du liebe Güte, Chris», rief ich. «Wer stinkt denn hier zum Himmel?»

«Ich glaube, er heißt Royce», gab Chris zurück. «Hab ihn gestern hergebracht. Da drin riecht's wirklich nicht gut.» Sein ernstes Kopfschütteln schien mir der Sache angemessen. Dieser bestialische Gestank war weiß Gott nicht zum Lachen.

Du bist das also, Royce, der hier so gnadenlos die Luft verpestet. Ich machte mich umgehend daran, die üblichen Unterlagen auszufüllen, um ihn schnellstmöglich verheizen zu können. Als ich seinen Pappsarg öffnete, fand ich darin einen Mann vor, dessen Anblick man vielleicht mit dem Wörtchen «sumpfig» beschreiben könnte. Royce war so grün wie ein Cadillac aus den Fünfzigerjahren. Inzwischen wusste ich auch, dass es sich bei ihm um eine sogenannte Wasserleiche handelte; man hatte ihn tot in der San Francisco Bay gefunden. Ich überantwortete ihn den Flammen, gottfroh, den teuflischen Gestank aus der Welt geschafft zu haben.

Aber der Gestank ging nicht weg. Royce war verschwunden, und trotzdem hing der schauderhafte Mief nach wie vor in der Luft. Der Angelegenheit musste ich nachgehen, und mir schwante Böses. Ich betrat die Kühlkammer, schritt die Pappsärge ab und schnüffelte argwöhnisch, bis … *Du!* – Ellen! Die Frau, die Chris kürzlich aus der Rechtsmedizin hergebracht hatte. *Ist ja wohl nicht zu glauben, wie hundserbärmlich du hier vor dich hin stinkst! Und deine Haut löst sich auch schon ab! Was ist nur los mit dir? Und du willst in der ‹Modebranche› gearbeitet haben, wie es in deiner Sterbeurkunde steht?*

Ich fand nie heraus, was mit Ellen passiert war. Nachdem ich die arme Frau schließlich auf den Scheiterhaufen geschickt hatte, machte ich es mir ein Weilchen bequem und las ein Kapitel aus Octave Mirbeaus «Garten der Qualen», einem Buch, das mir zuerst während meiner literarischen «Décadence»-Phase untergekommen war. Gleich zu Anfang besagten Kapitels wird eine Figur als «Dilettant der Wolllust, der sich an menschlichem Verwesungsgeruch entzückte» bezeichnet. Meine erste Reaktion: «Na super, genau wie ich.» Aber stimmte das wirklich? Nein, und dieses Nein galt nicht nur für mich, sondern für alle Mitarbeiter bei Westwind.

Mein akademisches Interesse bedeutete noch lange nicht, dass mir Verwesungsgeruch irgendeinen perversen Genuss bereitete. Ich ging keineswegs jeden Tag mehrmals in die Kühlkammer, um dort tief Luft zu holen, nackt im kalten Miasma zu tanzen und meiner obszönen Lust am Verbotenen zu frönen. Stattdessen verzog ich die Nase, schüttelte mich und wusch mir zwölf Mal am Tag die Hände. Verwesung – das war nur eine weitere Gegebenheit des Todes, eine visuelle und olfaktorische Erinnerung daran, dass unsere Körper vergänglich sind, nichts weiter als kaum wahrnehmbare Impulse auf dem Radar des Universums.

Diese Erinnerung an unsere Vergänglichkeit hat durchaus heilsamen Charakter, und wir täten gut daran, dem menschlichen Zerfall gelegentlich ins Auge zu sehen. Um sich lüsterner Gedanken zu erwehren und ihr Verlangen nach ewigem Leben zu zügeln, pflegten sich buddhistische Mönche bei der Meditation einst auf ein ganz besonderes Objekt zu konzentrieren. Bei den sogenannten neun Friedhofs-Kontemplationen vergegenwärtigten sie sich die verschiedenen Stadien des Zersetzungsprozesses: 1) Aufblähen (*choso*), 2) Aufplatzen (*kaiso*), 3) Flüssigkeitsaustritt (*ketsuzuso*), 4) Fäulnis (*noranso*), 5) Entfärbung und Vertrocknung (*seioso*), 6) Tierfraß (*lanso*), 7) Zerstückelung (*sanso*), 8) Knochen (*kosso*), 9) Staubwerdung (*shoso*).

Die Meditation konnte auf reiner Vorstellungskraft beruhen, doch häufig behalfen sich die Mönche auch mit Bildern, auf denen die verschiedenen Phasen dargestellt waren, oder suchten die Beinhäuser auf, um vor einem echten verwesenden Leichnam in sich zu gehen. Um sich von der Beklommenheit zu befreien, die einen beim Anblick eines Leichnams unweigerlich befällt, hilft nichts mehr, als sich immer wieder erneut mit dem Anblick Toter zu konfrontieren.

Wenn das Phänomen der Verwesung in einer Kultur nicht mehr existiert (Fakt), ebendieses Phänomen aber gebraucht wird, um die Angst vor dem Tod zu relativieren (ebenso Fakt), was geschieht dann mit einer derartigen Kultur? Aber wir müssen keine großen

Vermutungen anstellen, weil wir bereits in einer ebensolchen Kultur leben – einer Kultur der Todesverleugnung.

Diese Verleugnung hat viele Gesichter. Sie zeigt sich in unserem zwanghaften Jugendkult, in Gestalt von Cremes, chemischen «Kuren» und Entgiftungsdiäten, deren Propagandisten uns glauben machen wollen, dass der natürliche Alterungsprozess unserer Körper grotesk und abstoßend sei. Wir geben jährlich 100 Milliarden Dollar für Anti-Aging-Produkte aus, während 3,1 Millionen Kinder unter fünf Jahren jämmerlich verhungern. Die Verleugnung manifestiert sich in unseren technischen Errungenschaften, in unserer Architektur, all den Dingen, die uns suggerieren, uns würde mit dem schlanken Design eines MacBooks mehr verbinden als mit einer toten Katze am Straßenrand.

Die einzige Möglichkeit, den Teufelskreis zu durchbrechen und das Einbalsamieren, den Sarg und den schweren Sarkophag zu umgehen, ist das grüne oder natürliche Begräbnis – so wie in Edward Abbeys Fall, nur eben ohne Leichenentführung in die Wüste. Nur bestimmte Friedhöfe bieten diese Form der Bestattung an, doch die Nachfrage steigt ständig. Der Leichnam wird in ein biologisch abbaubares Tuch gehüllt, in die Erde gelassen und die Grabstelle mit einem Fels markiert. Er verwest im Handumdrehen, schickt seine Atome zurück ins Universum, um dort neues Leben zu schaffen. Ein natürliches Begräbnis ist die bei Weitem ökologisch sinnvollste Art und Weise, aus dieser Welt zu verschwinden; zudem nimmt es uns die Angst vor Fragmentierung und Kontrollverlust. Wer sich für ein grünes Begräbnis entscheidet, trifft eine klare Aussage: «Ich bin mir nicht nur bewusst, nichts weiter als eine fragmentierte Masse organischer Materie zu sein, sondern zelebriere es auch noch. *Vive la décomposition!*»

Zu jener Zeit hatte ich mich ebenfalls für ein grünes Begräbnis entschieden. Fest stand, dass mir meine Atome, die Bausteinchen, aus denen sich mein Herz, meine Fußnägel, Nieren und grauen Zellen zusammensetzen, nur leihweise zur Verfügung gestellt worden waren. Irgendwann würde ich meine Atome zurückgeben müssen, und ich wollte nicht an ihnen festhalten, indem ich meinen künftigen Leichnam konservieren ließ. Drüben in Marin, gleich hinter der unweit von Westwind gelegenen Brücke, gibt es einen Friedhof, auf dem man sich natürlich begraben lassen kann. Dort saß ich manchmal auf den sanften grünen Hügeln, ließ den Blick über die Gräber schweifen und meditierte über mein Rendezvous mit dem Zerfall. In der Konfrontation mit dem Unausweichlichen erfuhren die Mönche Befreiung, und in gewisser Weise tat ich es ihnen gleich. Indem ich ins dunkle Herz meiner Ängste blickte, vor denen ich als Kind stets die Augen verschlossen hatte, gelang es mir Schritt für Schritt, sie zu überwinden.

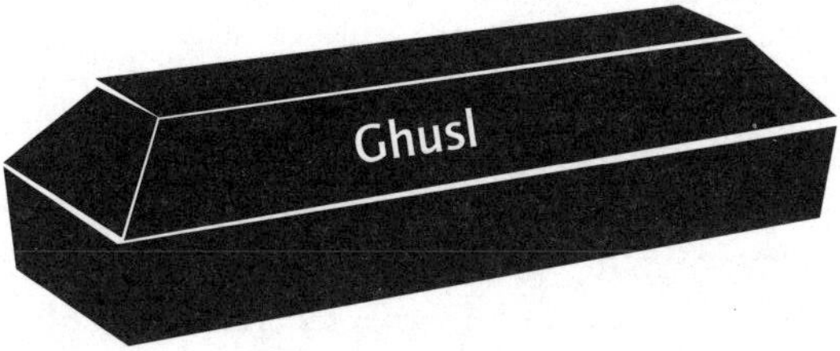

Ghusl

Der Buddha – Sie wissen schon, der mit dem Buddhismus – wurde als Siddhartha Gautama im heutigen Nepal geboren. Der junge Siddhartha war keineswegs von Anfang an erleuchtet; die ersten neunundzwanzig Jahre seines Lebens verbrachte er ausschließlich innerhalb der Mauern eines luxuriösen Palasts. Siddharthas Vater, der König, war gewarnt worden, dass sein Sohn zu einem großen spirituellen Denker heranwachsen würde, wenn er mit Leid, Tod und Elend in Berührung käme.

Logischerweise wollte sein Vater einen Nachfolger und keinen drögen Denker, weshalb Siddhartha komplett von aller weltlichen Unbill abgeschirmt wurde.

Als Siddhartha neunundzwanzig Jahre alt war, äußerte er den Wunsch, sich in der Stadt umsehen zu dürfen. Sein Vater stimmte zu, sorgte aber dafür, dass sein Sohn nur junge, kerngesunde Menschen zu sehen bekam, die ein sorgenfreies Leben führten. Doch die Götter spielten nicht mit: Sie schickten einen grauhaarigen Greis, der keine Zähne mehr hatte und hinkte – ein Schock für Siddhartha, der noch nie einem alten Menschen begegnet war. Dann erblickte er einen Pestkranken und schließlich, zum krönenden Abschluss, eine verwesende Leiche auf einem Holzbrett, die gerade verbrannt wurde. Nachdem er auf diese Weise mit Alter, Krankheit, Tod und dem Nichts konfrontiert worden war, entsagte Siddhartha dem Palastleben und beschloss, fortan ein Leben als

Mönch zu führen. Der Rest ist, wie man so sagt, Religionsgeschichte.

In der Siddhartha-Legende bewirkt die rohe Körperlichkeit des brennenden Leichnams etwas durch und durch Positives: Der schreckliche Anblick bringt ihn dazu, sein Leben zu ändern. Der Leichnam führte dem künftigen Buddha vor Augen, dass das menschliche Dasein einem permanenten, unvorhersehbaren Wandel unterworfen ist. Es war das süße Palastleben *ohne* Leichen, das ihn daran hinderte, Erleuchtung zu erlangen.

Mein Job bei Westwind Cremation & Burial hat meine Einstellung zum Tod verändert, grundlegend sogar. Hatte ich es anfangs lediglich für seltsam gehalten, dass Leichen in unserem Kosmos schlicht nicht mehr vorkommen, war ich ein knappes Jahr später fest davon überzeugt, dass sich so manches Grundübel der modernen Welt genau dieser Abwesenheit verdankte.

Tote verankern die Lebenden in der Wirklichkeit. Bevor ich bei Westwind anfing, hatte ich ein mehr oder weniger leichenfreies Leben geführt. Nun aber hatte ich Zugang zu Dutzenden von ihnen – ein kurzer Abstecher in die Kühlkammer genügte. Sie zwangen mich, meinem eigenen Tod ins Auge zu sehen, machten mir bewusst, dass auch die Menschen, die ich liebte, nicht ewig leben würden. Egal wie sehr uns die moderne Technik auch beherrschen mag – eine einzige Leiche reicht aus, um alles ins Wanken zu bringen, uns zu der unumstößlichen Erkenntnis zurückzuführen, dass wir nichts weiter als höhere Säugetiere sind, dazu verdammt, über kurz oder lang den Löffel abzugeben. Wir alle sind nur Leichen in der Warteschleife.

Der Tote, der heute auf dem Tisch im Präparationsraum lag, hieß Jeremy, war dreiundfünfzig Jahre alt geworden und von oben bis unten mit Tattoos übersät. Viele waren selbst gestochen und zu einem stumpfen Grün verblichen. Lettern und Zahlen bedeckten Arme, Brust und Rücken. Die neueren Tätowierungen stammten aus der Zeit nach seiner Haftentlassung – farbenfrohe Bilder von Vögeln, Wellen und anderen Freiheitssymbolen. Nach dem Knast hatte er offenbar Erlösung in einem anderen Leben finden wollen. Die Tattoos waren atemberaubend. Der Körper als Leinwand kriegt noch einmal eine ganz andere Dimension, wenn es sich um den Körper einer Leiche handelt.

Ich hatte gerade angefangen, Jeremy zu waschen, als es draußen am Tor klingelte. Ich streifte die Handschuhe ab und lief hinaus. Ehe ich noch «Hallo, kommen Sie doch herein» hervorbringen konnte, kreischte eine Frau, die sich kurz darauf als Jeremys Schwester vorstellte: «He, Sie! Sie sind aber ganz schön groß!»

«Ja, stimmt, fast eins achtzig.»

«Und alles rund und knackig, genau an den richtigen Stellen!» Während sie mich fest an ihre Brust drückte, rief mir das Wörtchen «rund» unvermittelt in Erinnerung, wie Bruce mich neulich über die Gefahren der Herzverfettung aufgeklärt hatte.

Ich führte Jeremys Schwester in unseren Beratungsraum, wo sie einen Lolli aus ihrer Handtasche kramte und mit den Zähnen zu bearbeiten begann, während sie nervös mit dem Fuß auf den Boden klopfte. Ich wollte ihr nichts unterstellen, aber es sah ganz so aus, als hätte sie sich eine nicht unerhebliche Menge Speed eingepfiffen. Wobei sie weiß Gott nicht die erste Kundin gewesen wäre, die mir hier auf Droge gegenübersaß – so war das eben, wenn man im Reich der Billigbestattung arbeitete.

«Also, Herzchen, jetzt mal Klartext. Ich will, dass Jeremy eine nette Trauerfeier in San Francisco hat und hinterher auf dem Veteranenfriedhof in Sac Valley unter die Erde kommt. Ich fahre direkt hinter Ihnen her», sagte sie und klopfte im Rhythmus ihrer Worte mit dem Fuß auf den Boden.

«Wollen Sie das wirklich machen?», fragte ich. «Der Friedhof ist zwei Stunden von hier entfernt.»

«Ich werde Sie auf jeden Fall im Auge behalten. Sonst fackelt ihr ihn doch einfach ab – wenn ihr's nicht schon getan habt.»

«Ma'am, der Leichnam Ihres Bruders wird im Sarg zum Friedhof gefahren», sagte ich. «Der Beerdigungstermin ist am Donnerstag.»

«Sie haben mir nicht zugehört. Also, ich wiederhole es noch mal: Wenn Jeremys Leiche nicht im Sarg liegt, haben Sie ihn *ohne meine Erlaubnis* verbrannt.»

Ich versuchte ihr so höflich wie möglich zu erklären, dass es Westwind weder einen logistischen noch einen finanziellen Vorteil brachte, Jeremy einzuäschern und dann einen leeren Sarg beim Sacramento Valley National Cemetery abzuliefern, doch sie glaubte mir kein Wort.

Jeremys Schwester war nicht die Einzige, die davon ausging, dass wir Totengräber nichts Gutes im Schilde führten. Die Leute hatten die abstrusesten Vorstellungen, was wir mit den Leichen ihrer Angehörigen – oder gar ihren eigenen – anstellten. Mit bebender Stimme riefen ältere Damen bei uns im Krematorium an.

«Westwind Cremation & Burial, Caitlin am Apparat», meldete ich mich.

«Hallo, meine Liebe, mein Name ist Estelle», sagte die Frau am anderen Ende. «Nach meinem Tod werde ich bei Ihnen kremiert. Die notwendigen Unterlagen liegen Ihnen vor, und ich habe auch schon per Vorkasse bezahlt. Aber heute morgen habe ich im Fernsehen einen Bericht gesehen – die behaupten, Sie würden die Leichen alle zusammen verbrennen. Stimmt das?»

«Nein, Ma'am, jeder Leichnam wird einzeln kremiert», erklärte ich nachdrücklich.

«Die haben gesagt, Sie würden einfach einen Haufen Leichen auf einem Scheiterhaufen verbrennen», sagte Estelle. «Und dass die Asche hinterher wahllos in Urnen geschaufelt wird.»

«Wen meinen Sie mit ‹die›, Ma'am?»

«Na, die Nachrichtenleute.»

«Also, ich kann Ihnen zweifelsfrei versichern, dass sie nicht von Westwind geredet haben», beteuerte ich. «Hier bekommt jeder seine eigene Einäscherungsnummer und wird separat kremiert.»

Sie gab einen tiefen Seufzer von sich. «Na gut, meine Liebe. Ich habe einfach nur schreckliche Angst, zusammen mit lauter anderen Leichen verbrannt zu werden.»

Estelle war nicht allein mit ihren Befürchtungen. Eine Anruferin fragte mich allen Ernstes, ob Leichen in der Kühlung wie Rinderhälften an Fleischerhaken aufgehängt würden. Ein aufgebrachter Gentleman schnauzte mich an, es sei ja wohl eine Unverschämtheit, dass wir für eine Seebestattung Geld verlangten – wir würden die Asche ja sowieso bloß «mit einem Päckchen Salz ins Klo spülen».

Die Ängste der Leute brachen mir das Herz, selbst wenn ich am Telefon zur Schnecke gemacht wurde. Heiliger Bimbam, glauben Sie das *wirklich?*, dachte ich dann. Glaubt jemand ernsthaft, er würde nach seinem Tod erst mal von einem Fleischerhaken baumeln, dann zusammen mit einem Stapel anderer Leichen verbrannt und zu guter Letzt in den Orkus gespült?

Manchmal versetzten mich diese Gespräche zurück in meine Kindheit, in jene Zeit, als ich acht Jahre alt gewesen war und geglaubt hatte, dass ich meine Mutter vor dem Tod bewahrte, indem ich in meine Bluse spuckte. Ich beschloss, kompromisslos ehrlich zu sein. Jeder, der mir derartige Fragen stellte, erhielt brutal offene Antworten. Fragte mich jemand, wie die Knochen zu Asche wurden, sagte ich: «Na ja, da kommt die sogenannte Knochenmühle zum Einsatz …» Wenn jemand fragte, ob sein Leichnam vor der Kremation Verwesungsspuren zeigen würde, erwiderte ich: «Sobald Sie tot sind, fressen die Bakterien Sie von innen auf, aber der Prozess wird aufgehalten, indem wir Ihren Leichnam vor der Verbrennung in einer Kühlkammer lagern.» Und seltsam: Je unverblümter ich antwortete, desto dankbarer waren mir die Leute.

Mit einer Einäscherung im Beisein der Familie – auch wenn ich davor jedes Mal Muffensausen bekam – ließen sich viele der erwähnten Fragen klären. Die Leute sahen, wie das Ganze ablief, erlebten aus nächster Nähe mit, wie der Leichnam in den Ofen eingefahren wurde, nahmen symbolisch sogar selbst an der Verbrennung teil, indem sie den Knopf betätigten, der die Flammen auslöste. Möglich, dass die Retorte für die Angehörigen nichts weiter als eine monströse Maschine war, in deren Schlund die geliebte Mutter verschwand, doch das Drücken des Knopfs war Teil eines Abschiedsrituals, das den Verstorbenen und seine Angehörigen ein letztes Mal miteinander verband.

Ich verspürte den wachsenden Drang, etwas gegen das schlechte Image des Todes und der Bestattungsindustrie zu unternehmen. In der Bay Area gab es eine bewundernswerte Gruppe von Frauen, die bereits daran arbeiteten, dem Tod ein anderes Antlitz zu geben; sie nannten sich *Death Midwives* (Todeshebammen) oder *Death Doulas* (Todesbegleiterinnen) und betreuten Sterbende zu Hause, auch über den Exitus hinaus. Sie waren keine ausgebildeten Bestattungsprofis, sondern verstanden sich als New-Age-artige Relikte einer vergangenen Zeit, als Menschen noch im Kreis ihrer Lieben gestorben waren und sich die Familie um den Leichnam gekümmert hatte.

Vor dem Amerikanischen Bürgerkrieg starben die meisten Menschen, wie bereits erwähnt, in ihren eigenen vier Wänden – daher auch das Sprichwort «Raum ist in der kleinsten Hütte für eine glücklich liegend Leich'» (na gut, habe ich mir bloß ausgedacht, aber so könnte es durchaus gewesen sein). Da der Umgang mit Leichen als Hausarbeit angesehen wurde, fiel den Frauen die Aufgabe zu, sich um die Verstorbenen zu kümmern. Sie buken die Fleischpasteten, kümmerten sich um die Wäsche, wuschen die Leichname.

In vielerlei Hinsicht sind Frauen natürliche Komplizinnen des Todes. Mit jeder Geburt erschafft eine Frau nicht nur neues Leben, sondern auch einen künftigen Todesfall – «Sie gebären rittlings über dem Grabe», wie Samuel Beckett geschrieben hat. Ganz zu schweigen von Mutter Natur, die ohne Unterlass kreiert und vernichtet.

Wenn die Frau des Hauses den Verstorbenen nicht selbst waschen und in ein Leichentuch hüllen wollte, heuerte die Familie eine sogenannte «Leichenbesorgerin» an. Im frühen 19. Jahrhundert wurde dieser Beruf hauptsächlich von Frauen ausgeübt. Seinen Ursprung hatte er in England, wo er bereits lange zuvor traditionell verbreitet gewesen war. Für Babys gab es Hebammen, für Leichname die Leichenbesorgerin – Frauen, die einen in die Welt brachten, und Frauen, die einen aus dieser Welt hinausgeleiteten.

Die meisten Westwind-Kunden wussten nicht, dass sie sich um den Leichnam eines Angehörigen auch selbst kümmern konnten. Dabei waren sie keineswegs gezwungen, Dad einem Bestattungsinstitut zu überlassen, nicht mal, einen Leichenbesorger zu engagieren. Der Leichnam gehörte schlicht und einfach ihnen. Und ganz abgesehen davon, dass es in Kalifornien völlig legal ist, sich verstorbener Angehöriger anzunehmen, sind Tote mitnichten die schauerlichen Kreaturen, als die sie das moderne Bestattungswesen so gern hinzustellen versucht. Muslime betrachten es als höchst verdienstvollen Akt, die Ghusl zu vollziehen, die große rituelle Waschung eines Verstorbenen. Derjenige, der die Ghusl durchführt, wird von dem oder der Sterbenden selbst erwählt. Männer werden von Männern und Frauen von Frauen gewaschen. Für diese Waschung auserwählt zu werden, gilt als besondere Ehre; wer sie verrichtet, erfüllt eine heilige Pflicht.

In früheren Jahrhunderten, als Bakterien und andere Krankheitserreger noch nicht bekannt waren, herrschte der Glaube, dass Seuchen wie Pest und Cholera von üblen Ausdünstungen verursacht wurden, die wie ein unsichtbarer Nebel von Leichnamen aufstiegen. Darum wurden Verstorbene weit außerhalb der Stadtgrenzen verscharrt. Aber auch wenn Tote weder einen besonders schönen Anblick bieten noch sonderlich erhebend riechen, stellen sie für die Lebenden keine große Bedrohung dar – die am Verwesungsprozess beteiligten Bakterien sind nicht dieselben, die Krankheiten auslösen.

Ein paar Wochen vor meiner Begegnung mit Tattoo-Jeremy und seiner Schwester machte ich die Bekanntschaft von Miss Nakazawa, einer jungen Frau, deren Mutter zu Hause gestorben war. Eigentlich wollte sie den Leichnam noch ein paar Stunden länger im Haus behalten, um ganz in Ruhe von ihrer Mutter Abschied nehmen zu können, doch nun war sie völlig durcheinander.

«Der Polizeibeamte hat mir gesagt, ich solle sofort bei Ihnen anrufen», platzte sie heraus. «Weil sie Diabetes hatte – er meinte, es könne schlimme gesundheitliche Folgen für uns haben, wenn wir Moms Leichnam nicht sofort abtransportieren lassen.»

Mir blieb der Mund offen stehen. «Wie bitte, Ma'am? Was hat er Ihnen gesagt?»

«Dass wir sofort einen Leichenwagen kommen lassen sollten. Weil wir uns sonst anstecken könnten.»

Also noch mal: Ein Polizeibeamter hatte geglaubt, die Familie Nakazawa könne sich über einen Leichnam mit Diabetes infizieren. Genauso gut hätte er verzapfen können, dass man sich AIDS auf der Toilette einfängt. Mal abgesehen von der absurden Idee, man könne sich Diabetes von einer anderen Person oder gar einer Leiche «holen», überleben die meisten Bakterien und Viren im Körper einer Leiche nur wenige Stunden. Die wenigen Mikroorganismen, die länger überleben (das HI-Virus bis zu sechzehn Tagen) stellen bei einem Toten keine größere Bedrohung als bei einem Lebenden dar. Es ist viel gefährlicher, in ein Flugzeug zu steigen, als sich mit einer Leiche im selben Raum aufzuhalten.

Vor Westwind hatte Miss Nakazawa bereits ein anderes Bestattungsinstitut kontaktiert. Dort war jedoch darauf gepocht worden, ihre Mutter müsse in jedem Fall einbalsamiert werden, wenn ihre Familie sie noch einmal sehen wolle. «Aber das kommt überhaupt nicht in Frage», erklärte sie mir. «Mom war Buddhistin und hätte das nicht gewollt, aber der Bestatter hat gesagt, wir müssten ihren Leichnam aus gesundheitlichen Gründen einbalsamieren lassen.»

Na, super. Zwei «Profis» hatten der guten Frau also am selben Tag erzählt, dass ihre verstorbene Mutter eine brandgefährliche Bakterienschleuder sei, die ihre gesamte Familie infizieren könne. Thanatopraktiker balsamieren Tote ein, weil sie glauben, Leichen damit zu verschönern, weil ihnen eingetrichtert wurde, so sei es «anständig» und «richtig», um unliebsame Überraschungen bei der Aufbahrung auszuschließen, und natürlich, weil sie damit Geld verdienen – aber ganz bestimmt nicht, weil die Mikroorganismen in einem nicht einbalsamierten Leichnam die Hinterbliebenen bedrohen. Die mit dem Tod zusammenhängenden Vorgänge sind mittlerweile weidlich erforscht, und es gibt keine Entschuldigung dafür, wenn Polizisten oder Bestatter den oben erwähnten Unfug verbreiten.

Die besagten Ammenmärchen hatten Miss Nakazawa die Möglichkeit verwehrt, am Bett ihrer Mutter Totenwache zu halten, bis sie wenigstens halbwegs über ihre Trauer hinweggekommen, «na ja, irgendwie damit fertig» war, wie es neulich ein Bekannter von mir formuliert hat. Der Leichnam braucht Ihre Anteilnahme nicht. Tatsächlich braucht er überhaupt nichts mehr, sondern will einfach nur daliegen und gemütlich vor sich hin faulen. Aber *Sie* brauchen den Leichnam. Während Sie ihn betrachten, wird Ihnen bewusst, dass dieser Mensch nicht mehr ist, nicht länger am Spiel des Lebens teilnimmt. Und nicht zuletzt sehen Sie sich selbst und begreifen, dass auch Sie eines Tages sterben werden. Der Anblick eines Toten führt einem die eigene Sterblichkeit vor Augen – ein erster Schritt auf dem Weg zur Erkenntnis.

Auf der Insel Java ist es alter Brauch, dass bei einem Todesfall das ganze Dorf an der Beerdigung teilnimmt. Der Verstorbene wird entkleidet, ein Tuch um seinen Kopf gebunden, damit sich der Mund nicht öffnet, und die Arme werden über seiner Brust gekreuzt. Nahe Verwandte waschen den Leichnam, halten ihn auf dem Schoß, so dass sie ebenfalls klatschnass werden. Die Toten auf diese Weise zu wiegen, erfordert laut dem Ethnologen Clifford Geertz «eine Fähigkeit namens *tegel* – das Vermögen, etwas Unappetitliches, Abstoßendes, Schreckliches zu verrichten, ohne mit der Wimper zu zucken, und bei diesem Tun trotz Angst und Ekel durchzuhalten». Die Trauernden vollziehen diesen Ritus, um *iklas* zu werden, was soviel wie «schmerzresistent» bedeutet. Indem sie den Leichnam in den Armen halten und waschen, konfrontieren sie sich mit ihrem Unbehagen und versetzen sich in einen Zustand, in dem «ihr Herz Freiheit erlangt».

Und auch wenn es ihr nicht klar gewesen war, hatte sich Jeremys Schwester nach einem ebensolchen Schlussstrich gesehnt. Nachdem es mir schließlich doch noch gelungen war, sie davon zu überzeugen, dass wir Jeremy nicht klammheimlich verfeuert hatten, stand ich im Präparationsraum vor seinem Leichnam. Ich las die Geschichte, die seine Tattoos erzählten, und verscheuchte die beunruhigende Stimme aus meinem Kopf, die mir während meiner Anfängermonate bei Westwind immer wieder in den Ohren gelegen hatte, dass sich urplötzlich kalte Leichenfinger um meine nichtsahnende Hand krallen und mir auf ewig Albträume verursachen würden. Ebenso wenig machte ich mir Sorgen, dass mir irgendein Fehler unterlaufen würde. Stattdessen überlegte ich, was seine Tattoos bedeuteten, und natürlich war mir klar, dass viele Leute in ihm nichts weiter als einen Knacki mit den üblichen Verunstaltungen gesehen hätten.

Ja, er hatte im Gefängnis gesessen, aber er war auch ein prachtvoller Anblick. Wie auch immer, meine Aufgabe bestand ohnehin nicht darin, über ihn zu richten. Ich war hier, um seinen Leichnam zu säubern, ihm das Smokinghemd und den taubenblauen Polyester-Anzug überzuziehen. Während ich seinen Arm anhob, hielt ich einen Augenblick lang inne: Alles war *ganz normal*. Es war überhaupt kein Problem, einen Toten zu waschen, und jeder andere Mensch konnte das auch. Diese Ruhe und Selbstverständlichkeit, die ich verspürte, könnte jeder erfahren, wenn es uns gelänge, endlich Schluss mit den Mythen und Ammenmärchen zu machen.

Zehn Monate, nachdem ich bei Westwind angefangen hatte, wusste ich, dass der Tod mein Leben war. Ich wollte anderen Menschen zeigen, dass sie sich ihrer verstorbenen Angehörigen selbst annehmen können, so wie es unsere Vorfahren getan haben. Ihnen beweisen, dass sie den Leichnam selbst waschen, ihre Ängste in den Griff bekommen können. Und es gab mehrere Möglichkeiten, meinen Plan in die Tat umzusetzen. Die erste bestand darin, meine Sachen zu packen, dem Krematorium den Rücken zu kehren und mich den Todeshebammen anzuschließen.

Doch damit hätte ich die Sicherheit und Legitimität (ob verdient oder nicht) des Bestattungswesens aufgegeben. Gut, auf die hemmungslose Beutelschneiderei der Branche konnte ich getrost verzichten. Als Problem empfand ich jedoch, dass die Todeshebammen weitaus, tja, sagen wir, *spiritueller* als ich waren. Ich hatte kein Problem mit Salbölen, Weihrauch und Todes-Chakren, doch so sehr ich diese Frauen respektierte, widerstrebte es mir zutiefst, den Tod als «Übergang» zu betrachten, da er für mich nichts weiter als, nun ja, der Tod war. Ende. *Finito.* Durch und durch säkular.

Meine zweite Option bestand darin, eine Bestatterfachschule zu besuchen, womit ich mich aber nur weiter in die Machenschaften der Todesbranche und ihre dubiosen Praktiken verstrickt hätte.

«Die Schule kannst du dir genauso gut schenken, Caitlin», erklärte mir Mike. «Warum willst du dir das antun?»

Mike war ebenfalls nie auf einer Bestatterfachschule gewesen, sondern hatte wie so viele andere davon profitiert, dass man in Kalifornien keine spezielle Ausbildung benötigt, um eine Lizenz als Bestatter zu bekommen. Es reicht, *irgendeine* Ausbildung (Korbflechten oder Makramee, kein Problem) und kein Vorstrafenregister zu haben – dann noch ein klitzekleiner Test, und fertig ist die Laube.

Doch nun, da ich meine Berufung als Bestatterin erkannt hatte, wollte ich über alles Bescheid wissen, mich noch einmal von der Pike auf schlau machen. Ich konnte mich in die Alternativ-Szene flüchten oder zur Bestatterschule gehen, das Einbalsamieren lernen und aus erster Hand erfahren, wie es dort zuging. So sehr mir die Arbeit der Todeshebammen auch imponierte – ich wollte Nägel mit Köpfen machen. Halbe Sachen kamen für mich nicht in Frage. Deshalb beschloss ich, mich an der Bestatterschule zu bewerben. Nur für alle Fälle.

Solo mit Traummann

Im November fuhr Mike zwei Wochen mit Frau und Kind zum Angeln und übertrug mir – um Gottes Willen, ausgerechnet *mir* – die Leitung des Krematoriums. Noch schlimmer: Gleich für den Montagmorgen hatte er eine Kremation im Beisein der Familie anberaumt. Allein bei dem Gedanken machte ich mir schon in die Hose.

«Du lieber Gott, Mike! Aber dann musst du mir alles noch mal erklären», flehte ich ihn an. «Ohne deine Hilfe bin ich komplett aufgeschmissen.»

«Keine Angst, Mädel, ist eine echt nette Familie», sagte Mike. «Aus Neuseeland, oder war's Australien? Egal, der Sohn ist ein cooler Typ, und wohl auch hetero, schätze ich. Er steht auf *Six Feet Under*, das ist doch schon mal was. Zieh dir Montag einfach was Nettes an. Der Bursche ist schwerreich, hat zwanzig Häuser oder so. Also eine echte Partie, da wirst du mir vielleicht noch mal dankbar sein.»

Tja, wenn Mr. Darcy ein trauernder Sohn/Serien-Fan aus Perth und Elizabeth eine Hilfskremateuse gewesen wäre, hätte das der Anfang eines Jane-Austen-Romans sein können.

Während einer Kremation im Beisein der Angehörigen konnte alles Mögliche schief laufen. Erst vor zwei Wochen war das Förderband, mit dem die Leichname in die Retorte eingefahren werden, wieder einmal urplötzlich stehen geblieben. Das kam gelegentlich vor und stellte für gewöhnlich auch kein größeres Problem dar: Ich nahm dann einfach einen kleinen Anlauf und rammte den Pappsarg kurzerhand in den Ofen. Wenn das Band aber zickte, während eine ganze Familie anwesend war, konnte ich diese Lösung vergessen.

Ich probte schon mal, was ich sagen würde, wenn der Supergau eintrat: *Oh, das Band macht mal wieder ein Päuschen. Aber keine Sorge, das nehme ich sportlich, ein satter Bodycheck, und die Kiste mit Ihrer Mutter ist da, wo sie hingehört. Also bleiben Sie locker, Sir, das kommt bei uns alle Naselang vor.*

In der Nacht von Sonntag auf Montag kreisten meine Gedanken ununterbrochen darum, wie das Band nicht mehr mitmachte, oder, noch schlimmer, die Maschine plötzlich den Geist aufgab. Ein solcher Fall war zwar noch nie eingetreten, aber theoretisch möglich – und bei meinem Glück würde es an genau diesem Tag passieren.

Weitere Albträume (ganz abgesehen davon, dass Mike mich offenbar mit dem Sohn der Verschiedenen verkuppeln wollte) bereitete mir die kleine Information, die Mike mir zuletzt mit auf den Weg gegeben hatte: «Obacht, die alte Dame sieht nicht doll aus.» Ihre ganze Familie kam extra aus Neuseeland (oder doch Australien?) hierher, und die Verstorbene sah «nicht doll aus»? Was, bitte, sollte das eigentlich bedeuten?

Wie ich am frühen Montagmorgen herausfand, bedeutete es, dass orangefarbene Fäulnisflecken auf Mutters Wangen blühten. Eine harte braune Kruste bedeckte ihre Nase. Ihr Gesicht war weich und prall wie ein reifer Pfirsich. Bei lebenden Menschen beschränkt sich die Teintpalette auf eher zurückhaltende Farben wie rosig, beige, oliv oder braun, aber bei Toten sind dem Spektrum keine Grenzen gesetzt. Der Verwesungsprozess lässt die Haut in den irrwitzigsten Pastelltönen und Neonfarben schillern. Und bei dieser alten Dame hatte sich Orange durchgesetzt.

Als Erstes kümmerte ich mich um ihr Make-up. Ich brachte einfach alles zum Einsatz, was Westwinds Schminkschränkchen hergab – spezielles Thanatologen-Make-up, aber auch Puder und Kosmetikkram aus der Drogerie um die Ecke. Ich versuchte sie so herzurichten, dass ihre Frisur von den Verwesungsspuren ablenkte, bettete ihren Kopf, der die Größe und Farbe eines Basketballs hatte, zwischen mehrere Kissen, um sie etwas vorteilhafter aussehen zu lassen. Als schließlich das roséfarbene Licht im Verabschiedungsraum auf ihre Züge schien, sah sie gar nicht so übel aus.

«Das nenne ich mal ganze Arbeit, Cat», versicherte mir Chris. «Sie sah … hmm, ein bisschen unpässlich aus.»

«Danke, Chris.»

«Ach ja, ich hole jetzt erst mal einen gewissen Mr. Clemons aus dem Altersheim an der Shattuck Avenue. Die stehen gar nicht drauf, wenn da jemand stundenlang rumliegt – diese keifende Schwester hat jetzt schon zum dritten Mal angerufen.»

«Chris, jetzt kommt gleich diese Familie. Und ich soll das alles allein hinkriegen?»

«Schon klar, schon klar, ich finde das ja auch nicht fair. Mike hat dich ganz schön im Regen stehen lassen. Er glaubt, das wäre ein Klacks. Wenn du willst, kann ich dir ja …»

Ein wohlgemeintes Angebot, doch im selben Moment setzte mein alter Nee-nee-alles-im-Griff-Reflex ein. Die Angst, als schwach oder inkompetent dazustehen, war schlimmer als alle Albträume von versagenden Förderbändern und Mutters Orangenteint.

«Keine Sorge, Chris. Fahr ruhig. Ich kriege das schon hin.»

Kurz nach Chris' Abgang traf der Sohn der alten Dame (Kuppler-Mikes Traumdate für meine Wenigkeit) mit etwa zehn Verwandten im Schlepptau ein. Ich führte sie in den Verabschiedungsraum und wartete, bis sie sich um den Sarg geschart hatten. «Ich lasse Sie dann erst einmal allein. Nehmen Sie sich ruhig Zeit», sagte ich und verließ diskret das Zimmer.

Sobald ich draußen war, horchte ich an der Tür, weil ich wissen wollte, wie sie reagierten. Und dann vernahm ich die Stimme des Sohns, der fast erbost herausplatzte: «Also, ohne das ganze Make-up sah Mom aber echt besser aus.»

Am liebsten hätte ich sofort die Tür aufgerissen und ihn angemault: «Sie meinen, mit halb verwestem Gesicht hätte sie einen Schönheitspreis gewonnen?» Nun ja, Kundenfreundlichkeit ist was anderes. Nachdem ich mich wieder beruhigt und die Kritik an meinen Schminkkünsten einigermaßen verdaut hatte, hätte ich trotzdem gern ein paar vertrauliche Wörtchen mit dem Sohn gewechselt – um ihm zu sagen, dass ich auch keine große Freundin der branchenüblichen Leichenkosmetik war und ein natürliches Aussehen derselben allemal vorzuziehen sei, er meine Arbeit nach vorheriger Ansicht seiner Mutter aber *womöglich* doch begrüßt hätte. Überhaupt, was sollte das heißen, dass Mom vorher «echt besser ausgesehen» hatte? Als sie noch lebte? Oder als sie noch nicht wie ein Verkehrskegel ausgesehen hatte? Und zu guter Letzt bestand ja auch noch die Möglichkeit, dass er zu jenen seltenen Exemplaren unserer Spezies gehörte, die kein Problem mit dem Anblick von Tod und Verwesung hatten. In welchem Fall Mike richtig gelegen hätte. Vielleicht hatte er tatsächlich meinen Traummann gefunden. Wie auch immer, die fällige Unterhaltung zwischen uns fand nie statt – ganz abgesehen davon, dass unsere wilde Romanze wahrscheinlich von vornherein zum Scheitern verurteilt war, trotz der wahrlich vielversprechenden Umstände.

Die Familie ließ sich reichlich Zeit, die alte Dame zu begutachten, ehe jemand kam, um mir zu sagen, dass wir zur Einäscherung schreiten konnten. Als ich den Verabschiedungsraum betrat, stellte ich entsetzt fest, dass Rauchschwaden aus dem Sarg aufstiegen. Die Trauergäste hatten dicke Bündel mit Räuchersalbei in den Sarg gelegt und angezündet. Normalerweise erlaubten wir kein offenes Feuer im Verabschiedungsraum, doch da Mike nicht anwesend war und Mom ohnehin eine gewisse Ähnlichkeit mit einem Sportgerät besaß, ließ ich es durchgehen.

Außerdem hatten die Angehörigen zwischen den Händen der Verstorbenen einen Kaffee-Mandel-Eiscremeriegel von Häagen-

Dazs platziert, der wie ein Wikingerschwert aus dem Sarg emporragte. Mein Lieblingseis – und im selben Moment platzte ich auch schon heraus: «Meine Lieblingssorte!»

Bis zu diesem Augenblick war es mir tatsächlich gelungen, die Klappe zu halten (selbst nachdem meine Fähigkeiten als Leichenkosmetikerin in Frage gestellt worden waren), doch beim Thema Eis konnte ich einfach nicht schweigen. Gott sei Dank lachten sie nur. Ihre Mutter war ebenfalls ganz verrückt nach Kaffee-Mandel-Eis gewesen.

Während Chris sich um Mr. Clemons kümmerte, war es nun allein an mir, Mom ins Krematorium zu befördern. Zuallererst rammte ich das Fahrgestell in voller Fahrt gegen den Türrahmen, worauf uns eine fette Wolke Salbeiqualm einnebelte. Ich kann mich nicht genau erinnern, was ich sagte – ich war starr vor Schreck –, aber wahrscheinlich war es so etwas wie «Hoppla!» oder «Tja, da renne ich wohl mal wieder offene Türen ein».

Es gelang mir, Mom ohne Zwischenfall auf das Förderband zu bugsieren, das sie – mir fiel ein Stein vom Herzen – mit sanftem Surren in die Maschine einfuhr. Dann ließ ich ihren Sohn den Knopf betätigen. Ich sah genau, dass ihn die symbolische Geste – wie so viele vor ihm – zutiefst bewegte. Der Räuchersalbei und die Eiscreme hatten bereits gezeigt, dass der Familie Rituale nicht fremd waren. Nicht zuletzt schien der Sohn meinen kleinen Zusammenstoß mit der Tür und das übertriebene Make-up vergessen zu haben (auch wenn er anscheinend immer noch nicht angetan genug war, um sich mit mir zu verabreden).

Während Mike im Urlaub war, kremierte ich siebenundzwanzig Erwachsene, sechs Babys und zwei Torsos aus der Anatomie. Drei der Einäscherungen fanden im Beisein der Angehörigen statt und liefen wie am Schnürchen.

Am ersten Tag nach seiner Rückkehr sah Mike von dem Papierkram auf seinem Schreibtisch zu mir auf. «Ich bin verdammt stolz auf dich.»

Um ein Haar wäre ich vor ihm in Tränen ausgebrochen. Ich

fühlte mich, als hätte ich etwas Großes vollbracht, nicht mehr wie irgendeine dahergelaufene Trine, die sich in ein Bestattungsinstitut verirrt hatte. Ich war keine Amateurin. Ich war ein Kremationsprofi. Ich kannte mich aus, beherrschte meinen Job aus dem Effeff. Einen Job, für den man ein echtes Händchen brauchte.

Hätte Mike – so wie ich es mir immer gewünscht hatte – meiner Eitelkeit geschmeichelt, mich pausenlos dazu beglückwünscht, wenn ich den Hof sauber ausgefegt oder fünf Babys vor fünf kremiert hatte, wäre ich nie und nimmer an diesen Punkt gelangt. Ich hatte es geschafft, weil ich mich jeden Tag aufs Neue beweisen musste.

«Du hast es drauf», fuhr Mike fort. «Besser als 95 Prozent aller Leute, die je für uns gearbeitet haben.»

«Moment.» Ich spürte, wie sich meine Augen zu Schlitzen verengten. «Und die übrigen fünf Prozent haben meine Arbeit noch getoppt? Ich hoffe, das hast du bloß so gesagt.»

«In den meisten Fällen sind wir dazu gezwungen, auf Leute ohne jede Erfahrung zurückzugreifen. Und wenn sie Erfahrung mitbringen, sind es irgendwelche Schwachmaten von der Möbelpackerfront. Na ja, ist eben auch ein ziemlich ekelhafter Job.»

«Und viel Kohle bringt er einem auch nicht», ergänzte ich.

«Nein.» Er lachte. «Da bist du uns ganz schön auf den Leim gegangen.»

Meine Freude darüber, endlich mal ein Lob aus Mikes Mund gehört zu haben, verflog schnell wieder. Tatsächlich plagte mich sogar ein schlechtes Gewissen. Ich hatte mich nämlich bei einer Bestatterschule beworben – und war angenommen worden.

Was keineswegs bedeutete, dass ich nicht wieder abspringen konnte. Es war Ende 2008, die kommende Wirtschaftskrise zeichnete sich immer deutlicher ab, und so war es eigentlich eine Schnapsidee, aus einem sicheren Job auszusteigen, egal wie bizarr er auch sein mochte. Doch führte ich in San Francisco nach wie vor ein ebenso einsames wie eintöniges Leben, und das Cypress College of Mortuary Science (eine von nur zwei Bestatterschulen in Kalifornien) befand sich in Orange County, dem malerischen Wunderland südlich von Los Angeles, wo auch Disneyland beheimatet ist. Das Einbalsamieren, wie es am Cypress vorrangig gelehrt wird, interessierte mich eigentlich gar nicht, aber ich wollte aus erster Hand erfahren, wie unser nationales Sterbebusiness seine künftigen Experten schulte. Wer war für all die Fehlentwicklungen verantwortlich? Die Leute, die in der Bestattungsbranche das Sagen hatten, die Dozenten, die den Umgang mit den Toten diktierten – oder lag es am Wesen der Todesindustrie selbst?

Und dann war da noch Luke, der mir vielleicht doch mehr bedeutete, als ich mir eingestehen wollte. Er lebte schon seit ein paar Jahren in Südkalifornien. Nach der Uni hatten wir eigentlich geplant, zusammen nach Los Angeles zu ziehen und uns als bettelarme, aber glückliche Künstler durchzuschlagen. Stattdessen war ich nach San Francisco gegangen, um meine Todesobsessionen auszuleben – eine durch und durch egozentrische Entscheidung, doch mittlerweile sah ich die Dinge ein wenig anders. Ich hatte zu mir selbst gefunden, mein Leben hatte einen Sinn, und ich war bereit, es mit ihm zu teilen.

«Echt, du willst nach L.A. ziehen, Doughty?» Luke klang skeptisch. «Und diesmal meinst du's wirklich ernst?»

«Fühl dich mal nicht zu gebauchpinselt, mein Lieber. Mir geht es nicht per se um L.A., ich muss nur endlich mal den Kopf von all den Leichen freibekommen. Hast du ‹Explosion in der Kathedrale› gelesen? Hier, hör mal zu.»

> «Ich habe es satt, unter lauter Toten zu leben ... Alles riecht nach Leichnamen hier. Ich will in die Welt der Lebenden zurückkehren, wo die Leute noch an etwas glauben.»

Er lachte. «Alles riecht nach Leichen? Was ist das denn für eine beknackte Metapher? Die Mauern eines Krematoriums bestehen ja wohl nicht aus Leichen, oder?»

«Na ja, schon – es ist bloß ziemlich kompliziert, sie aufeinander zu stapeln», sagte ich.

«Wieso? Die sind doch alle steif.»

«Stimmt, aber die Fäulnis bringt das Fundament schnell ins Wanken. Ziemlich unsichere Sache, verstehst du?»

«Tja, Caitlin, dann solltest du schleunigst die Biege machen, ehe dich die Toten unter sich begraben.»

Luke gab den Ausschlag. Mein Entschluss war gefasst: Im Winter würde ich nach Süden ziehen.

Eine Woche später erzählte ich Mike von meinen Plänen. Er musterte mich mit Pokerface. «Na ja, wenn du meinst.»

Chris merkte man schon eher an, dass er mich vermissen würde. Uns verbanden eine Menge Erinnerungen, zum Beispiel, wie wir einmal eine alte Frau aus ihrer völlig verwahrlosten Wohnung geholt hatten. Sie hatte in einer Blutlache auf dem Küchenboden gelegen, während sich Aberdutzende von Kakerlaken in den offenen Erdnussbutter- und Nutellagläsern tummelten. Viele unserer Erinnerungen waren schlicht widerlich, aber trotzdem unsere Erinnerungen.

Als mein Abschied näherrückte, schrieben wir meine Stelle im Internet aus – und erhielten massenweise Bewerbungen. Offenbar herrschten katastrophale Zustände auf dem Arbeitsmarkt, so dass die Leute sich nachgerade darum rissen, in einem Krematorium zu arbeiten.

Was nicht hieß, dass sich viele *gute* Leute um die Stelle bewarben. Kleiner Auszug aus einem der Schreiben: «Sie können mir trauen, weil ich Muslim bin. Ich bin der ehrlichste Mensch auf der Welt. Selbst wenn ein Hundert-Dollar-Schein auf dem Boden läge, würde ich ihn nicht einstecken. Mich motiviert die Herausforderung: Wenn ich drei Meilen am Tag jogge, was habe ich davon?»

Dazu kamen die Myriaden von Bewerbungen, die von Rechtschreib- und Grammatikfehlern nur so wimmelten: «Mein Wunsch: Neue Erfahrung sammeln und Gelegenheit zu haben, in Bestattungswehsen zu arbeiten.»

Richtig lustig wurde es dann, als wir verschiedene Kandidaten baten, zusätzlich noch einen kleinen Fragebogen auszufüllen. Ich fand es ein bisschen übertrieben, die Bewerber nun auch noch mit Fragen à la «Wenn Sie ein Baum wären, dann wären Sie ...» zu löchern, aber irgendwie muss man die Spreu ja vom Weizen trennen.

Frage: Erklären Sie bitte in ca. 300 Wörtern, warum Sie für ein Bestattungsinstitut tätig werden wollen.
Antwort: Ich steh auf Tod.
Frage: Haben Sie Erfahrung mit religiösen/spirituellen Ritualen rund um den Tod oder an ebensolchen Ritualen teilgenommen? Bitte beschreiben Sie diese Erfahrungen.
Antwort: Ich war mal bei einer spritiristischen [*sic*] Sitzung.
Frage: Sind Sie in der Lage, mit anderen Menschen zu fühlen, ohne von ihrem Schicksal persönlich betroffen zu sein? Nennen Sie uns eine entsprechende Situation.
Antwort: Ich habe mal ein paar umgelegt.
Frage: Sind Sie zeitlich flexibel und bereit, neue Aufgaben zu übernehmen?
Antwort: Aber hallo.

Nicht die schlechtesten Qualifikationen, aber schließlich entschied sich Mike für Jerry, einen hochgewachsenen, gutaussehenden Afroamerikaner. Ironischerweise hatte Jerry zuvor für einen Umzugsservice gearbeitet. Er war einer dieser «Schwachmaten von der Möbelpackerfront», die Mike eigentlich auf den Tod nicht ausstehen konnte. Doch wenn sich die Erfahrung anderer Kandidaten darauf beschränkt, mal bei einer «spritiristischen Sitzung» gewesen zu sein, bleibt einem wohl keine große Wahl.

In der Woche vor meinem Abschied befand sich Mikes Rostlaube von Transporter in der Werkstatt, und ich beging den Fehler, sein über alles geliebtes Gefährt derart despektierlich zu titulieren. «Rostlaube?», gab er zurück. «Jetzt mach aber mal halblang, junge

Dame. Ich fahre ihn jetzt satte zwanzig Jahre, und er hat mich noch nie im Stich gelassen. Er ist mein großer weißer Wal, der Leviathan, der arme Tröpfe in die Ewigkeit befördert.»

Ich setzte Chris bei sich zu Hause ab. Das Haus befand sich hoch oben in den Berkeley Hills. Seine Eltern hatten es in den Fünfzigern gebaut. «Komm, Cat, ich will dir etwas zeigen», sagte er und führte mich zu einem großen Baum im Vorgarten – einem Küstenmammutbaum, der einen Stammdurchmesser von gut sechs Metern hatte und hoch in den Himmel ragte.

«Als meine Mutter starb, war ich noch ein kleiner Junge. Meine Großmutter hat sich dann um mich gekümmert, und eines Tages hat sie mir ein Blatt gegeben und gesagt, ich müsse es nur einpflanzen, dann würde daraus ein Baum entstehen. Es klang verrückt, aber ich pflanzte das Blatt in eine Maxwell-House-Kaffeedose und goss es jeden Morgen mit drei Tassen Wasser. Tja, und hier ist er.» Liebevoll tätschelte er den Stamm. «Das ist mein Baum. Wenn du mich fragen würdest, was meine größte Leistung in diesem Leben war – das hier ist die Antwort.»

Dann fuhr er fort: «Inzwischen ist er so groß, dass seine Wurzeln bis unter die Einfahrt meiner Nachbarin reichen. Und über kurz oder lang wird sie bei der Stadt anrufen und dafür sorgen, dass die alles aus dem Boden reißen, was sich auf ihrem Grundstück befindet. Und dann wird er sterben, langsam verfaulen und schließlich in sich zusammenstürzen. Es gibt Nächte, in denen kriege ich kein Auge zu.»

Und ich war dabei, meine Wurzeln selbst zu kappen.

Zu meiner Überraschung gab es eine kleine Party zu meinem Ausstand, und alle waren da. Chris, der mit geselligen Zusammenkünften nicht viel am Hut hatte, ging früh. Zuvor aber überreichte er mir eine bunte, mit pastellfarbenen Luftballons bedruckte Tragetüte. Darin lag nichts weiter als eine alte, vertrocknete Kokosnuss.

«Oh … eine Kokosnuss? Danke, Chris.»

«1974, als ich auf Hawaii gelebt habe, hat mir ein Kumpel die

Kokosnuss auf den Rücksitz meines orangenen Ford Pinto geworfen. ‹Das ist ’ne Supernuss›, hat er gesagt. ‹Bewahre sie gut auf und nimm sie mit, wohin immer es dich auch verschlagen mag.› Tja, genau das habe ich gemacht. Und jetzt gebe ich sie an dich weiter.»

Einer fünfunddreißig Jahre alten Kokosnuss so profunde Bedeutung zu verleihen – das bekam wohl nur Chris hin. Ich war gerührt. Leicht verlegen umarmte ich ihn.

«Mach’s gut, Cat», sagte er und ging.

Später, als ich schon ein bisschen beschickert war, verwickelten mich Mike und Bruce in ein Gespräch über unsere Arbeit (sonst hatte keiner von uns besonders viel zu erzählen). Aber es ging nicht wie üblich um diese oder jene Arschgeige von der Konkurrenz oder irgendwelche schwierigen Kunden, sondern um wahrhaft existenzielle Fragen – die Dinge, auf die es mir wirklich ankam.

Bruce erzählte, wie er zehn Jahre zuvor mit einer Frau telefoniert hatte, die ihr totes Kind kremieren lassen wollte. «Als sie dann persönlich vorbeikam, sah ich, dass sie schwanger war, und sagte: ‹Es tut mir aufrichtig leid um Ihr Kind, aber Gott sei Dank werden Sie ja bald wieder ein Baby haben.› Aber das Kind, um dessen Kremierung es ging, *war* das in ihrem Bauch. Es war im Mutterleib gestorben, aber sie hatte die Geburt noch nicht einleiten lassen. Das Baby war acht Monate alt. Du lieber Himmel, das warf mich total aus der Bahn. Es machte mich komplett fertig, dass sie mir mit ihrem toten Kind im Bauch gegenübersaß. Und ich habe diese Begegnung nie vergessen, bis heute nicht. Kein Wunder, dass in unserer Branche so viele saufen oder Drogen nehmen. Wie will man solche Dinge sonst vergessen?»

Mike lehnte sich an die Wand. Ohne mich direkt anzusehen, fragte er dann, so ernst, als erwarte er wirklich eine Antwort: «Setzt dir all die Trauer nicht auch manchmal zu?»

«Na ja, ich ...»

«Wenn man so viel Schmerz spürt, dass es einem schier das Herz zerreißt, ohne dass man irgendetwas tun kann?»

Einen Moment lang kam es mir so vor, als hätte er Tränen in den Augen. Aber es war dunkel, und ganz sicher ließ es sich nicht sagen. Wie auch immer, Mike war auch nur ein Mensch – eine weitere Seele, die in der seltsamen, verborgenen Welt des Todes zurechtzukommen und den Lauf der Dinge zu verstehen versuchte.

Doch so sehr ich mich danach sehnte, endlich mit jemandem über all den Wahnsinn reden zu können, murmelte ich nur: «Doch, schon. Aber es lässt sich ja nicht ändern, oder?»

«Wohl kaum», erwiderte er. «Viel Glück in L.A.»

Und damit war meine Laufbahn bei Westwind Cremation & Burial beendet.

In den Redwoods

In der letzten Nacht, die ich am Rondel Place verbrachte, rief unser Vermieter – der schwule, katholische Filipino und Veggie-Aktivist (Engelsfigürchen sammelte er auch noch nebenbei), der im Apartment über uns wohnte – die Polizei wegen zwei Gentlemen, die in den frühen Morgenstunden aus dem Esta Noche gewankt waren und sich schwer danebenbenahmen. Nachdem sie ans Haus gepinkelt hatten, hockten sie sich auf die Treppe, rauchten und fummelten aneinander herum, während sie sich glühende spanische Liebesschwüre in die Ohren gurrten.

Doch dann kriegten sie sich in die Wolle. Erst ging das Gebrüll los («*¿Por qué no* me *amas?*»), dann schlugen sie wild aufeinander ein. Die Cops mussten einschreiten.

Wenige Stunden nach der nächtlichen Live-Telenovela stieg ich mit meinen Habseligkeiten in den gemieteten U-Haul-Transporter und ließ San Franciscos Mission District hinter mir. Sechs Stunden später kam unsere bunte Truppe – meine Katze, mein Python und ich – in Los Angeles an.

Luke hatte mir angeboten, bei ihm zu wohnen, während ich nach einer Wohnung suchte. Seine Gegenwart schmerzte mich geradezu, so überwältigend war meine Sehnsucht, ihm endlich zu gestehen, was ich für ihn empfand; und da ich befürchtete, damit das fragile Gleichgewicht unserer Beziehung aufs Spiel zu setzen, lehnte ich sein Angebot ab und mietete das erstbeste Apartment, das mir unterkam. Alle möglichen Leute hatten mich gewarnt, dass Koreatown ein «übles Viertel» sei, doch nach meinen Erfahrungen am Rondel Place empfand ich es als regelrecht paradiesisch. Hier konnte ich die Straße entlanggehen, ohne plötzlich auf splitternackte Kerle zu treffen, die hinter meinem Auto ihre Notdurft verrichteten, oder wie einst auf eine Frau in einem intergalaktischen Clownskostüm, die gierig an ihrer Crackpfeife sog.

In Los Angeles stürzte ich mich Hals über Kopf in meine Recherchen über Tod und Kultur, befasste mich nicht nur mit der Frage, welche Auswirkungen der Tod auf unser Verhalten hat, sondern *warum* das so war. Ich folgte meiner Berufung mit einer Ernsthaftigkeit, an der mich sonst mein Zynismus gehindert hatte. Es war geradezu befreiend, ein Ziel vor Augen zu haben.

Doch so sehr mich all dies beflügelte, fühlte ich mich manchmal wie ein Häufchen Elend. Die Bedeutung von Trauerritualen beschäftigte mich so stark, dass ich befürchtete, von anderen als obsessiv todessehnsüchtig angesehen zu werden. Noch mehr Angst hatte ich davor, mich vollständig zu isolieren – ich stand an der Spitze eines Todeskults, doch predigte ich in einem leeren Tempel. Und ein Guru ohne Anhänger ist eben nichts weiter als ein bärtiger Verrückter.

Immerhin hatte ich Luke. Er war mein sicherer Hafen, der Mensch, in dessen Gegenwart ich dem Tod entsagen und mich den wonnigen Zerstreuungen der Liebe hingeben konnte. Dachte ich jedenfalls.

Endlich lebte ich in derselben Stadt wie er, doch nach wie vor wollte es mir nicht gelingen, jene drei Worte auszusprechen – sie wogen zu schwer. Als ich es nicht länger aushielt, schrieb ich ihm einen Brief, in dem ich ihm gestand, wie sehr ich ihn brauchte, dass er mein einziger Halt war in einer Welt, die einen jederzeit in die nackte Verzweiflung treiben konnte. Der Brief war gleichermaßen schwülstig wie nihilistisch. Wie passend, dachte ich, da Luke ebenso wie ich zu Schwulst und Nihilismus neigte. Mitten in der Nacht steckte ich ihm meine Zeilen in den Briefkasten, felsenfest davon überzeugt, dass er nur darauf wartete – und seine Antwort genauso leidenschaftlich ausfallen würde.

Und dann – nichts.

Erst Tage später erhielt ich eine E-Mail von ihm, die aus einer einzigen Zeile bestand:

Lass gut sein. Ich kann Dich nicht wiedersehen.

Irgendwo da draußen war Luke. Klar, er erfreute sich bester Gesundheit, aber unsere Beziehung, die Freundschaft, nach der ich mich so verzehrte, hatte sich in Rauch aufgelöst. Auch das war eine Art Tod, und die Trauer drohte mich schier von innen aufzufressen. Doch bald schon legte mein Bewusstsein wieder die alte Platte auf, lief der altbekannte innere Monolog. Den einen oder anderen Satz kannte ich aus meiner Jugend: *Da draußen hungern Menschen, ringen mit dem Tod, und du heulst wegen diesem einen Typen in die Kissen? Wer nicht will, der hat schon, hau doch ab, du blöder Arsch.* Und dazu kamen ein paar neue Passagen: *Du hast gedacht, du könntest einfach die Flucht ergreifen, nicht wahr? Aber so läuft das eben nicht. Du hast dich dem Tod verschrieben, und niemand kann so eine Frau lieben. Alles riecht nach Leichen hier.*

Ende November hatte ich bei Westwind aufgehört, und meine Ausbildung an der Bestatterschule begann erst im Januar. In der Zwischenzeit kam es mir mehr und mehr so vor, als würde mir mein Leben aus den Händen gleiten. Ich fuhr nach Nordkalifornien, wollte ein paar Tage durch den Redwood-Nationalpark wandern und unter dem Baldachin der gigantischen Mammutbäume in mich gehen, um die Sache mit Luke zu vergessen und wieder auf andere Gedanken zu kommen. Meine Freunde (und meine Mutter) unterrichtete ich in einer scherzhaften E-Mail, was mit meiner Leiche (und meiner Katze) geschehen sollte, falls ich irgendwo hoch in den Bergen ums Leben kam.

Ich nahm mir ein Zimmer im Redwood Hostel, einer alten Herberge an der zerklüfteten nordkalifornischen Küste. Am nächsten Tag machte ich mich zum Cathedral Trees Trail auf, wo ich bereits ein paar Jahre zuvor gewandert war, konnte ihn aber beim besten Willen nicht wiederfinden, so oft ich den Highway auch auf und ab fuhr. Schlagartig verwandelte sich mein Frust in blanke Wut. Ich trat das Gaspedal voll durch, bretterte in einem Affenzahn auf die Klippe zu und riss das Steuer erst im allerletzten Moment herum, um nicht ein für allemal den Abgang zu machen. Während ich zu Atem zu kommen versuchte, fragte ich mich, welcher Teufel mich geritten hatte. Ich neigte ganz und gar nicht zu unkontrollierten Wutausbrüchen. Und selbstredend hatte ich auch noch nie versucht, mich von einer Klippe zu stürzen.

Nachdem ich mich wieder in der Gewalt hatte, fragte ich einen Park Ranger nach dem Weg zum Trail. Weit und breit war niemand zu sehen, als ich dem Weg zwischen den hoch aufragenden, heiligen Bäumen folgte, von denen manche mehr als tausend Jahre alt waren. Fast meinte ich, ihre uralte Weisheit zu spüren, während ich den Berg hinabstieg. Als ich unten ankam, wurde mir plötzlich klar, dass ich zum Sterben hergekommen war. Nein, nicht bewusst – und doch hatte ich in meiner letzten E-Mail geschrieben, was mit meiner Leiche geschehen sollte, und in meinem Rucksack befand sich das Werkzeug, mit dem ich mich vom Leben zum Tode befördern sollte. Und nun wusste ich auch, was mich eine knappe Stunde zuvor so in Rage gebracht hatte, dass ich mit Vollgas auf eine Klippe zugefahren war: Ich war wütend auf mich selbst, weil ich mir den letzten Tag meines Lebens mit der verdammten Herumkurverei versaut hatte.

Ich fühlte mich betrogen. Der Sinn von Kultur besteht darin, Antworten auf die großen Fragen der Menschheit zu liefern: Leben und Tod. Als jungem Mädchen hatte mir meine Kultur zwei Dinge weiszumachen versucht: zum einen, dass es für uns alle am besten ist, den Tod im Verborgenen zu halten – eine fette Lüge, wie ich während meiner Arbeit bei Westwind begriffen hatte, einem

Bestattungsunternehmen, das letztlich auch nur Teil jener großen Verschwörung war, den Tod komplett unter den gesellschaftlichen Teppich zu kehren. Und nun, da mir klar war, wie das Prinzip der Todesverleugnung unsere gesamte Kultur durchsetzte, zerbrach ich mir unablässig den Kopf darüber. Ich wollte endlich Ruhe, all die Fragen abschalten, die mich rund um die Uhr beschäftigten. Ich fühlte mich wie Muchukunda, der legendäre Hindu-König, der sich nichts weiter als ewigen Schlaf wünschte, als er von dem Gott Indra gefragt wurde, welche Belohnung er für seinen jahrelangen Kampf gegen eine Horde schrecklicher Dämonen begehre. Ein endlos langer Schlaf – ja, so stellte ich mir den Tod vor. Und ich sehnte mich danach.

Zum anderen war ich dem Schwindel auf den Leim gegangen, dass ein Mädchen Anspruch auf die große Liebe hat. Obwohl ich mich ganz und gar nicht für jemanden hielt, der blindlings auf populäre Mythen hereinfällt (Spoiler: dumm gelaufen). Stattdessen war ich fest davon überzeugt gewesen, mit Luke eine ebenso rationale wie leidenschaftliche Beziehung zu führen. Aber irgendwie hatte ich mit allem falsch gelegen. Die Versprechen meiner Kultur hatten sich als Lug und Trug entpuppt, meine Bedeutungsgewebe sich in Luft aufgelöst. Das privilegierte Bild, das ich mir von der Welt gemacht hatte, stimmte hinten und vorne nicht.

Ich lief gefühlte Stunden durch den Wald, ohne auch nur einer Menschenseele zu begegnen. Der Cathedral Trees Trail, eigentlich eine ausgesprochen beliebte Wanderroute, war wie ausgestorben. Schließlich legte ich eine Pause ein und überlegte, ob ich den Pfad verlassen und mich ins Dickicht des Waldes schlagen sollte. Damit wäre ich dem Beispiel des Malers Paul Gauguin gefolgt, der sich – kurz nach Vollendung seines Meisterwerks *Woher kommen wir? Was sind wir? Wohin gehen wir?* – in den Bergen von Tahiti mit Arsen zu vergiften versucht hatte. Gauguin hoffte, dass seine Leiche unentdeckt bleiben und von Ameisen gefressen würde. Doch in seiner Entschlossenheit schluckte er *zu viel* Arsenik und brach alles wieder aus. Als er erwachte, kehrte er in die Zivilisation zurück. Er lebte noch sechs weitere Jahre.

So wie Gauguin wollte auch ich, dass Tiere meinen Leichnam fraßen. Schließlich gibt es einen feinen Unterschied zwischen einer Leiche und einem Kadaver. Ich war auch nur ein Tier, genauso wie die anderen Kreaturen in den Redwoods. Und ein Hirsch benötigt keine Einbalsamierung, keinen versiegelten Sarg und auch keinen Grabstein. Ihm steht es frei, dort zu ruhen, wo er gestorben ist. Mein Leben lang hatte ich andere Tiere gegessen, und nun würde ich ihnen als Nahrung dienen und so eins mit der Natur werden.

Schmeißfliegen können einen Kadaver aus zehn Meilen Entfernung riechen. Mit hoher Wahrscheinlichkeit würden sie als Erste eintrudeln und ihre Eier auf meinem leblosen Körper ablegen – Eier, aus denen bereits nach einem Tag Maden schlüpfen. Und ebendiese Maden würden sich in mein totes Fleisch bohren, ohne sich auch nur im Mindesten von der beginnenden Verwesung beeindrucken zu lassen. Und da ihre Münder es ihnen erlauben, gleichzeitig zu atmen und zu fressen, kann man sie getrost als Wunder der Evolution bezeichnen.

Keine Angst, zum Festmahl kommen auch ehrwürdigere Gäste: etwa der Weißkopfseeadler, den Sie vermutlich als Wappentier der Vereinigten Staaten von Amerika kennen. Die majestätischen Raubvögel sind von Natur aus Aasfresser und jederzeit für einen leckeren Happen totes Fleisch zu haben. Mit ihren scharfen Schnäbeln würden sie Stücke aus meiner Leiche reißen und mit sich hoch in den Himmel tragen.

Möglich, dass mein Leichnam nicht zuletzt einen Schwarzbären anlockte – einen Allesfresser, der sich für gewöhnlich von Pflanzen, Fisch und dem einen oder anderen Elchkalb ernährt, sich aber gern auch an Kadavern gütlich tut. Und als ebensolcher würde ich hier enden.

Nachdem diese Tiere mein Fleisch verzehrt hatten, würde sich zuletzt der Speckkäfer einfinden. Diese gewöhnlichen, unscheinbaren Käfer fressen Wolle, Federn, Pelz, aber auch vertrocknete Haut und Haar. Bis auf meine Knochen würden sie alles vertilgen, was von mir übrig war, nichts hinterlassen außer meinen anonymen weißen Gebeinen.

Auf diese Weise würde mein verwesender Leichnam anderen Kreaturen als Festessen dienen – kein nutzloser, verfaulender Klumpen Fleisch, sondern eine Energiequelle, die ihre Moleküle neu entstehendem Leben zur Verfügung stellte. Womit ich aufs Wunderbarste wieder eins wurde mit dem Kreislauf des Daseins, den göttlichen Kräften der Natur.

Nun ja. Sie wissen schon, wie die Geschichte ausging. Trotz all meiner Lebensangst entschied ich mich gegen den Tod.

Während meiner Zeit bei Westwind war ich zu einer einsamen Existenz geworden, doch so wie Chris an einer fünfunddreißig Jahre alten Kokosmuss hing, hing ich an meinen Freunden. Gut, meine Freunde lebten nicht in San Francisco oder L.A., aber sie setzten auf mich, ebenso wie meine Eltern, die mich über alles liebten. Mein Leben bedeutete mir in jenem Moment nicht sehr viel, doch wollte ich diese Menschen nicht jener furchtbaren Ungewissheit ausliefern, die ich vor all den Jahren verspürt hatte – ich erinnerte mich allzu genau, wie lange mich die quälende Frage beschäftigt hatte, was wohl aus dem kleinen Mädchen im Einkaufszentrum geworden war.

Auf dem Rückweg stand ich plötzlich vor einer Lichtung, auf der ein Teppich einmalig schöner wilder Blumen blühte. Die Farben strahlten so intensiv, wie ich es mir niemals hätte vorstellen können.

Als ich, immer noch überwältigt von diesem Anblick, bald darauf zum Parkplatz zurückkam, lief mir eine Frau über den Weg – der erste Mensch seit Stunden. Sie hatte sich verfahren. «Mein Mann kannte die Gegend wie seine Westentasche», entschuldigte sie sich. «Aber er ist letztes Jahr gestorben. Du lieber Himmel, manchmal fühle ich mich völlig hilflos ohne ihn.»

Wir unterhielten uns eine Weile – über den Tod, den Einäscherungsprozess und über die Unfähigkeit unserer Kultur, sich mit dem Tod auseinanderzusetzen. Auf ihre Bitte hin erklärte ich ihr, was mit dem Leichnam ihres Mannes bei der Feuerbestattung geschehen war. «Jetzt fühle ich mich besser», sagte sie schließlich lächelnd. «Ich weiß nicht warum, aber irgendwie ist mir jetzt leichter. Nett, Sie kennengelernt zu haben.»

Der einzige andere Wagen auf dem Parkplatz war ein verbeulter, mit Konservendosen und anderen Vorräten vollgepackter Transporter. Die Besitzerin, eine korpulente ältere Dame, kam gerade mit ihrem schwarzen Zwergspitz vom Gassi gehen zurück.

«Das ist aber ein Süßer», sagte ich.

«Ich werde Ihnen mal zeigen, *wer* süß ist», krächzte sie.

Sie ging zu ihrem Transporter und kehrte mit zwei Zwergspitzwelpen zurück, einem goldfarbenen und einem schwarzen. Und dann drückte sie mir die flauschigen Fellknäuel auch schon in die Arme.

Als ich gegen Abend das Redwood Hostel betrat, hatte ich immer noch Welpenspeichel auf meinen Wangen. Die kleinen Kerle hatten mich nach allen Regeln der Kunst abgeleckt. Ich war komplett geschafft. Auf der Veranda kam ich mit einem großen, gutaussehenden Burschen namens Casey ins Gespräch; er war neunzehn, quer durch Kanada getrampt und jetzt dabei, die Westküste zu erkunden.

Zwei Tage später lag er neben mir in meiner Bude in Koreatown, jung, locker, unkompliziert und genau richtig, um mich von meinen inneren Qualen zu erlösen.

«Also, ich könnte jetzt echt ’nen Topf Spaghetti oder so was vertragen», sagte er.

«Ich glaube, das lässt sich arrangieren», erwiderte ich.

«Mal ehrlich, das ist doch irgendwie verrückt, oder? Ich hätte nie im Leben gedacht, dass mir eine so geile Frau wie du über den Weg läuft.»

Tja, Casey, so kann’s gehen. Sicher ist nur eins: Unverhofft kommt oft.

Deth Skool

Eine Woche, bevor es am Cypress College of Mortuary Science losging, wurde ich abgetastet, durchgecheckt und gegen Tetanus und Tuberkulose geimpft – alles Teil der ärztlichen Untersuchung. Ich fühlte mich hundeelend, was den Arzt in der Klinik allerdings kein bisschen beunruhigte. «Kein Problem, Ihre Lymphknoten sind nicht geschwollen», meinte er nur lapidar. Na toll, und besten Dank auch, Herr Doktor, dachte ich. Macht ja nichts, wenn ich auf meinem Studentenausweis wie das Sumpfmonster höchstpersönlich aussehe.

Mit all den Blutuntersuchungen und Impfungen hatte ich nicht gerechnet. Bei Westwind hatte sich nie jemand große Sorgen darum gemacht, ich könne mich bei einer Leiche mit Syphilis anstecken oder umgekehrt. Nur wenn Mike befürchtete, meine Kleidung könnte in Mitleidenschaft gezogen werden, hatte er mir geraten, nicht nur Handschuhe, sondern einen Schutzanzug zu tragen – eine rare fürsorgliche Geste, die so gar nicht zu ihm passte.

Am Morgen meines ersten Tages am Cypress College stand ich früh auf und fuhr hinüber nach Orange County. Eine Dreiviertelstunde später war ich vor Ort, fand jedoch zunächst keinen Parkplatz auf dem Gelände, so dass ich fünf Minuten zu spät kam. Ich platzte just in dem Moment in den Seminarraum, als der Dozent erklärte, dass Verspätungen jeglicher Art als Fehlstunden gewertet wurden.

«Haben Sie sich verlaufen?», fragte er mich, als ich zur Tür hereinstolperte.

«Nee, nee, ich glaube, ich bin hier schon richtig», erwiderte ich und verzog mich in die letzte Reihe.

Ein paar Wochen zuvor hatte eine Einführungsveranstaltung stattgefunden. An jenem Tag war ich allerdings in den Redwoods gewesen, um mich meiner Verzweiflung hinzugeben, deshalb sah ich die Leute, mit denen ich die nächsten achtzehn Monate verbringen sollte, heute zum ersten Mal. Während ich den Blick durch den Raum schweifen ließ, stellte ich verblüfft fest, dass die meisten anderen Kursteilnehmer Frauen waren, und zwar *schwarze* Frauen. Weit und breit kein einziger bleicher Leichengevatter, der dem Klischee des Bestatters entsprochen hätte.

Am Ende des ersten Tages wurden wir zusammen mit den Zweit- und Drittsemestern in eine Art Aula gepfercht, wo wir uns den anderen vorstellen und erklären sollten, weshalb wir die heiligen Hallen der Deth Skool zu unserer Alma Mater erkoren hatten. Ich war mir sicher, dass sich dabei auch die eine oder andere Todesrevolutionärin zu erkennen geben würde. Keine Frage: Es gab bestimmt reichlich Mitstreiter, die sich mit drögen Nullachtfünfzehn-Antworten à la «Ich will einfach nur anderen Menschen helfen» ebenso wenig zufriedengaben wie ich selbst.

Tja, von wegen. Selbst die Psychos mit dem flackernden Blick, denen man die Lust am Morbiden genau ansehen konnte, salbaderten davon, ihren Mitmenschen Gutes tun zu wollen. Und schließlich war ich an der Reihe. Eigentlich brannte mir eine flammende Rede auf den Lippen («Ein neues Zeitalter ist angebrochen, und wenn ihr schlau seid, schließt ihr euch mir an, bevor es zu spät ist, ihr Knalltüten!»), doch stattdessen erklärte ich, ich hätte in einem Krematorium gearbeitet und sähe eine goldene Zukunft in der Bestattungsbranche. Dann war es vorbei. Alle griffen nach ihren *Nightmare-Before-Christmas*-Umhängetaschen und trotteten gedankenverloren nach Hause.

Insgesamt waren wir etwa fünfzig Neulinge. Ich freundete

mich schnell mit Paola an, einer kolumbianischen Immigrantin. Leider blieb es mir versagt, nähere Bekanntschaft mit Michelle McGee zu schließen, die, von den Medien «Bombshell» oder auch «Tattoo-Luder» getauft, später durch ihre Affäre mit Sandra Bullocks Ehemann Jesse James zweifelhaften Ruhm erlangen sollte – ein wahres Fressen für den Boulevard. Doch Michelle verließ die Bestatterschule bereits nach zwei Wochen wieder, womöglich, weil sie von oben bis unten – inklusive ihres Gesichts – tätowiert war (nicht gerade der Anblick, den man sich von einem Menschen erwartet, der die frisch verblichene, über alles geliebte Mutter unter die Erde bringen soll). Jedenfalls stieg Michelle als Erste aus. Andere folgten ihrem Beispiel in geradezu alarmierendem Tempo.

Eins war allen Dozenten am Cypress College of Mortuary Science gemein: ihre felsenfeste Überzeugung. Professor Diaz, eine kleine, blonde Dame, verbreitete einen nachgerade fanatischen Optimismus, über den ich nur staunen konnte. Ihre Begeisterung für Einbalsamierungstechniken, Premium-Särge und jeglichen modernen Bestattungs-Schnickschnack hatte etwas förmlich Beängstigendes an sich. In ihren Seminaren pries sie das Einbalsamieren als eine uralte Kunst und brillierte mit Sätzen wie: «*Müssen* wir unsere Toten einbalsamieren? Natürlich nicht, aber wir tun es – es liegt eben *in unserer Natur!*»

Einmal mussten wir eine reichlich ausgedehnte Dia-Vorführung über uns ergehen lassen. Professor Diaz zeigte uns Aberdutzende von verschiedenen Särgen, darunter auch das Modell, das sie sich bereits selbst gesichert hatte: den 25 000 Dollar teuren Batesville Gold Protection mit tannengrünem Seidenfutter, in dem auch der Sänger James Brown beerdigt worden war. Das Mausoleum, in dem sie die letzte Ruhe finden würde, hatte sie ebenfalls schon im Voraus bezahlt. So, wie sie jauchzte und frohlockte, diente das von ihr beschriebene Erdmöbel offenbar ganz anderen Zwecken als die Särge, die wir bei Westwind geführt hatten – profane Kisten mit Kreppkissen und geschreddertem Papier auf dem Boden, als handele es sich um Katzenklos.

Am Ende ihrer Vorführung zeigte uns Professor Diaz noch eine weitere Aufnahme. Darauf war ein derart verdrecktes, rußiges Krematorium zu sehen, dass einem ein kalter Schauder über den Rücken lief. Paola drehte sich zu mir und flüsterte: «Du lieber Himmel, das sieht ja aus wie ein Ofen in einem KZ.»

«Ich glaube, das ist eine versteckte Warnung.»

«Meinst du? So à la ‹Tja, so werdet ihr enden, wenn ihr euch nicht anständig begraben lasst?›» Und dann ahmte sie leise ein dämonisches Lachen nach. «Muahahahaha.»

Im zweiten Semester begann der Thanatopraxie-Lehrgang, vor dem mir von allen Kursen am meisten graute. Ich hatte x-mal beim Einbalsamieren zugesehen, aber alles andere als ein gesteigertes Interesse, es selbst auszuüben. Unser Dozent trug eine Krawatte, auf der die Bücher der Bibel aufgeführt waren, und pflegte uns am Ende der Doppelstunde stets mit dem Zeichen des Kreuzes zu segnen. Er glaubte fest daran, dass wir Gottes Diener waren.

Von Anfang an bestätigte sich, dass ich im «traditionellen» Bestattungswesen nichts verloren hatte. Ich hasste den Lehrgang und verabscheute die Schutzanzüge, die wir dabei tragen mussten. Diese Ganzkörperschutzdinger gab es nur in einem besonders scheußlichen Hellblau. Wir sahen darin aus wie eine Kreuzung aus Ebola-Ärzten und den Schlümpfen. Und noch mehr als unser Outfit (zugegeben, ein ziemlich alberner Grund) hasste ich den Umstand, dass es sich bei unseren Labor-Leichen ausschließlich um Mittel- und Obdachlose aus dem Großraum Los Angeles handelte.

Im Los Angeles County leben, je nach Jahr, achtzig- bis hunderttausend obdachlose Männer und Frauen und damit mehr Menschen ohne Bleibe als in New York, Chicago und San Francisco *zusammen*. Gerade mal zehn Minuten von den großen Premiere-Kinos entfernt befindet sich die zum Zentrum gehörende

Skid Row, eine von Obdachlosen, geistig Verwirrten und Drogenabhängigen bevölkerte Zeltstadt. Die Kluft zwischen Arm und Reich in Los Angeles muss man eher als gähnenden Abgrund bezeichnen.

Wenn in L.A. ein Star stirbt, gibt es stets ein Riesenbohei. Michael Jacksons Leiche wurde per Privathubschrauber zur Gerichtsmedizin geflogen, und Hunderttausende von Trauernden wohnten seiner Beerdigung bei, persönlich oder via Internet. Wie die sterblichen Überreste der mittelalterlichen Heiligen wurde sein Leichnam zu einer Reliquie, einem Objekt öffentlicher Anbetung.

Mit den Leichnamen der Obdachlosen läuft das völlig anders. Sie sind eine verrottende Last, die auf Staatskosten entsorgt werden muss. Ich war mit diesen Leichen quasi auf Du und Du. An ihnen durften wir uns in der Kunst des Einbalsamierens üben.

Jede Woche wurde ein Freiwilliger aus unserem Kurs damit betraut, frische Leichen aus dem County-Leichenschauhaus zu holen. Unsere Probanden befanden sich in einer Extra-Kühlkammer (eigentlich einem riesigen Kellerraum) voller herrenloser Leichen. Wenn der Assistent die Tür zur Kammer öffnete, blickte man auf lange Reihen von deckenhohen Metallgestellen, auf denen sich *Hunderte* von identischen weißen Leichensäcken stapelten. Für sie hat der Bestatter Thomas Lynch den Begriff «überlebensgroße Spermien» geprägt – wegen der Art, wie die Säcke in Krankenhäusern und Pathologien an den Füßen der Toten festgezurrt werden. Das County-Leichenschauhaus ist eine veritable Totenstadt, eine gefrorene Nekropolis.

Das ist der Ort, wo die Toten warten. Wochen und Monate vergehen, während die zuständigen Behörden versuchen, Hinterbliebene ausfindig zu machen. Wenn dies nicht gelingt, übernimmt das County die Einäscherung. In den frühen Morgenstunden, während junge Starlets gerade betrunken aus irgendwelchen Hollywood-Clubs stolpern, brennen bereits die Leichen in den Öfen. Die kremierten Überreste werden in Aschekapseln verstaut, etikettiert und in Regalen gelagert – einer weiteren Nekropolis, wo die nächste, noch längere Wartephase beginnt. Dort verbleiben sie, bis alle amtlichen Ermittlungswege ausgeschöpft sind und die Behörden davon ausgehen können, dass niemand Anspruch auf die anonyme Aschekapsel erhebt.

In wirtschaftlichen Krisenzeiten kommt es in größeren Städten stets zu einem drastischen Anstieg herrenloser Leichen, wobei es sich keineswegs nur um Obdachlose oder Menschen ohne Angehörige handelt. Ein Sohn mag seine Mutter von Herzen geliebt haben, doch wenn er die Raten für sein Auto nicht mehr bezahlen kann und die Zwangsversteigerung seines Hauses droht, kann die Beisetzung seiner Mutter schnell zu einem unliebsamen Kostenfaktor werden.

Der Evergreen Cemetery, gegründet 1877, ist der älteste Friedhof in Los Angeles. Dort ruhen die Gebeine einiger ehemaliger Bürgermeister und Kongressabgeordneter, ja sogar ein paar Filmstars. Auf einem kleinen Teilstück, wo braunes Gras wuchert und die Grabsteine fast völlig verwittert sind, heben Arbeiter des L.A. County einmal im Jahr ein großes Loch aus. Dichte graue Wolken steigen über dem Bagger empor, wenn sie gut zweitausend Aschekapseln über der Grube entleeren, eine nach der anderen. Zu guter Letzt wird das Loch mit einer dünnen Schicht Erde zugeschüttet und die Stelle mit einer Tafel gekennzeichnet, auf der das Jahr der Beisetzung vermerkt ist.

Einige Leichname haben das zweifelhafte Glück, vor dieser anonymen Zeremonie das Cypress College kennenlernen zu dürfen, wo sie auf Einbalsamierungstische verfrachtet und von der Ebola-Schlumpfbrigade umringt werden. Im Labor-Grundkurs lernten wir, wo sich die Arterien und Venen befanden, häufig schlicht dadurch, dass wir aufs Geratewohl zur Sache gingen. «Oh!», platzte dann plötzlich jemand heraus, der einen Oberschenkel an der falschen Stelle aufgeschlitzt hatte. «Die Arteria femoralis ist hier ja gar nicht!» Da gab es nur eins: Einfach weitersäbeln.

Auf den Tischen vor dem Laborraum lag stets ein Stapel Magazine von der Firma Dodge (nein, kein Ableger des Automobilherstellers), die Einbalsamierungsflüssigkeiten und andere chemische Konservierungsmittel vertreibt. Das Blättchen war randvoll mit Merksprüchen, welche Wunder ihre Produkte wirken konnten.

«Füllt! Festigt! Fixiert!»

«Dryene! Die leistungsstarke Creme für einen traumhaften Teint!»

Es gab Produkte zum Versiegeln, Hydratisieren, Dehydrieren, Festigen und Bleichen der Haut, Produkte gegen das Austreten von Körperflüssigkeiten, unangenehme Gerüche und orangefarbene Gesichtsflecken (gleich vormerken), Produkte für schönste Löckchen, gerötete Wangen und volle, glänzende Lippen.

Meine persönliche Lieblingslektüre war Tim Collisons leicht geschraubt betitelter Artikel «Kosmetische Überlegungen zum Kindstod» – nun ja, er wollte wohl nicht «Make-up für tote Babys» schreiben. Die drei Bilder, die den Beitrag flankierten, zeigten ein ebenso supersüßes wie quicklebendiges Kleinkind, Mr. Collison höchstselbst sowie das patentierte, fototechnisch bestens ausgeleuchtete Airbrush Cosmetics Deluxe Kit – offenbar ein unverzichtbares Schminkset für den leicht fahl gewordenen Säugling.

Sollten Sie so wie ich gestrickt sein, denken Sie jetzt wahrscheinlich: «Du liebe Güte, wozu brauchen tote Babys Make-up?» Aber Mr. Collison ist da anderer Meinung. Ihm geht es darum, dass «der aufgebahrte kleine Körper so natürlich wie möglich aussieht».

An Bestatterschulen gilt schon seit längerem nicht mehr das Credo, Verstorbene möglichst «lebensecht» herzurichten. Das Wörtchen «lebensecht» weckt nur den unschönen Verdacht, die Toten könnten tatsächlich ins Leben zurückkehren. Im offiziellen Branchenjargon spricht man inzwischen lieber von «natürlich». Die Arbeit des Thanatopraktikers besteht darin, «dem Verstorbenen ein natürliches Erscheinungsbild zu verleihen».

Mr. Collison zufolge lässt sich ein verstorbenes Baby besonders «natürlich» herrichten, indem man es auf Teufel komm raus präpariert: «Rehydrierende Injektionsflüssigkeiten wie Plasdopake oder Chromatech bieten eine exquisite Grundlage, um die gefürchtete Leichenblässe zu camouflieren und eine gesunde Hautfarbe zu erzeugen.»

Mag ja sein, dass Plasdopake und Chromatech eine ideale Basis für die kosmetische Behandlung toter Babys schaffen, aber der kaum sichtbare Flaum auf dem Gesicht eines Säuglings bleibt trotzdem eine echte Herausforderung. Versuchen Sie mal selbst, ein Baby zu rasieren, aber Obacht: «Die Rasur eines Kleinkinds erfordert ganz besonderes Fingerspitzengefühl.» Zudem sind die Gesichtsporen eines Babys um vieles kleiner als die eines Erwachsenen. Mit öl- oder paraffinhaltigen Cremes erreichen Sie also nur, dass das Baby wie eine Wachspuppe aussieht. *Natürlich* ist kein Kinderspiel.

Bei schriftlichen Hausarbeiten wurden wir immer wieder dazu angehalten, in fachlichen Fragen die Meinung von Profis aus der Bestattungsbranche einzuholen. Mike und Bruce waren die Profis meines Vertrauens. Wenn ich mit ihnen telefonierte, fragte ich mich manchmal, ob ich nicht zu früh bei Westwind aufgehört hatte. Obwohl ich ein Jahr bei ihnen gewesen war, lernte ich immer noch jeden Tag Neues dazu; offenbar hatte ich mich doch ein wenig überschätzt.

Am meisten vermisste ich ihre klaren Worte; sie hatten das Kind stets beim Namen genannt. Als ich Bruce einmal gefragt hatte, ob Leichen «schlecht» würden, wenn man sie nicht sofort einbalsamierte, hatte er, obwohl selbst Dozent und Thanatopraktiker der alten Schule, ein abfälliges Lachen von sich gegeben: «In der Hinsicht wird immer wieder völlig übertrieben. Klar, irgendwo am Amazonas, bei vierzig Grad Hitze und ohne Klimaanlage würde ich schon eine schnelle Konservierung empfehlen. Ansonsten ist weiß Gott nicht zu befürchten, dass die Leiche innerhalb einer Stunde zu faulen anfängt. Keine Ahnung, wieso darum so ein Affentheater gemacht wird.»

Die Ausbildung an der Bestatterschule ging mir derart an die

Nieren, dass ich mich hundeelend fühlte. Wenn man sich mit etwas beschäftigt, an das man nicht glaubt, beginnt irgendwann der Körper zu rebellieren. Im Lauf der Monate plagten mich permanente Halsschmerzen, Verspannungen, Krämpfe und entzündete Bläschen im Mund. Ähnlich war es Dr. Frankenstein bei der Erschaffung seines Monsters ergangen: «Jetzt aber, da ich kalten Blutes an mein Werk heranging, wollte sich mir über meiner Hände Arbeit so manches Mal das Herz im Leibe umdrehen.» Das Cypress College stresste mich und war auch finanziell eine unkluge Entscheidung gewesen. Dennoch hätte ich meine gesamten Ersparnisse dafür gegeben, meinen Abschluss machen zu können, ohne weiter am Thanatopraxie-Kurs teilnehmen zu müssen.

Natürlich war ich nicht die Einzige, die mit dem Studiengang so ihre Schwierigkeiten hatte. Eine meiner Mitschülerinnen rauchte in den Pausen eine Zigarette nach der anderen; dabei war unübersehbar, dass ihre Hände zitterten. Bei unseren Prüfungen begann sie manchmal unvermittelt zu weinen, und zwei Mal brach sie im Labor in Tränen aus: einmal, während sie einem Leichnam eine Kanüle in den Fuß rammte, und ein weiteres Mal, als sie an einem Plastikkopf mit Lockenwicklern übte. Im Gegensatz zu ihr hatte ich ein ziemlich persönliches Verhältnis zu meinem Plastikkopf entwickelt. Ich nannte ihn Maude.

Wieder schmiedete ich neue Pläne. Meinen alten Traum, irgendwann ein eigenes Bestattungsinstitut zu eröffnen, hatte ich nie begraben, doch statt von La Belle Mort träumte ich nun von einem neuen Projekt: Undertaking L.A hatte ich es getauft. Undertaking L.A. würde es Angehörigen und Familien ermöglichen, von ihren Lieben zu Hause Abschied zu nehmen, sie zu waschen, in ihr Sterbegewand zu hüllen und ihnen die letzte Ehre zu erweisen, so wie es jahrtausendelang Tradition gewesen war. Die Angehörigen würden im privaten Kreis um den Verstorbenen trauern und sich des Leichnams in ihren eigenen vier Wänden annehmen. Eine solche Vorstellung war an der Bestatterschule, wo das Einbalsamieren als unabdingbare «hygienische Maßnahme» angesehen wurde, absolut tabu. Kein Wunder, dass Bestatter den Angehörigen so häufig erzählten, Leichen wären eine ernsthafte Gefahr für die öffentliche Gesundheit: Schließlich war es ihnen ja genau so eingetrichtert worden.

Der Abschluss rückte näher, und schließlich bestand ich die Prüfung zur diplomierten Bestatterin. Mein Traum, in den Sonnenuntergang zu galoppieren und Undertaking L.A. ins Leben zu rufen, zerplatzte wie eine Seifenblase, als ich mir wieder einmal meinen Kontostand ansah. Ich hatte mich verschulden müssen, um zur Bestatterschule gehen zu können, weshalb mir das Kapital (und womöglich auch die Erfahrung) fehlte, um ein eigenes Bestattungsunternehmen zu eröffnen. Ich musste mir einen neuen Job in der Todesbranche besorgen.

Wie ich gehört hatte, wurden in Japan händeringend amerikanische und kanadische Thanatopraktiker gesucht. Dort kommt das Einbalsamieren immer mehr in Mode und wird «Todesmedizin» genannt. Ich hatte den Bericht eines kanadischen Thanatopraktikers gelesen, in dem dieser beschrieb, wie er die Leichname in seinem Labor in Tokio bandagierte, um seine Arbeit wie die eines Arztes aussehen zu lassen. Doch so sehr es mich auch gereizt hätte, mein Glück in Übersee zu versuchen, stand mir nicht der Sinn danach, andere Länder mit unseren üblen Sitten zu kolonialisieren.

Professor Diaz wies mich darauf hin, dass ich in Südkalifornien als Krematoriumsfachkraft kaum Aussicht auf einen Job hatte – für derart schwere körperliche Arbeit würde man «vor allem auf Einwanderer» zurückgreifen. Wenn schon nicht sehr feinfühlig, war sie zumindest ehrlich. Illusionen über den Arbeitsmarkt brauchte ich mir nicht zu machen.

Am anderen Ende des Branchenspektrums standen Unternehmen wie der Forest Lawn Memorial Park, das «Disneyland des Todes», das Jessica Mitford so verabscheut hatte. Inzwischen gab es eine ganze Reihe von Forest-Lawn-Ablegern, die sich quer über Südkalifornien verteilten. Hier wusste jeder, worum es sich bei Forest Lawn handelte. Die riesigen Werbetafeln ragen hoch über Los Angeles empor. Darauf abgebildet ist ein ganz in Weiß gekleidetes, älteres Paar, das Händchen haltend und lachend einen Strand bei Sonnenuntergang entlangspaziert. Die beiden genießen den Herbst ihres Lebens, strahlen über das ganze Gesicht – und erinnern einen ganz, ganz nebenbei daran (in winziger Schrift ganz unten), dass es gleich um die Ecke einen Memorial Park mit besonders exklusiven Grabstellen im Angebot gibt.

Ein paar Vertreter von Forest Lawn lernte ich an meinem letzten Tag im Cypress College kennen. In der Eingangshalle fand eine sogenannte Job-Börse statt, wobei das Wörtchen «Börse» ein wenig zu kurz kam, da außer Forest Lawn kein anderes Unternehmen vorstellig geworden war. Eine der Damen hielt eine Rede vor unserer Abschlussklasse.

«Unser Gründer Hubert Eaton war ein Revolutionär!», schwadronierte sie. «Sie haben sicher alle bereits gehört, dass die Bestattungsbranche ohne sein Wirken nicht dieselbe wäre. Und bei uns herrscht ein wunderbares Arbeitsklima, ganz zu schweigen von unseren betrieblichen Sozialleistungen – viele unserer Mitarbeiter bleiben bis zur Rente bei uns.»

Die Ladies der Forest-Lawn-Truppe sahen exakt genauso aus, wie Evelyn Waugh seinerzeit «jene neue Rasse eleganter, liebenswürdiger, effizienter junger Damen» beschrieben hatte, der er überall in den Vereinigten Staaten begegnet war. Sie trugen alle die gleichen grauen Kostüme und blickten so ausdruckslos drein, als gehörten sie zur Manson Family – nun ja, der Eaton Family, die neue Mitglieder für ihren Kult zu rekrutieren versuchte.

Ich füllte das endlos lange Bewerbungsformular aus und zwang mich, es abzugeben. Dann musste ich erst mal eine Runde warten, während die grauen Damen diverse männliche Absolventen unseres Jahrgangs interviewten, die sie sichtlich bevorzugten.

«Also, ich würde gern als Bestattungsberaterin arbeiten», sagte ich, als ich doch noch an die Reihe kam. «Ich habe Erfahrung auf dem Gebiet.»

«Bei uns heißt das ‹Gedenkberaterin›, aber leider ist gerade keine solche Stelle frei», flötete die graue Dame, die mir gegenüber saß. «Aber wir suchen noch Thanatopraktiker.»

«Ähm, nein, das ist nichts für mich», gab ich zurück.

«Nun, vielleicht haben Sie ja Interesse an einem Praktikum. Sie könnten bei Trauerfeiern aushelfen, den Angehörigen Beistand leisten, und so weiter, und so … Oh! Hier steht ja, dass Sie gerade Ihren Abschluss gemacht haben. Tja, dann ist das wohl nichts für Sie.»

«Doch, doch!», presste ich so nachdrücklich wie möglich hervor, während ich meine gallenbittere Enttäuschung herunterzuschlucken versuchte. «Ich würde wirklich gern für Forest Lawn arbeiten.»

Während des nächsten Monats bewarb ich mich überall. Ich wollte zurück an die Front, endlich wieder Leichen sehen, echte Trauer, echten Tod erleben. Ich erhielt zwei positive Antworten: von einem Krematorium und einem äußerst noblen Bestattungsunternehmen mit eigenem Friedhof. Ich beschloss, mich bei beiden vorzustellen, mich von meiner besten Seite zu zeigen und das Schicksal entscheiden zu lassen.

Der Tod fährt mit

Der Friedhof atmete den Glamour des alten Hollywood. Es war nicht Forest Lawn, aber ziemlich nah dran. Als ich von der Straße abbog und durch das reich verzierte Tor fuhr, kam ich mir vor, als hätte ich den Olymp vor Augen. Hoch auf dem Hügel stand ein Palast mit weißen Säulen, auf dem Vorplatz ein ausladender Springbrunnen, über dessen zwölf Stufen sanfte Wasserkaskaden strömten. Ich befand mich in einem Wunderland, wo eine Grabstelle ohne Weiteres mehrere zehntausend Dollar kosten konnte.

Nun musste ich nur noch das Vorstellungsgespräch erfolgreich hinter mich bringen. Ein paar Minuten später fegte der Geschäftsführer ins Foyer, einen Silberteller mit Schokoplätzchen in der Hand. «Hier, nehmen Sie erst mal eins», sagte er, während er mich zum Aufzug führte. Ich wollte nicht unhöflich sein und griff zu – worauf ich das blöde Gebäck das gesamte Gespräch über zwischen den Fingern halten musste, weil ich mich nicht mit Schokolade an den Zähnen präsentieren wollte.

Das Gespräch fand in seinem Büro statt, dessen Panoramafenster auf sein Todes-Utopia hinausgingen. Erst einmal hielt er mir einen halbstündigen Vortrag über sein Unternehmen, bevor er zur Sache kam. Meine Aufgabe würde darin bestehen, Bestattungen zu arrangieren, aber er warnte mich: «Wundern Sie sich nicht, wenn die Leute Sie wie einen Butler behandeln – für die sind Sie nichts weiter als eine Erfüllungsgehilfin.»

Nur bei den Promis durfte ich nicht mitmischen. Die Bestattung von Stars und Honoratioren blieb ihm vorbehalten. «Letzten Monat, als [zensiert] starb, ist der Beerdigungstermin an die Medien durchgesickert», erklärte er mir. «Hier wimmelte es nur so von Paparazzi, und derartige Publicity benötige ich so dringend wie *eine Faust im Arsch*, wenn Sie verstehen, was ich meine. Prominentenbestattungen finden deshalb ausschließlich unter meiner Leitung statt.»

Es war alles andere als mein Traumjob, doch zumindest gehörte der Friedhof zu keiner der großen Bestattungsketten. Außerdem schwor er Stein und Bein, dass ich niemandem teurere Särge, aufwändigere Trauerfeiern oder schicke goldene Urnen andrehen brauchte und folglich auch ohne den üblichen Verkäufer-Kokolores («Sind Sie sicher, dass Ihre Mutter sich nicht den Rosenholzsarg gewünscht hätte? Im Sinne eines wirklich würdevollen Abschieds?») den einen oder anderen Bonus ergattern konnte. Wie auch immer, hier konnte ich mich erst einmal erholen und die Wunden lecken, die mir die Bestatterschule geschlagen hatte.

Nachdem er mir die Zusage gegeben, mir das Lohnsteuerformular in die Hand gedrückt und mir mein Büro gezeigt hatte, hörte ich vier Wochen lang gar nichts mehr von ihm. Nach seiner unverblümten Faust-im-Arsch-Rede war ich irrigerweise davon ausgegangen, zum Team zu gehören, doch offensichtlich hatte sein vertraulicher Tonfall nichts zu bedeuten, da ich schließlich eine knappe E-Mail von seiner Sekretärin erhielt, in der mir mitgeteilt wurde, dass sie die Stelle intern besetzen wollten.

Mein zweites Vorstellungsgespräch fand in einer veritablen Entsorgungsfabrik statt, einem Krematorium von geradezu gigantischen Ausmaßen. Jährlich wurden dort Tausende von Leichen verbrannt. Inhaber war ein Mann namens Cliff, der ebenso leise und monoton wie Mike sprach; allmählich kam es mir vor, als würde die halbe Branche aus Leichenflüsterern bestehen. Er war ein Unternehmer alter Schule und sein Betrieb mittlerweile so groß, dass er damit seine wahre Leidenschaft finanzieren konnte – andalusische Pferde, die er auch bei Galopprennen laufen ließ.

Ich bekam den Job.

Allerdings nicht als Kremationstechnikerin, sondern als Leichenwagenfahrerin. In den meisten Krematorien werden ein bis vier Leichen pro Transport angeliefert, je nachdem, woher sie stammten. Mein Leichenwagen war ein großer Dodge Sprinter Diesel mit eingebauten Fächern, in denen elf Särge untergebracht werden konnten – sogar zwölf, wenn man eine Kiste seitlich gekippt einschob.

Und so gondelte ich kreuz und quer durch Südkalifornien – San Diego, Palm Springs, Santa Barbara –, um Tote abzuholen und sie nach Orange County ins Krematorium zu bringen. Von morgens bis abends gab es nichts anderes als Heben, Schleppen und Fahren.

In meinem neuen Job war ich nicht mehr die Königin meines eigenen kleinen Reiches, so wie bei Westwind, sondern nur noch ein Rädchen in einem riesigen Getriebe. Letztlich ging meine Stelle auf Jessica Mitford zurück. Sie verdankte sich der von ihr so nachdrücklich propagierten Direktkremation, die inzwischen gang und gäbe war und sich immer größerer Beliebtheit erfreute. Einmal mehr lag Kalifornien in Sachen Tod ganz vorn, wie schon mit Forest Lawn, mit Jessica Mitford und mit Bayside Cremation.

Das Krematorium war mit drei jungen Latinos aus East Los Angeles besetzt, die in Schichten rund um die Uhr (und auch am Wochenende) arbeiteten und die riesigen Maschinen fütterten. Die drei waren leicht auseinanderzuhalten: Einer war der Gute – der supernette Manuel, der mir stets beim Entladen der Särge half –, einer der Böse – der tätowierte Emiliano, der mir bei der erstbesten Gelegenheit unter die Nase rieb, er sei scharf drauf, mal eine Weiße zu schwängern –, und einer der Fiese – Ricky, der mich in einer der Kühlkammern in die Ecke drängte und mir die Hölle heiß machte, weil ihm nicht passte, wie ich die Särge übereinandergestapelt hatte.

Und es gab ständig neuen Nachschub, der abgeholt werden musste. Am Heiligabend rief mich die Frau an, die unsere Filiale in San Diego leitete: «Caitlin, du musst kommen, wir platzen hier aus allen Nähten.» Also zischte ich mitten in der Nacht, während andere in süßem Schlummer von ihren Geschenken träumten, von Los Angeles nach San Diego und zurück wie ein freudloser Santa Claus mit einer noch freudloseren Fracht: «Einmal werden wir noch wach/ heißa, dann ist Leichentag.»

Ein Luxus war mir als Kapitän meines stolzen Leichenkreuzers allerdings vergönnt: Ich hatte jede Menge Zeit, meine Gedanken schweifen zu lassen. Und wenn man Tag für Tag 350 Meilen am Steuer eines Toten-Trucks herunterreißt, bleibt einem auch wenig anderes übrig. An manchen Tagen lauschte ich Hörbüchern (*Moby Dick* in ungekürzter Fassung auf achtzehn CDs, herzlichen Dank auch), an anderen den christlichen Talk-Radio-Sendern, die den Äther dominieren, sobald man Los Angeles hinter sich gelassen hat. Die meiste Zeit aber sann ich über den Tod nach.

Jede Kultur hat ihre eigenen Vorstellungen vom Tod, Werte, die in Form von Geschichten und Mythen weitergegeben werden. Kinder kennen sie schon, ehe sie überhaupt alt genug sind, um sich bewusst an etwas erinnern zu können. Die Überzeugungen, mit denen Kinder aufwachsen, versehen sie mit dem Rüstzeug, das es ihnen ermöglicht, ein sinnvolles und erfülltes Leben zu führen. Aus diesem Grund glauben manche Menschen an ein Leben nach dem Tod, andere, dass eine besonders ertragreiche Ernte ins Haus steht, wenn sie ein bestimmtes Tier opfern, und wiederum andere, dass die Welt untergehen wird, wenn am Ende aller Tage ein aus den ungeschnittenen Nägeln Toter gezimmertes Schiff am Horizont auftaucht, bemannt mit einer Leichenarmee, die die Götter zur letzten Schlacht herausfordert (nordische Mythen sind immer schwer Death Metal, sorry).

Es ist zutiefst beunruhigend – oder, je nach Sichtweise, überaus aufregend –, wie wir heute mit dem Tod und dem damit verbundenen Wertefundament umgehen. *Nie zuvor* in der Weltgeschichte hat eine Kultur in dieser Hinsicht derart komplett mit ihren traditionellen Vorstellungen und Glaubenssätzen gebrochen. Zugegeben, auch früher gab es Zeiten, in denen Menschen gezwungenermaßen mit ihren Todestraditionen brachen, etwa, wenn Soldaten auf weit entlegenen Schlachtfeldern ihr Leben ließen. In der Regel aber wird man so bestattet, wie Mutter und Vater, Großmutter und Großvater bestattet wurden. Hindus werden traditionell verbrannt, hochwohlgeborene Ägypter wurden einbalsamiert und in Pyramiden beigesetzt, Wikinger-Krieger in Booten auf die letzte Reise geschickt. In den USA ist es heute üblich, dass Verstorbene entweder einbalsamiert und beerdigt oder eingeäschert werden. Aber unsere Kultur diktiert uns nicht mehr, dass wir diese Dinge tun *müssen*, sei es nun aus tief verwurzeltem Glauben oder schlichtem Pflichtgefühl.

Historisch gesehen waren Todesrituale immer eng mit religiösen Vorstellungen verbunden. Unsere Welt aber wird immer säkularer. Die am schnellsten wachsende Religion in Amerika ist die der Atheisten – jene Gruppe, die keinem Glauben anhängt, macht heute bereits nahezu zwanzig Prozent der Bevölkerung aus. Selbst diejenigen, die sich als «tief gläubig» bezeichnen, empfinden unsere einst so gewichtigen Todesrituale zunehmend als formelhaftes Larifari, das keine echte Bedeutung mehr transportiert. Was wiederum bedeutet, dass unserer Kreativität, neue Rituale für ein neues Zeitalter zu schaffen, keine Grenzen gesetzt sind – eine Freiheit, die ungeahnte Chancen eröffnet, gleichzeitig aber wie ein Damoklesschwert über uns hängt. Wahrscheinlich ist es unmöglich, ein Leben zu führen, ohne den Tod mit einzubeziehen, und mit jedem verstreichenden Jahr wird es problematischer, säkulare Konzepte für einen Umgang mit unserer Sterblichkeit zu schaffen.

Unter dem Namen «The Order of the Good Death» begann ich meine Gedanken und Ansichten im Internet publik zu machen. Nicht zuletzt war ich auf der Suche nach Gleichgesinnten, die ebenfalls einen kulturellen Wandel herbeisehnten. Eine von ihnen war Jae Rhim Lee, eine Designerin und Künstlerin, die am MIT studiert und einen Ganzkörperanzug für Tote entwickelt hat. Der «Infinity Burial Suit», den man vielleicht am treffendsten mit dem Begriff Ninja-Couture beschreiben könnte, besteht aus schwarzem Stoff, in den ein weißes, adernartiges Fasernetz eingearbeitet ist, das nicht von ungefähr an ein Pilzgeflecht erinnert. Die Fasern enthalten von ihr selbst gezüchtete Pilzsporen, die Teile des Körpers während der Totenruhe zersetzen. Das mag nach *Soylent-Green*-Zukunft klingen, doch tatsächlich hat Lee die Pilze entwickelt, um Körpergifte zu neutralisieren, zu filtern und daran zu hindern, ins Erdreich zu dringen.

Nach einer Präsentation ihrer Arbeit am MAK Center for Art and Architecture in Los Angeles trafen wir uns an einem Taco-Stand; auf einer Bank an einer Bushaltestelle Ecke Olympic und La Brea kamen wir dann richtig ins Gespräch. Ich freute mich, mit jemandem zu sprechen, der an einem wahrhaft innovativen Projekt arbeitete, sie freute sich, dass sich jemand aus der traditionellen Bestattungsindustrie für ihre Ideen interessierte. Wir waren uns einig, dass es eine ehrenvolle Aufgabe sei, den Leuten ins Bewusstsein zu rufen, dass auch sie eines Tages unweigerlich den Weg alles Irdischen gehen würden. Sie schenkte mir einen Plastikbehälter mit einem Prototyp des fleischfressenden Pilzes, der mir aber allen Bemühungen zum Trotz bald darauf einging. Offenbar hatte ich ihn nicht mit genug Fleisch gefüttert.

Während meiner Zeit bei Westwind und an der Bestatterschule hatte ich mich stets davor gescheut, die Todesverleugnung in unserer Kultur zur Sprache zu bringen. Im Internet machte ich erst einmal die Erfahrung, dass man dort – speziell als junge Frau – nicht gerade mit Samthandschuhen angefasst wird. In der Kommentarspalte meiner Website «Ask a Mortician» (Fragen Sie Ihre Bestatterin) finden sich so viele frauenfeindliche Ergüsse, dass man damit ganze Bände füllen könnte. Schon klar, Jungs, dass euer Schwanz bei meinem Anblick rigor mortis kriegt. Und es waren nicht nur die anonymen Schmierfinken, die ein Problem mit mir hatten. Dass ich vermeintlich Geheimnisse der «schwarzen

Zunft» ausplauderte, brachte auch den einen oder anderen Bestatter auf die Palme. «Anscheinend macht sich die junge Dame ein Späßchen. Und da Späßchen in der Bestattungsbranche nichts zu suchen haben, würde ich ihr meine geliebte Mutter sicher nicht anvertrauen.» Für den amerikanischen Bestatterverband bin ich bis heute ein rotes Tuch.

Doch davon ließ ich mich nicht beirren, und bald meldeten sich immer mehr Leute aus allen möglichen Lebensbereichen – Bestatter, Sterbebegleiter, Akademiker, Filmemacher, Künstler –, die mehr über den Tod in unserer Kultur erfahren wollten.

Ich schrieb allen möglichen Leuten, oft ohne sie überhaupt zu kennen. Einer der Adressaten war Dr. John Troyer, Professor am Center for Death and Society an der Universität von Bath. Dr. Troyer befasst sich in seiner Forschungsarbeit vorrangig damit, wie man die Abwärme aus Krematorien sinnvoll nutzen kann – etwa zum Heizen anderer Gebäude oder gar eines öffentlichen Schwimmbads, so geschehen in dem Städtchen Redditch im grafschaftlichen Worcestershire, was dem Gemeindesäckel eine jährliche Ersparnis von 14 500 Pfund einbringt. Bei der Verbrennung eines einzigen Leichnams wird so viel Energie verbraucht wie bei einer fünfhundert Meilen langen Autofahrt, und es ist an der Zeit, diese Energie effizienter zu nutzen. Zu meiner Freude bekam ich sofort eine Antwort von Dr. Troyer, der sich auch nicht von der etwas schrägen Betreffzeile meiner E-Mail irritieren ließ – «Fan Gurl!»

Es war zutiefst erleichternd, mit Leuten zu korrespondieren, die ähnlich dachten wie ich – endlich fühlte ich mich nicht mehr als Außenseiterin. Hier waren sie: Experten, die sich nicht mit der Leichenstarre unserer Gewohnheiten abfinden wollten, Kapazitäten, die den Tod aus anderen Blickwinkeln betrachteten und uns den Spiegel des Unausweichlichen vor Augen hielten.

Die Website hielt mich geistig auf Trab. Die übrige Zeit verbrachte ich damit, meinen Astralkörper hinter das Steuer des Leichenwagens zu klemmen. Drei Mal die Woche fuhr ich mit meinen elf Leichen von San Diego über die I-5, wobei ich stets denselben Kontrollposten der Grenzpolizei passieren musste. Mein großer weißer Transporter sah weit verdächtiger aus als die Toyotas und Volvos, die auf den anderen Spuren im Schritttempo vorrückten, und so manches Mal wünschte ich mir, herausgewunken zu werden, und sei es nur, um für ein paar Minuten der gähnenden Monotonie zu entfliehen. Und so stellte ich mir das Ganze vor:

«Sie haben da hinten doch hoffentlich keine *immigrantes* drin, oder, Missy?»

«Nein, keine *immigrantes*, Officer», würde ich antworten und meine Sonnenbrille abnehmen. «Bloß elf ehemalige Staatsbürger unseres schönen Landes.»

«Ehemalige?»

«Na ja, sie sind tot, Officer. Mausetot.»

Doch jedes Mal, wenn ich heranfuhr und der jeweilige Beamte sah, dass eine junge Frau hinter dem Steuer saß, winkte er uns anstandslos durch. In meinen Pappsärgen hätte ich Hunderte von Mexikanern oder tonnenweise Drogen ins Land schmuggeln können. Und wäre heute steinreich.

Da ich so viel Zeit auf den Freeways verbrachte, plagte mich zuweilen die Angst, in einen Unfall verwickelt zu werden. Ich stellte mir vor, wie die Hintertüren meines Vans aufflogen und alle elf Passagiere auf den Asphalt stürzten. Und inmitten von Chaos und Konfusion würde die Polizei anrücken und elf Opfer zählen – aber wieso haben die Toten keine sichtbaren Verletzungen, und warum sind sie eiskalt?

Und sobald der Rauch verwehte und sie herausfanden, dass die vermeintlichen Verkehrsopfer längst im Jenseits geweilt hatten, würde ich zum Internet-Hype werden – mein grinsendes Konterfei im Leichentornado, mit Photoshop ließ sich ja eine Menge anstellen.

Doch jeden Tag kam ich sicher und unversehrt mit meinen elf Toten im Krematorium an. Wenn ich auf den Parkplatz hinter dem Gebäude fuhr, spielte Emiliano auf seinem Akkordeon zu den Norteño-Sounds, die aus den Stereolautsprechern seines Cadillacs drangen. Und dazu lud ich dann meine Leichen aus.

An dem Tag, als ich tatsächlich um ein Haar ums Leben gekommen wäre, war ich nicht mit dem Leichenwagen, sondern mit meiner alten VW-Klapperkiste am Saltonsee unterwegs. Der Saltonsee ist ein riesiger künstlicher See mitten in der südkalifornischen Wüste. In den Sechzigerjahren hatte es sogar Überlegungen gegeben, eine Alternative zu Palm Springs zu schaffen und dort ein Ferienparadies entstehen zu lassen. Doch Martini schlürfende Urlauber in Hawaiihemden und Wasserskiläufer kriegt man dort nicht zu sehen, nur längst aufgegebene, vor sich hin rostende Wohnmobile am Ufer eines braunen Morasts, aus dem ein unbeschreiblicher Gestank aufsteigt. Massives Fischsterben hat dazu geführt, dass manche Strände von Fischkadavern nur so übersät sind, und überall liegen tote Pelikane. Das sanfte Knirschen des Sandes unter den Sohlen verdankt sich Myriaden von ausgedörrten Gräten und Knochen. Ich hatte die vierstündige Pilgerfahrt von Los Angeles auf mich genommen, um dieses Monument des Verfalls zu besichtigen. Manche Leute finden derartigen Ruinentourismus voll daneben, aber ich wollte mit eigenen Augen sehen, wie sich die Natur an unserer Hybris rächte und sich zurückholte, was nie für eine menschliche Besiedlung geeignet gewesen war.

Während ich die Nordküste des fünfunddreißig Meilen langen Sees entlangfuhr, fiel mir am Straßenrand ein toter Kojote ins Auge. Doch es war keiner von den kleinen, hundeartigen Kojoten, die zuweilen durch die Straßen von Los Angeles streifen, sondern ein Untier mit geschwärzter Zunge und aufgeblähtem Bauch. Ich machte sogar kehrt, um ihn mir noch einmal genau anzusehen, ohne mich um die misstrauischen Blicke der Einheimischen zu scheren, die in ihren Trucks und Geländewagen an mir vorbeibretterten.

Wer weiß, vielleicht war dieser Kojote ein Omen. Der Kojote und/oder der Fischfriedhof am Saltonsee. Vielleicht auch die alten

Frauen, die in rosa Juicy-Couture-Joggingklamotten auf ihren Golfwägelchen durch die Botanik möhrten. Im Nachhinein roch alles nach Omen an diesem Tag.

Als ich nach Los Angeles zurückfuhr, wurde es allmählich dunkel. Die vierspurige I-10 führte mich durch Palm Springs. Es herrschte dichter Verkehr, da auch viele Wochenendausflügler den Weg nach Hause angetreten hatten. Ich fuhr mit konstanten 75 Meilen pro Stunde auf der äußersten linken Spur. Plötzlich aber ging ein scharfer Ruck durch die linke Seite meines VWs. Das dumpfe Geräusch, das dabei an meine Ohren drang, ließ keinen Zweifel daran, dass ein Reifen geplatzt war. Ich setzte den Blinker nach rechts, um die Spur zu wechseln, und fluchte über mein verdammtes Pech.

Doch wie sich herausstellte, war gar kein Reifen geplatzt. Die Schrauben hatten locker gesessen, das Rad war die ganze Zeit um die Achse geeiert, und schließlich hatte es die Felge aus ihrer Verankerung gerissen – dort, wo vorher das Rad gewesen war, klaffte nun ein gähnendes Loch.

Und im selben Moment verlor ich auch schon die Kontrolle über den Wagen. Ich schleuderte quer über die vier Spuren des Freeways, zog einen Schweif aus Funken hinter mir her, während der Kotflügel kreischend über den Asphalt schrammte. Alles schien wie in Zeitlupe abzulaufen, während mein VW seinen höllischen Tanz vollführte und ich, umgeben von einer seltsam pochenden, aber absoluten Stille, in die grell leuchtenden Scheinwerfer der mir entgegenkommenden Autos blickte – die mich allesamt verfehlten, als würde mich ein unsichtbarer Schutzschild umgeben.

Mehr noch als vor Kontrollverlust und der erdrückenden Einsamkeit des modernen Lebens fürchtete ich mich vor dem, was Buddhisten und mittelalterliche Christen als den «schlechten Tod» bezeichneten – ein Ableben, auf das man nicht vorbereitet ist. Heutzutage kann einen diese Art von Tod jederzeit auf der Straße ereilen – splitterndes Glas, berstendes Metall, und alles ist vorbei, ohne dass man seine Angelegenheiten regeln, seine Lieben ein letztes Mal in den Armen halten, seinen letzten Ruheplatz aussuchen konnte.

Doch während ich gegenzusteuern und den Wagen irgendwie wieder unter Kontrolle zu bringen versuchte, wurde ich von einer tiefen Ruhe ergriffen. *So ist das also*, vernahm ich eine innere Stimme, und aus irgendeinem Grund hatte ich unvermittelt die Klänge der «Mondscheinsonate» im Ohr. Ich hatte keine Angst, und während der Wagen über die Spuren schleuderte, wusste ich plötzlich, dass ich keinen schlechten Tod sterben würde. Die vier Jahre, die ich mit Toten und ihren Angehörigen verbracht hatte, verschmolzen zu einem langen Moment der Transzendenz. Ich war völlig entspannt, ließ den gnadenlosen Aufprall einfach auf mich zukommen.

Er fand nicht statt.

Ich knallte gegen den niedrigen Erdwall, der den Seitenstreifen begrenzte. Autos und Sattelschlepper zischten in geradezu schwindelerregendem Tempo an mir vorbei, lauter Fahrzeuge, die auf meinem Schleuderkurs über den Freeway in mich hätten hineinrasen können. Waren sie aber nicht.

Früher hatte mir der Gedanke, in Stücke gerissen zu werden, einen kalten Schauder über den Rücken gejagt. Doch das war vorbei. Meine Angst vor der Fragmentierung beruhte auf meiner Angst, die Kontrolle zu verlieren. Nur Sekunden zuvor hatte ich den denkbar größten Kontrollverlust erlebt, und trotzdem verspürte ich einen Frieden wie nie zuvor.

Die Kunst des Sterbens

Der aus dem 15. Jahrhundert stammende Holzschnitt *Erlösung der Seele* zeigt einen Mann auf seinem Sterbebett. Um ihn herum haben sich die Bewohner von Himmel und Hölle versammelt und streiten um seine sterbliche Seele. Dämonen mit schweineartigen Gesichtern, Klauen und Hufen versuchen ihn von seinem Lager in die Flammen der Unterwelt hinabzuziehen. Über ihm sieht man einen gekreuzigten Jesus und eine Engelsschar, die eine Miniatur-Version des Mannes (vermutlich seine Seele) gen Himmel emporheben. Trotz des Tumults um ihn herum blickt der Sterbende selig drein, ganz mit sich selbst im Reinen. Auf seinen Zügen liegt ein Lächeln, als wollte er sagen: «Aha, der Tod. So ist das also.»

Bleibt die Frage: Wie kann es uns gelingen, selbst so zu werden? Zu jemandem, der seinem eigenen Tod ruhig und gelassen ins Auge sieht, bereit, Abschied von der Lebensbühne zu nehmen.

Der erwähnte Holzschnitt gehört zu einer Ars moriendi, einer Kunst des Sterbens – jenen mittelalterlichen Andachts- und Handbüchern, die Christen lehren sollten, wie man den guten Tod stirbt, indem man seine Sünden bereut und schließlich in die ewige Glückseligkeit eingeht. Den Tod auf diese Art und Weise, nicht als schnöden biologischen Prozess, sondern als «Kunst» oder unumgängliche «Übung» zu betrachten, kann überaus tröstliche, ja ermutigende Wirkung haben.

In unserer Gesellschaft gibt es kein derartiges ABC, weshalb ich beschloss, meinen eigenen Leitfaden zu verfassen – nicht nur für Menschen, die einem bestimmten Glauben anhängen, sondern genauso für die stetig wachsende Zahl von Agnostikern und Atheisten sowie für diejenigen, die sich vage als «spirituell» bezeichnen würden. Ein guter Tod, das bedeutet für mich, seine Angelegenheiten geregelt, seinen Frieden mit sich selbst gemacht zu haben. Ein guter Tod bedeutet für mich, diese Welt bei vollem Bewusstsein und klarem Verstand zu verlassen, und selbstverständlich auch, keine langen, grauenhaften Qualen erleiden zu müssen. Nicht zuletzt gehört zu einem guten Tod, das Sterben als unausweichlich hinzunehmen und nicht dagegen anzukämpfen, wenn es soweit ist. So sehe *ich* es, und natürlich sind mir die Worte des berühmten Psychotherapeuten C.G. Jung bewusst: «Es wird Ihnen auf dem Sterbebett nicht viel helfen, sich an das zu erinnern, was *ich* glaube.» Jeder muss sein eigenes Arrangement mit dem Ende treffen.

Neulich saß ich auf einem Flug von L.A. nach Reno neben einem Japaner mittleren Alters. Er las eine medizinische Fachzeitschrift mit dem Aufmacher *Thema: Hämorrhoiden*. Auf dem Cover war ein Querschnitt des menschlichen Rektums abgebildet; Magazine für Gastroenterologen und Proktologen haben mit symbolischem Humbug wie Sonnenuntergängen und Berglandschaften nichts am Hut. Ich selbst blätterte ebenfalls in einem Branchenblatt, auf dessen Titelseite in fetten Lettern die Schlagzeile *Sonderheft: Alles über Verwesung* prangte. Wir blickten uns an und lächelten im stillschweigenden Einverständnis darüber, dass unsere Lektüren eine ziemlich spezielle Angelegenheit waren.

Er stellte sich mir als Arzt und Dozent vor, und ich erklärte ihm, ich sei Bestatterin und wolle das Thema Tod ins Bewusstsein der Öffentlichkeit zurückholen. Worauf er erwiderte: «Gut, dass Sie das ansprechen. Die Zahl der Ärzte und Bestatter wird bis zum Jahr 2020 bedenklich zurückgehen, aber das scheint niemanden zu interessieren.»

Media vita in morte sumus – wir wissen, dass «wir mitten im

Leben vom Tod umgeben» sind. Schließlich beginnt unser Sterben mit dem Tag unserer Geburt. Doch aufgrund des medizinischen Fortschritts wird die Mehrheit der Amerikaner ihren Lebensabend als verlängerten Sterbeprozess erleben. Die über Fünfundachtzigjährigen stellen den am schnellsten wachsenden Anteil der US-Bevölkerung; in diesem Zusammenhang spreche ich immer von «aggressivem Altern». Im Alter von fünfundachtzig besteht nicht nur das erhöhte Risiko, dement zu werden oder tödlich zu erkranken; aus den Statistiken geht überdies hervor, dass man mit fünfzigprozentiger Wahrscheinlichkeit zum Pflegefall wird, was die Frage aufwirft, ob sich ein erfülltes Leben nach Jahren bemessen lässt. Dieses langsame Dahinsiechen gab es so früher nicht; die Leute starben oft von einem Tag auf den anderen. Im frühen 19. Jahrhundert war es üblich, Daguerrotypien von Verstorbenen anzufertigen. Die Toten, die darauf zu sehen sind, häufig Opfer von Scharlach und Diphterie, wirken zuweilen wie das blühende Leben. Im Jahr 1899 waren lediglich vier Prozent der amerikanischen Bevölkerung über fünfundsechzig Jahre alt; fünfundachtzig wurde so gut wie niemand. Heutzutage werden viele Menschen erst nach monate- oder gar jahrelangem Siechtum vom Tod ereilt. In gewisser Weise gibt uns die Medizin «Gelegenheit», an unseren eigenen Sterbebetten Totenwache zu halten.

Doch für die Lebensverlängerung zahlen wir einen hohen Preis. Viele Leichen sind schlicht schrecklich anzusehen. Tote ohne Kopf bieten einen ebenso grauenvollen Anblick wie Wasserleichen, deren grüne Haut sich in Streifen vom Körper schält. Das Dekubitalgeschwür aber ist ein Horror ohnegleichen. Das Wort «Dekubitus» kommt vom lateinischen *decumbere*, sich niederlegen. Bettlägerige Patienten müssen alle paar Stunden umgelagert, quasi wie Pfannkuchen gewendet werden, um zu gewährleisten, dass sie sich durch ihr Eigengewicht nicht selbst den Blutkreislauf abschnüren. Wenn Kapillaren «abgeklemmt» werden, kommt es zu einer Nekrose des subkutanen Gewebes. So entstehen offene, tiefe Geschwüre. Dekubiti bilden sich, wenn ein Patient über einen längeren Zeitraum im Bett liegt, ohne dass für Druckentlastung gesorgt wird – wie es in Krankenhäusern mit zu wenig Pflegepersonal leider allzu häufig der Fall ist.

Ohne bewegt zu werden, beginnt der Patient buchstäblich zu faulen, bei lebendigem Leib zu verwesen. Im Präparationsraum von Westwind bekam ich einmal eine Leiche zu sehen, deren Anblick ich für den Rest meines Lebens nicht vergessen werde. Es handelte sich um eine neunzig Jahre alte Afroamerikanerin, die in einem schlecht ausgestatteten Altenheim gelegen hatte, wo die nicht bettlägerigen Patienten in düsteren Verschlägen mit leerem Blick ihrem Ende entgegendämmerten. Als ich sie umdrehte, um ihren Rücken zu waschen, stockte mir der Atem – entsetzt starrte ich auf die etwa fußballgroße, schwärende Wunde, die ihre untere Rückenhälfte verunstaltete. Es war, als würde ich einen Blick in den dunkelroten Schlund der Hölle werfen – in die elende Zukunft, die uns allen drohen könnte.

Obwohl wir nicht die Ressourcen haben (und auch nicht haben werden), um eine adäquate Versorgung unserer immer älter werdenden Mitbürger zu gewährleisten, halten wir weiter daran fest, sie durch medizinische Maßnahmen am Leben zu erhalten. Würden wir ihnen das Sterben gestatten, würden wir damit das Scheitern unserer Medizintechnik eingestehen.

In einem ernüchternden Artikel im *New Yorker* schrieb der Chirurg Atul Gawande: «Es gibt Dutzende von Bestsellern über das Altern, doch so gut wie alle tragen Titel wie ‹Mit jedem Jahr jünger›, ‹Mythos Alter›, ‹Der dritte Frühling› oder ‹Sexy bis ins hohe Alter›. Und es wird zweifellos Folgen haben, dass wir unsere Augen vor der Realität verschließen. Den längst fälligen gesellschaftlichen Wandel schieben wir weiter auf die lange Bank ... In dreißig Jahren wird es genauso viele Menschen über achtzig wie Menschen unter fünf Jahren geben.»

Mein Sitznachbar im Flugzeug, der Gastroenterologe und Professor, ließ sich kopfschüttelnd über eine neue Generation von Studenten aus, die Angst vor ihrer eigenen Sterblichkeit haben.

Obwohl er sich angesichts der stetig wachsenden Zahl älterer Menschen an seiner Universität schon seit Jahren für einen eigenen Lehrstuhl für Geriatrie (die Lehre von den Krankheiten des alternden Menschen) stark macht, wurde er immer wieder abschlägig beschieden. Schon allein deshalb, weil sich so gut wie kein Student auf Altersmedizin spezialisieren will; das Einkommen ist zu niedrig, die Arbeit knallhart. Kein Wunder, dass an jeder Straßenecke ein neuer Schönheitschirurg oder Radiologe aufmacht.

Und noch einmal Gawande: «Ich fragte Chad Boult, den Professor für Geriatrie und Gerontologie, der mittlerweile an der Johns-Hopkins-Universität lehrt, wie wir dafür sorgen können, dass es genug geriatrische Fachärzte für die stetig wachsende Zahl alter Menschen in unserem Land gibt. ‹Nichts›, antwortete er. ‹Es ist zu spät.›»

Ich staunte nicht schlecht, mit welcher Offenheit mein Sitznachbar (und Seelenverwandter) im Flugzeug über das Thema sprach. «Todkranken Patienten sage ich ganz deutlich, dass ich ihr Leben verlängern, sie aber nicht heilen kann. Und dass sie leiden werden, wenn sie sich für lebensverlängernde Maßnahmen entscheiden. Ich will nicht grausam sein, aber sie müssen sich über die Diagnose klar sein.»

«Aber damit haben Ihre Studenten ja schon mal etwas Entscheidendes gelernt», erwiderte ich.

«Tja, schön wär's. Meine Studenten wollen niemandem ins Gesicht sagen, dass er unheilbar krank ist. Ich muss immer wieder nachhaken: ‹Haben Sie dem Patienten die Problematik auch wirklich unmissverständlich dargelegt?›»

Ich war schockiert. «Selbst wenn jemand stirbt … sagen sie es ihm nicht?»

Er nickte. «Sie wollen ihrer *eigenen* Sterblichkeit nicht ins Auge sehen. Lieber besuchen sie zum achten Mal eine Anatomievorlesung, als sich mit einem Sterbenden zu konfrontieren. Und die älteren Ärzte, die Mediziner meiner Generation, sind sogar noch schlimmer.»

Meine Großmutter Lucile Caple war achtundachtzig, als sich ihr Verstand verabschiedete, auch wenn ihr Körper noch vier Jahre länger mitmachte. Mitten in der Nacht war sie auf dem Weg zur Toilette gestürzt, mit dem Kopf auf den Couchtisch geknallt und hatte sich dabei eine Hirnblutung, genauer gesagt ein Subduralhämatom, zugezogen. Nach einigen Monaten in der Rehaklinik, wo sie sich mit einer Dame namens Edeltraut Chang (die ich hier nur erwähne, weil ich noch nie einen geileren Namen gehört habe) ein Zimmer teilte, kam sie wieder nach Hause. Sie erholte sich nie wieder vollständig. Seit dem Unfall hatte sie einen schweren Dachschaden, wie man in Fachkreisen zu sagen pflegt.

Ohne medizinische Versorgung wäre Tutu (Hawaiianisch für Großmutter) an ihrer Gehirnverletzung gestorben. Bevor sie den Verstand verlor, hatte sie immer gesagt: «Lasst mich bloß nie so enden.» Und nun war sie selbst zum Pflegefall geworden, gefangen zwischen Leben und Tod.

Nach der Hirnblutung pflegte Tutu lange, wunderliche Geschichten darüber zu erzählen, wie es zu ihrem Unfall gekommen war. Meine Lieblingsstory ging folgendermaßen: Die Stadt Honolulu hatte sie beauftragt, das Portal des Rathauses mit einer Wandmalerei zu schmücken, doch gerade als sie, die mit ihr befreundeten Künstler im Schlepptau, den Mangrovenbaum vor dem Eingang erklommen hatte, war ein Ast gebrochen und sie hinabgestürzt.

Eines denkwürdigen Abends behauptete Tutu, mein Vater, den sie seit über vierzig Jahren kannte, sei ein Handwerker, der sich mit ihrem Schmuck aus dem Staub machen wollte. Mein Großvater, der einige Jahre zuvor an Alzheimer gestorben war, beehrte sie mit postmortalen Besuchen, um ihr geheime Informationen aus dem Jenseits zu übermitteln. Tutu zufolge hatte die Regierung Großvater um die Ecke bringen lassen, weil er als Einziger den Grund dafür kannte, warum die Dämme dem Hurrikan Katrina nicht standgehalten hatten.

Tutu war das, was man als «zähe alte Schachtel» bezeichnen

würde. Sie stand auf eisgekühlte Martinis, und obwohl sie bis zum letzten Tag ihres Lebens rauchte, blieb ihre Lunge so rosig wie ein Babypopo (trotzdem nicht zur Nachahmung empfohlen). Sie war im Mittleren Westen während der Weltwirtschaftskrise aufgewachsen und hatte ein ganzes Jahr lang denselben Rock und dieselbe Bluse tragen müssen. Nachdem sie meinen Großvater geheiratet hatte, lebten sie unter anderem in Japan und in Persien, ehe sie sich in den Siebzigern auf Hawaii niederließen, nur einen Steinwurf von uns entfernt.

Die ihr verbleibenden Jahre verbrachte Tutu in einem Seniorenstift in der Innenstadt, wo sie wie die Königin von Saba residierte. Dort wurde sie rund um die Uhr von einer Samoanerin namens Valerie betreut, die sich rührend um sie kümmerte. Selbst als Tutu gegen Ende ihres Lebens mehr und mehr in geistiger Umnachtung versank, half Valerie ihr jeden Morgen aus dem Bett, badete sie, kleidete sie an (wobei sie nie ihre Perlenkette vergaß) und ging mit ihr spazieren. Wenn Tutu sich zu schwach fühlte, um das Haus zu verlassen, richtete Valerie ihr das Bett liebevoll zum Fernsehen her, brachte ihr die Zigaretten und stellte ihr CNN an.

Die unschöne Wahrheit – und einer der Gründe, warum es so überaus wichtig ist, offen über den Tod zu sprechen – besteht darin, dass die meisten alten Menschen keineswegs die gleichen Privilegien genießen wie Tutu mit ihrer ansehnlichen Rente, ihrer fürsorglichen Pflegerin und ihrem verstellbaren Bett mit viskoelastischer Memory-Foam-Matratze. Menschen wie Tutu sind die Ausnahme von der traurigen Regel. Und weil diese ständig wachsende Geronto-Armee uns an unsere eigene Sterblichkeit erinnert, schieben wir die Greise und Greisinnen in ein Schattendasein ab. Die meisten alten Frauen (das weibliche Geschlecht ist in dieser Hinsicht bei Weitem in der Überzahl) landen in überfüllten Altenheimen, wo sie in erbarmungswürdigen Umständen ihrem Tod entgegendämmern.

Indem wir den Tod außen vor lassen, mit unseren Angehörigen nicht über die Regelung ihrer Angelegenheiten, Patienten- und

Bestattungsverfügungen sprechen, tragen wir zu einer solchen Zukunft bei … zu einer ausgesprochen dunklen Gegenwart ohnehin. Statt größere gesellschaftliche Debatten anzustoßen, wie man unheilbar Kranken ein Sterben in Würde ermöglichen kann, nehmen wir schulterzuckend inakzeptable Fälle wie den von Angelita hin, einer Witwe aus Oakland, die sich mit einer Plastiktüte erstickte, weil sie die von ihrer Arthrose ausgelösten Gelenkschmerzen nicht länger ertrug. Oder den von Victor aus Los Angeles, der sich an einem Deckenbalken in seiner Wohnung erhängte, nachdem auch die dritte Chemotherapie erfolglos geblieben war; sein Sohn entdeckte schließlich seine Leiche. Ganz abgesehen von den unzähligen Leichnamen mit Dekubitus, deren Anblick für mich schwerer zu ertragen ist als der von toten Säuglingen oder Selbstmördern. Ich kann ihren Angehörigen nur mein tiefes Mitgefühl aussprechen und geloben, weiter daran zu arbeiten, dass nicht noch mehr Menschen eines würdevollen Todes beraubt werden – von einer Kultur, die das Schweigen zu ihrer obersten Maxime erhoben hat.

Und obwohl sie genau wissen, dass ihnen wahrscheinlich ein langsamer, qualvoller Tod bevorsteht, gibt es jede Menge Leute, die um jeden Preis am Leben erhalten werden wollen. Larry Ellison, der drittreichste Mann Amerikas, hat Abermillionen Dollar in Forschungsprojekte zur Verlängerung des Lebens gesteckt, weil … O-Ton: «Der Tod macht mich stocksauer. Er ergibt doch überhaupt keinen Sinn.» Ellison hat den Sensenmann zu seinem Erzfeind erklärt und ist fest davon überzeugt, dass wir das Arsenal unserer Medizintechnik weiter aufrüsten sollten, um ihn endgültig zu besiegen.

Dabei überrascht wenig, dass es sich bei den Leuten, die unsere Lebenszeit auf Teufel komm raus verlängern wollen, fast ausschließlich um steinreiche Weiße handelt, Menschen, die ein durch und durch privilegiertes Leben führen und der Meinung sind, dass ihnen diese Privilegien bis in alle Ewigkeit zustehen sollten. Ich bin sogar mit einem von ihnen ausgegangen, einem Doktoranden in Bioinformatik an der University of Southern California.

Isaac hatte mit Physik angefangen, dann aber das Studienfach gewechselt, als er entdeckt hatte, dass der Mensch dem biologischen Alterungsprozess nicht *zwangsläufig* unterworfen ist. Nun ja, «entdeckt» war vielleicht ein wenig übertrieben. «Ich hatte die Idee, dass wir mittels genetischer und physikalischer Erkenntnisse einen Zustand ewiger Jugend herbeiführen und auch aufrechterhalten können», erklärte er mir ohne einen Funken Ironie, während wir Sandwiches mit Bio-Hühnchen futterten. «Aber als ich dann herausgefunden habe, dass bereits andere auf den Trichter gekommen sind, hätte ich am liebsten die Brocken hingeworfen.»

Er hatte eine Karriere als Rockstar ins Auge gefasst und den großen amerikanischen Roman schreiben wollen; nun schwärmte er von Mitochondrien, Zelltod und seinem Plan, den Alterungsprozess immer weiter zu verlangsamen. Aber da war er bei mir an der falschen Adresse. «Wir haben doch jetzt schon genug Probleme mit der Überbevölkerung», gab ich zurück. «Überall auf der Welt herrschen Armut und Krieg. Die Ressourcen sind jetzt schon zu knapp, um all die Menschen auf unserem Planeten zu ernähren – da hat uns die Unsterblichkeit gerade noch gefehlt. Außerdem wird es tödliche Unfälle immer geben. Und wenn jemand, der eigentlich dreihundert werden könnte, mit zweiundzwanzig aus dem Leben gerissen wird – wie tragisch ist das denn?»

Isaac sah mich ungerührt an. «Es geht nicht um andere Leute», sagte er, «sondern um mich. Mir graut vor dem Gedanken, irgendwann in der Erde zu liegen und zu verwesen. Ich will nicht sterben. Ich will ewig leben.»

Auf den ersten Blick mag es so scheinen, als ob der Tod den Sinn des Lebens infrage stellt, doch in Wirklichkeit ist er der eigentliche Ursprung unserer Kreativität. Kafka hat es so ausgedrückt: «Der Sinn des Lebens besteht darin, dass es endet.» Der Tod ist der Motor, der uns am Laufen hält, der uns zum Lernen und Lieben motiviert, uns Ehrgeiz und Erfindungskraft verleiht. Seit Tausenden von Jahren beschwören Philosophen diese Tatsache ebenso vehement, wie wir sie ignorieren. Isaac arbeitete an seiner Promotion, forschte auf wissenschaftlichem Neuland und machte Musik, eben *weil* ihn der Tod dazu inspirierte. Ein ewiges Leben vor Augen, hätte er sich womöglich lust- und antriebslos durch die stumpfe Routine seines Daseins treiben lassen. Die großen Errungenschaften der Menschheit verdanken sich der Endlichkeit unseres Lebens, den Fristen, die der Tod uns auferlegt. Anscheinend war ihm nicht klar, was ihm derart Feuer unter dem Arsch machte – nichts anderes als die Sterblichkeit, die er mit allen Mitteln zu bekämpfen versuchte.

An dem Morgen, als ich von Tutus Tod erfuhr, befand ich mich in einem Krematorium in Los Angeles und war gerade dabei, Aschekapseln zu etikettieren. Nach knapp einem Jahr als Leichenwagenfahrerin hatte ich einen Job in einem anderen Bestattungsunternehmen angenommen, beriet Angehörige, koordinierte Beerdigungen und Einäscherungen, sprach mit Ärzten, der Pathologie, den zuständigen Behörden.

Das Telefon klingelte. Am anderen Ende war meine Mutter. «Valerie hat gerade angerufen», platzte sie heraus. «Sie war völlig aufgelöst. Sie sagt, Tutu atmet nicht mehr. Ich glaube, sie ist tot. O Gott, was soll ich denn jetzt nur machen?»

Den Rest des Morgens telefonierte ich mit Verwandten und kümmerte mich um Tutus Abholung. Es war genau das, was ich jeden Tag bei der Arbeit tat, nur dass es sich diesmal um meine Großmutter handelte, die gleich um die Ecke gewohnt hatte, als ich noch ein Kind gewesen war, meine Oma, die mich immer Caiti-pie genannt hatte.

Während sie zusammen mit meiner Mutter auf die Bestatter wartete, zog Valerie Tutus Leichnam eine grüne Kaschmirjacke über, schlang ihr einen bunten Schal um den Hals und bettete sie sanft auf ihre Kissen. Meine Mutter schickte mir ein Foto aufs Handy. Obwohl es nur Displayformat hatte, war klar zu erkennen, dass Tutu schon seit einer Ewigkeit nicht mehr so friedlich ausgesehen hatte. Der verwirrte Ausdruck, der sich im Lauf der Jahre in ihre Miene eingegraben hatte, war vollständig von ihren Zügen gewichen. Trotz des offenstehenden Mundes und des kreideweißen Gesichts war sie eine wunderschöne leere Hülle. Ich hüte das Bild immer noch wie einen kleinen Schatz.

Als ich am späten Nachmittag nach Hawaii flog, hatte ich beim Dösen eine seltsame Vision, halb Traum, halb Alptraum. Ich wollte mir Tutus aufgebahrten Leichnam ansehen und wurde in einen Raum geführt, wo ihr ausgezehrter Körper in einem Glassarg lag. Ihr Gesicht war verwest, aufgedunsen und schwarz. Man hatte sie einbalsamiert, aber irgendetwas war schrecklich falsch gelaufen. «Und? Gefällt sie Ihnen?», fragte der Bestatter. «Nein!», schrie ich ihn an, während ich ein Tuch über ihren Kopf zu ziehen versuchte. «Was, um Himmels willen, haben Sie nur mit ihr gemacht?» Ich hatte klipp und klar gesagt, dass sie nicht einbalsamiert werden sollte, aber sie hatten es trotzdem getan.

Meine Familie überließ es mir, Tutus Bestattung zu arrangieren, da ich schließlich die Frau vom Fach war. Wir entschieden uns für eine Kremation im Beisein der Familie. Als wir den Aufbahrungsraum betraten, verstand ich plötzlich, was mein potenzieller Traummann aus Neuseeland – oder war es doch Australien? Tja, das werden wir wohl nie erfahren – damit gemeint hatte, seine Mom habe «vorher echt besser ausgesehen». Um ein Haar hätte ich Tutu nicht wiedererkannt. Ihr unnatürliches Grienen verdankte sich Drähten und Sekundenkleber; ich kannte die Tricks, und derart knallroten Lippenstift hätte sie zu Lebzeiten auch niemals aufgetragen. Ich konnte nicht fassen, dass ich meine eigene Großmutter genau den postmortalen Foltern ausgeliefert hatte, die ich so sehr verabscheute. Aber letztlich zeigte es nur, wie stark die Kontrolle ist, die das Bestattungswesen nach wie vor über unseren Umgang mit dem Tod ausübt.

Wir scharten uns um Tutus Sarg. Einer meiner Cousins berührte zögernd ihre Hand. Valerie, ihre Pflegerin, trat zusammen mit ihrer kleinen Tochter heran, die oft mit bei Tutu gewesen war.

Valerie hob die Kleine hoch, damit sie Tutu einen Kuss geben konnte, und dann begann sie laut zu wehklagen, während sie wieder und wieder über Tutus Wangen strich. «Lucy, Lucy, meine arme, arme Lucy», weinte sie in ihrem samoanischen Singsang. Als ich sah, wie unverkrampft sie den Leichnam berührte, ärgerte ich mich darüber, dass ich mich nicht durchgesetzt, nicht darauf bestanden hatte, zu Hause von ihr Abschied nehmen zu dürfen. Der Bestatter hatte meiner Mutter weismachen wollen, dass es gegen hawaiianisches Gesetz verstoße (was nicht stimmt).

Man kann sich gar nicht früh genug mit dem eigenen Tod und dem seiner Angehörigen auseinandersetzen. Womit ich natürlich nicht meine, sich zwanghaft mit dem Tod zu beschäftigen, pausenlos in der Angst zu leben, dass die bessere Hälfte gerade tödlich verunglückt sein oder der bereits gebuchte Urlaubsflieger in einem Feuerball vom Himmel stürzen könnte. Nicht an jeder Ecke lauert eine Katastrophe. Trotzdem sollten wir uns der Tatsache stellen, dass wir sterben werden. Diese Einsicht ändert nichts daran, dass man sich fühlt, als würde einem der Boden unter den Füßen weggezogen, wenn ein geliebter Mensch stirbt. Vielmehr erleichtert sie es einem, sich auf die eigene Trauer zu konzentrieren, ohne sich mit den großen existenziellen Fragen herumplagen zu müssen («Warum müssen Menschen sterben?», «Warum trifft es ausgerechnet mich?»). Aber der Tod betrifft nicht nur Sie. Er betrifft uns alle.

Eine Kultur, die den Tod verleugnet, steht einem guten Tod im Weg. Es wird sicher kein Klacks, unsere Ängste und falschen Vorstellungen zu überwinden, doch sollten wir nicht vergessen, wie schnell andere kulturelle Vorurteile – Rassismus, Sexismus, Homophobie – in jüngster Vergangenheit ins Wanken geraten sind. Es ist höchste Zeit, dass auch der Tod zu seinem Recht kommt.

Wenn man den Buddhisten Glauben schenken darf, sind Gedanken wie Wassertropfen in einem Fluss – je öfter man sich mit einem Gedanken auseinandersetzt, desto tiefer wird er sich ins Bewusstsein eingraben, so wie fließendes Wasser mit der Zeit ganze Felsmassive auswäscht. Wissenschaftler bestätigen diese kleine Volksweisheit: Unser Gehirn besteht aus hundert Milliarden Neuronen, die ständig neue Verbindungen bilden. Selbst wenn wir darauf programmiert sind, uns vor dem Tod zu fürchten, sind die daraus resultierenden Ängste nicht in Stein gemeißelt. Und es ist unsere Aufgabe, uns aufgeschlossen zu zeigen und immer wieder unser Weltbild zu überdenken.

Weder war ich dazu verurteilt, auf ewig das verstörte Kind zu bleiben, das nicht vergessen konnte, wie das kleine Mädchen im Einkaufszentrum von der Galerie gestürzt war, noch musste ich die Frau bleiben, die in den Redwoods in letzter Sekunde beschlossen hatte, doch nicht aus dem Leben zu scheiden und dieses stattdessen dem Tod zu widmen. Die Beschäftigung mit Kunst und Literatur und die Konfrontation mit meiner eigenen Sterblichkeit ermöglichten es mir, meinen Horizont zu erweitern und zu einem «selbstbestimmten, gesünderen, zufriedeneren und erfüllten Leben» zu finden, wie es bei Joseph Campbell steht.

An jenem Tag, als wir Tutu die letzte Ehre erwiesen, war der Strom in der Hauptkapelle des Bestattungshauses ausgefallen, weshalb die dort angesetzte Trauerfeier kurzfristig im Aufbahrungsraum stattfinden sollte. Draußen drängten sich Dutzende von Leuten und drückten ihre Nasen gegen die Scheiben, während sie darauf warteten, dass wir endlich Schluss machten. Wir waren sowohl der anderen Familie als auch den Bestattern ein Dorn im Auge. Zum x-ten Mal schüttelte ich innerlich den Kopf. Wäre ich nicht eingeknickt, hätten wir in aller Stille zu Hause Abschied von Tutu nehmen können.

Als der Rummel vor der Tür zu groß wurde, beschlossen wir, es gut sein zu lassen. Zu allem Überfluss mussten wir den Flur regelrecht entlangjoggen, um mit dem Bestatter Schritt halten zu können, der das Fahrgestell mit Tutus Sarg im Expresstempo zum Krematorium rollte. Und dann verschwand sie so schnell in den Flammen, dass wir uns nicht einmal richtig vor dem Ofen versammeln konnten. Fast wehmütig dachte ich an Westwind zurück, wo die Räumlichkeiten trotz des industriellen Charakters doch einen Hauch von Luftigkeit und Ruhe verströmt hatten – mit den gewölbten Decken und Oberlichtern, ganz zu schweigen von Chris' kleiner Geste, eine Kerze anzuzünden, wenn sich die Klappe der Retorte schloss. Ich fühlte mich, als hätte ich meine Familie betrogen.

Eines Tages würde ich mein eigenes Krematorium eröffnen. Keine Einäscherungsfabrik, sondern einen intimen, lichten Ort mit raumhohen Fenstern, eine sonnendurchflutete Stätte, frei vom Stigma des Morbiden. Durch meine Website lernte ich zwei italienische Architekten kennen, die mir einen Entwurf für ein solches Krematorium anfertigten: einen großen, hellen Raum, in dem die Angehörigen im Glanz der durch die Fenster einfallenden Sonnenstrahlen verfolgen können, wie der Leichnam in die Maschine einfährt, in einer Atmosphäre von Frieden und Natur.

Außerdem wünsche ich mir bessere Bestattungsverordnungen von Bund, Staaten und Kommunen. Neben sogenannten grünen oder natürlichen Begräbnissen sollte auch erlaubt sein, Leichen unter freiem Himmel zu verbrennen oder sie schlicht der Natur zu überantworten. Das englische Wort für Bestattung, «burial», leitet sich vom angelsächsischen *birgan*, «verbergen», ab. Aber nicht jeder möchte unter die Grasnarbe gekehrt werden, und ich als Allerletzte. Seit jenem dunklen Tag in den Redwoods bin ich fest davon überzeugt, dass meine sterblichen Überreste eines Tages den Tieren zufallen sollten, die ich ein Leben lang konsumiert habe. Die alten Äthiopier setzten ihre Toten in den Seen bei, in denen sie auch fischten, damit der Kreislauf der Natur sich schließen konnte. Die Natur ist dafür geschaffen, wieder in sich aufzunehmen, was einst aus ihr hervorgegangen ist. Die mit Erd- und Feuerbestattungen verbundenen Umweltbelastungen ließen sich eindämmen, indem man Leichname in abgeschlossenen, eigens dafür vorgesehenen Arealen der Wildnis überlässt. In dieser Hinsicht sind unserer Kreativität keine Grenzen gesetzt.

Natürlich können wir so fortfahren wie bisher, schlicht ignorieren, dass wir eines Tages nicht mehr sein werden, und die Toten auch künftig aus unserem Leben verbannen. Was bedeuten würde, weiter wie das sprichwörtliche Kaninchen vor der Schlange zu verharren. Tatsächlich sollten wir die Chance, die Herrschaft über unsere Sterblichkeit zurückzugewinnen, beim Schopf packen und mit kühner, furchtloser Feder unsere eigene Ars moriendi schreiben.

Die verlorene Tochter: Eine Art Epilog

Vier Jahre, nachdem ich bei Westwind Cremation & Burial aufgehört hatte, stand ich wieder draußen vor dem Tor. Die verlorene Tochter kehrte an den heimischen Ofen zurück. Ich klingelte. Kurz darauf erschien Mike und ließ mich herein.

«Sieh mal einer an.» Er schmunzelte. «Dich wird man wohl nie los, was? Komm rein. Ich nehme gerade einer Leiche die Fingerabdrücke ab.»

Während ich ihm nach hinten ins Krematorium folgte, verspürte ich dieselbe Ehrfurcht wie fünf Jahre zuvor, als ich dieses dunkle Gewölbe zum ersten Mal betreten hatte. In der Mitte des Raums lag eine ältere Frau auf einer Trage; überall lag weißes Papier, auf dem schwarze Fingerabdrücke prangten.

«Ach, du nimmst ja tatsächlich Fingerabdrücke von der Leiche. Ich dachte, das wäre bloß bildlich gemeint. Geht's um einen von diesen Thumbie-Anhängern?», fragte ich, als mir einfiel, dass es eine Firma gab, die Gedenk-Anhänger mit den Daumenabdrücken Verstorbener anfertigt. Es schien, als könne auch Westwind den Verlockungen der Personalisierung nicht widerstehen.

«Du hast's erfasst.» Mike ergriff die Hand der Toten und wischte ihren Daumen sorgfältig ab, ehe er ihn auf ein Stempelkissen drückte und abermals ein Blatt Papier zur Hand nahm. «Es ist zum Verrücktwerden. Ich habe immer noch keinen vernünftigen Abdruck. Wird langsam Zeit – die Dame wird gleich kremiert.»

Mike musste ans Telefon, und ich kramte mein Notizbuch hervor. Ich recherchierte für dieses Buch und war hier, um Mike zu interviewen und in der einen oder anderen Sache sein Okay einzuholen. Ich hatte sogar einen offiziellen Termin vereinbart, wie eine professionelle Autorin. Dann war Mike zurück. «Du bleibst doch sicher bis heute Nachmittag», sagte er, als könne ihn kein Wässerchen trüben. «Wir haben einen Hausbesuch drüben in Piedmont. Ich kann hier nicht weg, und Chris braucht eine Begleitung.»

Da war ich gerade mal fünf Minuten wieder da, und schon spannte er mich für einen Transport ein. Es war, als wäre ich nie fort gewesen – der Tod kannte keine Ruhepause.

«Wenn's denn sein muss», erwiderte ich so beiläufig wie möglich. Insgeheim freute ich mich wie ein Schneekönig, endlich wieder zum Team zu gehören.

«Gut. Chris ist auf dem Rückweg von der Pathologie. Ich habe ihm übrigens nichts von deinem Besuch erzählt. Ist 'ne Überraschung.»

Als Chris hereinkam, huschte ein Ausdruck ungläubigen Staunens über sein Gesicht, der jedoch sofort wieder verflog. «Ich wusste, dass du zurückkommen würdest, Cat.»

Als wir durch die Hügel nach Piedmont fuhren, fragte mich Chris, wo ich abgestiegen sei.

«In Oakland, bei Freunden», sagte ich.

Er deutete vage nach San Francisco hinüber. «Da musst du dir wenigstens diesen Moloch nicht antun.» Ein süffisantes Grinsen spielte um seine Mundwinkel. «Ich habe gehört, du schreibst ein ‹Buch›?»

«Mach dich nur lustig. Du wirst schon sehen.»

«Wieso willst du überhaupt etwas über uns schreiben? Wir sind doch zum Gähnen. Denk dir lieber ein paar Figuren aus – echte Cracks, nicht solche Langweiler wie wir.»

«Also, ich finde euch ziemlich spannend.»

«Bei uns ist es doch sturzöde. Sei froh, dass du rechtzeitig den

Absprung geschafft hast. Am besten hättest du dir einen ganz anderen Job gesucht.»

Wir hielten vor einem großen alten Haus. Das Grundstück war von einem Lattenzaun umgeben, an dem Weinreben emporrankten.

«Hübsch hier. Da hast du Schwein gehabt, Cat. Gestern musste ich einen abholen, der war schon halb verwest. Ich habe mich total eingesaut. Dabei wohnte der Typ ebenfalls in einer richtig edlen Hütte.» Er holte die Trage heraus. «Tja, aber wer kann schon hinter die Fassade sehen?»

Kurz darauf luden wir die verstorbene Mrs. Sherman ein, eine schöne Frau Mitte achtzig mit dichtem weißen Haar. Ihr Leichnam war von ihren Angehörigen gewaschen und mit frischen Blumen geschmückt worden. Bevor wir sie auf die Trage hoben, ergriff ich ihre Hand. Sie war kälter als die eines lebenden Menschen, aber wärmer als ein bloßer Gegenstand. Meine Reaktion auf ihren Anblick rief mir einmal mehr in Erinnerung, wie sehr ich mich verändert hatte. Als Anfängerin hatten mir Leichen einen kalten Schauder über den Rücken gejagt; nun gab es in meinen Augen kaum etwas Erhabeneres als einen Leichnam, der von seinen Angehörigen würdig zur letzten Ruhe gebettet worden war.

Nachdem wir Mrs. Sherman ausgeladen hatten, fuhr Chris erneut los, um eine frische Fuhre Babys abzuholen. Mike saß vorn in seinem Büro und beriet gerade eine Familie. Da ich keinen Gesprächspartner hatte, beschloss ich, Mrs. Sherman erst einmal in die Kühlkammer zu bringen. Während ich den Pappsarg mit Packband verklebte, schnitt ich mich an einer der Kanten, wie es mir schon tausend Mal zuvor passiert war. «Verdammte Scheiße!», fluchte ich lauthals. «Das darf doch wohl nicht wahr sein!»

Westwinds neueste Kremationstechnikerin, eine junge Frau namens Cheryl, platzte herein und musterte mich irritiert. Nachdem ich ihr erklärt hatte, wer ich war, schüttelte sie mir zögernd die Hand und verschwand sofort wieder. Der Mann namens Jerry, der damals meinen Job übernommen hatte, war ein paar Monate zuvor an Krebs gestorben. Er war nur fünfundvierzig Jahre alt geworden.

Kurz vor Feierabend trudelte auch noch Bruce ein, um sich seinen wöchentlichen Scheck abzuholen. «Caitlin! He, wie geht's dir? Ich habe deine Internet-Videos gesehen. Wie heißt deine Website noch mal?»

«The Order of the Good Death.»

«Ja, klar. Also, deine Videos finde ich echt stark. ‹Fragen Sie Ihre Bestatterin› – klasse gemacht, ganz ehrlich.»

«Danke, Bruce.»

«Weißt du was? Ich habe da eine Idee für dich. Was du brauchst, ist eine eigene TV-Sendung, so eine, in der du Horrorfilme präsentierst – *Die lange Nacht der Leichentücher* oder so, und dazu eben alte Streifen mit Monstern, Zombies und, na ja, du weißt schon. In den Siebzigern gab's da mal eine Show im Kabelfernsehen. Ich kenne da jemanden bei einem Sender, dem habe ich schon x-mal gesagt, dass das eine Goldgrube ist. Samstagabend, das ist doch der perfekte Termin für ein bisschen gepflegten Grusel. Wie hieß das Mädel noch mal, das früher all die B-Movies präsentiert hat … ja, genau, Vampira. Das war Kult pur.»

«Ich glaube, ich wäre nicht mal eine Vampira für Arme.»

«Ach was! Mach dir mal keine Sorgen, die richtige Frisur hast ja schon», versicherte er mir. «Ich rede mal mit meinem Bekannten.»

Auf meinem Weg durch San Francisco machte ich einen kleinen Abstecher und fuhr am Rondel Place vorbei. Das Haus, in dem ich gewohnt hatte, war renoviert worden und – nichts mehr mit rosa Anstrich – als viktorianische Villa mit güldenen Verzierungen auferstanden. Mein Zimmer hatte damals 500 Dollar Monatsmiete gekostet – das konnte man jetzt wohl vergessen. Auf der anderen Straßenseite befand sich jetzt ein Laden, der handgearbeitete Fahrradtaschen feilbot, und am anderen Ende der Gasse waren High-Tech-Kameras installiert, um potenzielle Übeltäter abzuschrecken. Die Gehsteige der umliegenden Straßen waren mit Glitzersteinchen aufgepeppt worden. Glitzer. Aber natürlich war es kein Gold, nur die Gentrifizierung. Um ein Haar hätte ich den Rondel Place nicht wiedererkannt.

Auf halbem Weg nach Los Angeles fuhr ich in Cambria ab und nahm mir ein Zimmer in einer kleinen Pension. Das kalifornische Küstenstädtchen hatte es mir seit jeher angetan, trotzdem verspürte ich eine vage Unruhe, die ich nicht benennen konnte.

Im Jahr 1961 listete das *Journal of Abnormal and Social Psychology* die sieben meistgenannten Gründe auf, warum Menschen Angst vor dem Tod haben:

1. Mein Tod würde meine Angehörigen und Freunde untröstlich machen.
2. Mit mir würden all meine Pläne und Projekte sterben.
3. Weil ich keine Qualen leiden möchte.
4. Weil ich noch so viel mehr erleben will.
5. Ich könnte nicht länger für meine Familie sorgen.
6. Weil ich nicht weiß, was mich nach dem Tod erwartet.
7. Weil mir davor graut, was mit meinem Körper geschehen wird.

Die Furcht, die ich selbst verspürte, speiste sich nicht aus der Angst vor Schmerzen, dem großen Nichts oder gar der Vorstellung meines eigenen verwesenden Körpers. *Mit mir würden alle meine Pläne und Projekte sterben.* Das Letzte, was mich davon abhielt, mich mit meinem Tod abzufinden, war ironischerweise mein Anliegen, andere zu ebendieser Akzeptanz zu bewegen.

Nachdem ich in Cambrias einzigem Thai-Restaurant zu Abend gegessen hatte, ging ich zurück zur Pension. Die Straßen waren still und menschenleer. Aus dem dichten Nebel schälte sich ein Schild, dessen Aufschrift ich zuerst kaum erkennen konnte: Friedhof, 1 Meile. Mit flotten Schritten marschierte ich den Hügel hinauf – so zügig, dass ich bald völlig außer Puste war. Durch die Wolken fiel das Licht des Vollmonds auf die Kiefern, verlieh den Nebelschwaden einen unheimlichen Schimmer.

Die kleine Straße endete vor dem Eingang zum Cambria Cemetery, gegründet anno 1870. Ich stieg über die dünne Metallkette, die wen auch immer aussperren sollte, und ging die Gräberreihen entlang. Dann durchdrang das Rascheln von Blättern die Stille. Mitten auf dem Weg, nur ein paar Meter von mit entfernt, stand ein kapitaler Hirsch. Nebelfetzen waberten um sein Geweih. Und so standen wir da und sahen uns einen langen Moment wie gebannt an.

Der Comedian Louis C.K. erzählt bei seinen Auftritten davon, wie «mysteriös und wunderschön» uns Stadtmenschen Hirsche erscheinen, Leuten vom Land hingegen tierisch auf den Geist gehen, da sie einem ungeniert in die Einfahrt scheißen, wenn sie einem nicht gerade vor den Kühler laufen. An jenem Abend aber, majestätisch vom Nebel bekränzt, gab es nichts zu deuteln: Der verdammte Hirsch sah aus wie ein Bote aus einer anderen Welt.

Und dann, einen Sekundenbruchteil später, war er auch schon zwischen den Grabsteinen und hinter den Bäumen verschwunden. Und ich komplett ausgepumpt. Der Marsch zum Friedhof hinauf hatte mich geschafft, und nun war mein Adrenalin-Akku leer. Ich ließ mich regelrecht zu Boden fallen, landete sanft auf einem Bett von Kiefernnadeln und lehnte mich an einen Baum zwischen der letzten Ruhestätte von Howard J. Flannery (1903-1963) und einem Grab mit einer kleinen Metallplatte, auf der sechs Worte standen: EIN HOCHFLIEGENDER GEIST, EIN FRIEDLICHES HERZ.

Ich saß eine kleine Ewigkeit neben Howard J. Flannery, und irgendwann merkte ich, dass sich der Nebel verzogen hatte. Der Vollmond stand hell und klar am Himmel, und Tausende von Sternen übersäten das nächtliche Firmament.

Es herrschte eine vollkommene, silbergraue Stille. Nicht eine Grille zirpte, und kein Windhauch drang an meine Ohren. Ich war allein mit dem Mond und den verwitterten Grabsteinen um mich herum. Unwillkürlich kam mir in den Sinn, wovor man sich nicht alles fürchten sollte, wenn man nachts auf einem Friedhof war: vor Gespenstern mit rot glühenden Dämonenaugen, vor Zombies, deren verwesende Klauen sich aus den Gräbern reckten, dazu langsam anschwellende, schauerliche Orgelklänge, das Schuhu von Eulen, knarrende Sargdeckel – lauter billige Gimmicks, die nur die Stille zerrissen, die Makellosigkeit des Todes gestört hätten. Dann aber kam mir der Gedanke, dass wir diese Gimmicks womöglich aus einem ganz bestimmten Grund erschaffen – deshalb, weil die Stille für uns so schwer zu ertragen ist.

Ich lebte. Das Blut strömte durch meine Adern, und hier saß ich, all die Gebeine unter mir, eine Zukunft vor Augen, die Tausende von Möglichkeiten für mich bereithielt. Ja, meine Pläne und Projekte würden womöglich unvollendet bleiben. Und wenn ich mir schon nicht aussuchen konnte, woran ich sterben würde, so doch immerhin, *wie* ich sterben wollte. Ob mich der Tod nun mit achtundzwanzig oder dreiundneunzig ereilte – ich nahm mir vor, im Frieden mit mir selbst aus der Welt zu scheiden, eins mit dem Nichts, zu ebenjenem Nebel zu werden, der in den Bäumen hing. Die Grabesstille um mich herum war keine Strafe. Sie war der Lohn für ein erfülltes Leben.

Dank

Ein Buch über den Tod hat viele Mütter und Väter. Wenn Sie gestatten, möchte ich folgenden Leuten für ihre unschätzbare Hilfe danken:

Den wundervollen Menschen bei meinem Verlag W. W. Norton, die ihren Job allesamt geradezu beschämend gut beherrschen – Hut ab vor Ryan Harrington, Steve Colca, Erin Sinesky-Lovett, Elisabeth Kerr und unzähligen anderen.

Tom Mayer, meinem Lektor, der mich nie mit Samthandschuhen anfasste, sondern mir gnadenlos mein Faible für Adverbien austrieb. Gott segne dich und deine Kindeskinder, Tom Mayer.

Den Mitarbeitern der Ross Yoon Agency, speziell Anna Sproul-Latimer, die mich stets sanft an der Hand nahm und sicher durch sämtliche Phasen meines Projekts geleitete.

Meinen Eltern John und Stephanie Doughty, wahrhaft unvoreingenommenen Menschen, die immer hinter ihrer Tochter standen, selbst als klar war, dass sie ihr Leben dem Tod widmen würde. Mom, das mit dem Oscar wird wohl nichts … tja, dumm gelaufen.

Ich wage mir gar nicht vorzustellen, was für eine arme, bemitleidenswerte Kreatur ich ohne David Forrest und Mara Zehler wäre.

Mir ist bewusst, dass man beim Lesen des Buches den Eindruck gewinnen könnte, ich hätte keine Freunde. Aber keine Sorge, ich habe welche … Ehrenwort. Lauter brillante, hilfsbereite Menschen, die mich von Anfang an unterstützten: «Du willst Bestatterin werden? Super Idee, passt zu dir.»

Einige meiner Freunde haben das aufgeblähte Monstrum von Buch in den verschiedenen Phasen seiner Entstehung mit scharfem Blick unter die Lupe genommen: Will C. White, Will Slocombe, Sarah Fornace, Alex Frankel und Usha Herold Jenkins.

Mein Dank gilt nicht zuletzt:

Bianca Daalder-van Iersel und Jillien Kahn, die alles in ihrer Macht Stehende getan haben, damit ich nicht völlig durchdrehte. Paola Caceres, die mir an der Bestatterschule in ähnlicher Weise zur Seite stand.

Meinem fabelhaften Anwalt Evan Hess, der mir so manche leidige Angelegenheit vom Hals gehalten hat.

Den Mitgliedern des Order of the Good Death und ganz allgemein der alternativen Bestatter-Szene, die mich täglich aufs Neue zu besserer Arbeit inspiriert.

Dodai Stewart, dem guten Herz von Jezebel.

Und natürlich den Menschen, die mir eine Chance gaben, meinen Ehrgeiz geweckt und eine verantwortungsbewusste Bestatterin aus mir gemacht haben: Michael Tom, Chris Reynolds, Bruce Williams und Jason Bruce. Und um der Wahrheit die Ehre zu geben: Erst draußen in der kalten, harten Welt des Todes habe ich begriffen, wie gut ich es vorher hatte – in jenem kleinen, feinen und bestens geführten Bestattungsunternehmen, das ich Westwind getauft habe.

***

Der Übersetzer dankt Johannes Homburg, Sachverständiger für das Bestattungsgewerbe, Nürtingen, für die Klärung von Fachbegriffen und die freundliche Unterstützung.

Die Übersetzung wurde mit einem Stipendium des Deutschen Übersetzerfonds gefördert.

Nach- und Hinweise

Die karibisch-amerikanische Autorin Audre Lorde hat einmal geschrieben: «Es gibt keine neuen Ideen. Es gibt nur neue Wege, sie fühlbar zu machen.» Ich habe sechs Jahre lang an diesem Buch gearbeitet, dabei verschiedenste Ideen von Philosophen und Historikern aufgegriffen und mit meinen eigenen Erfahrungen mit dem Tod verflochten, um ihm ebendiese «Fühlbarkeit» zu verleihen.

Viele der Texte, die mich beeinflusst haben, werden hier nur kurz zitiert. Lassen Sie es sich nicht nehmen, diese Schriften komplett zu lesen, insbesondere die von Ernest Becker, Philippe Ariès, Joseph Campbell, Caroline Walker Bynum und Viktor Frankl. Danach werden Sie Tod und Sterblichkeit mit völlig anderen Augen sehen.

Während meiner Arbeit im Krematorium führte ich ein geheimes Web-Tagebuch namens «Salon of Souls», das für die Nachwelt festhält, was für ein Mensch ich 2008 war und jede Geschichtsklitterung unmöglich macht.

Nicht zuletzt hatte ich das Glück, dass meine Kollegen im Krematorium – Michael, Chris und Bruce – voll und ganz hinter mir und meinem Projekt standen. Sie gestatteten mir nicht nur, ihre richtigen Namen zu verwenden, sondern nahmen sich auch die Zeit, mir während des Entstehens dieses Buchs in aller Ausführlichkeit Rede und Antwort zu stehen, und das bei Weitem nicht nur einmal. Ich ziehe meinen Hut vor diesen Männern und hoffe, dass ich diese Hochachtung vermitteln konnte.

Durch den Order of the Good Death habe ich die besten Todestheoretiker und Bestattungsprofis auf diesem Planeten kennengelernt. Der Zugriff auf ihre Quellen, ihre Erfahrungen sowie ihr schier unerschöpfliches arkanes und morbides Fachwissen waren für mich von unschätzbarem Wert.

Vorbemerkung

Becker, Ernest: *Die Überwindung der Todesfurcht (The Denial of Death)*. Ins Deutsche übertragen von Eva Bornemann. Olten 1976

Wales, Henry G.: «Death Comes to Mata Hari». *International News Service*, 19. Oktober 1917

Meine erste Rasur

Tennyson, Lord Alfred: *Freundes-Klage. (In Memoriam: An Authoritative Text)*. Ins Deutsche übertragen von Charles Edouard Duboc. Hamburg 1870

Plüsch und Pappsärge

Ball, Katherine: «Death Benefits». *San Francisco Bay Guardian*, 15. Dezember 1993

Gorer, Geoffrey: «Die Pornografie des Todes» («The Pornography of Death», 1955). *Der Monat* 8, Mai 1956, Heft 92, S. 58-62

Iserson, Kenneth V.: *Death to Dust: What Happens to Dead Bodies?* Tucson, AZ 1994

Poe, Edgar Allan: «Annabel Lee». In: Edgar Allan Poe, *Ausgewählte Gedichte*. Ins Deutsche übertragen von Hedwig Lachmann. Berlin 1891

Solnit, Rebecca: *A Paradise Built in Hell: The Extraordinary Communities That Arise in Disaster*. New York 2010

Suzuki, Hikaru: *The Price of Death: The Funeral Industry in Contemporary Japan*. Stanford, CA 2000

Nach- und Hinweise

Im freien Fall

Campbell, Joseph: *Der Heros in tausend Gestalten (The Hero with a Thousand Faces)*. Ins Deutsche übertragen von Karl Koehne. Frankfurt/ M. 1953

Doughty, Caitlin: «Children and Death». *Fortnight* (2011), fortnightjournal.com/caitlin-doughty/262-children-death.html

Laderman, Gary: *The Sacred Remains: American Attitudes Toward Death, 1799-1883*. New Haven, CT 1999

May, Trevor: *The Victorian Undertaker*. Oxford 1996

Zahnstocher in Aspik

Ariès, Philippe: *Geschichte des Todes (L'Homme devant la mort)*. Deutsch von Hans-Horst Henschen und Una Pfau. München/ Wien 1980

Connolly, Ceci: «A Grisly but Essential Issue». *The Washington Post*, 9. Juni 2006

Dante: *Die göttliche Komödie (Divina Commedia)*. Ins Deutsche übertragen von Karl Witte. Köln 2009

Orent, Wendy: *Plague: The Mysterious Past and Terrifying Future of the World's Most Dangerous Disease*. New York 2004

Stackhouse, John: «India's Turtles Clean Up the Ganges». *Seattle Times*, 1. Oktober 1992

Auf Knopfdruck

Bar-Yosef, Ofer: «The Chronology of the Middle Paleolithic of the Levant». In: *Neandertals and Modern Humans in Western Asia*. New York 1998

Chrisafis, Angelique: «French Judge Closes Body Worlds-style Exhibition of Corpses». *The Guardian*, 21. April 2009

Cioran, Emile M.: *Lehre vom Zerfall (Précis de décomposition)*. Ins Deutsche übertragen von Paul Celan. Reinbek 1953

Grainger, Hilary J.: *Death Redesigned: British Crematoria: History, Architecture and Landscape*. Reading 2005

Newberg, Andrew/ D'Aquili, Eugene: *Der gedachte Gott: Wie Glaube im Gehirn entsteht (Why God Won't Go Away: Brain Science and the Biology of Belief)*. Ins Deutsche übertragen von Harald Stadler. München 2003

Nietzsche, Friedrich Wilhelm: *Ausgewählte Werke: Die fröhliche Wissenschaft, Genealogie der Moral, Götzen-Dämmerung, Der Antichrist, Ecce homo*. Hamburg 2014

Prothero, Stephen R.: *Purified by Fire: A History of Cremation in America.* Berkeley 2001

Schwartz, Vanessa R.: *Spectacular Realities: Early Mass Culture in Fin-de-siècle Paris.* Berkeley 1999

Ein rosa Cocktail

Aoki, Shinmon: *Coffinman: The Journal of a Buddhist Mortician*. Anaheim, CA 2002

Ash, Niema: *Flight of the Wind Horse: A Journey into Tibet*. London Rider 1990

Beane Freeman, Laura u. a.: «Mortality from lymphohematopoietic malignancies among workers in formaldehyde industries: The National Cancer Institute Cohort». *Journal of the National Cancer Institute* 101, Nr. 10 (2009), S. 751-761

Conklin, Beth A.: *Consuming Grief: Compassionate Cannibalism in an Amazonian Society*. Austin, TX 2001

Geertz, Clifford: *Dichte Beschreibung: Beiträge zum Verstehen kultureller Systeme (The Interpretation of Cultures: Selected Essays)*. Deutsch von Brigitte Luchesi und Rolf Bindemann. Frankfurt/ M. 1983

Gilpin Faust, Drew: *The Republic of Suffering: Death and the American Civil War.* New York 2009

Habenstein, Robert W./ Lamers, William M.: *The History of American Funeral Directing*. Milwaukee, WI 1985

Laderman, Gary: *The Sacred Remains: American Attitudes Toward Death, 1799-1883*. New Haven, CT 1996

O'Neil, John: *Essaying Montaigne: A Study of the Renaissance Institution of Writing and Reading*. Liverpool 2001

Taylor, John: *Death and the Afterlife in Ancient Egypt*. London 2001

Teufelsgeburten

Baudelaire, Charles: *Die Blumen des Bösen (Les fleurs du mal)*. Ins Deutsche übertragen von Hartmut Köhler. Stuttgart 1992

Cohn, Norman: *Europe's Inner Demons: The Demonization of Christians in Medieval Christendom*. New York 1977

Kramer, Heinrich: *Der Hexenhammer (Malleus Maleficarum)*. Ins Deutsche übertragen von Günter Jerouschek, Wolfgang Behringer und Werner Tschacher. München 2000

Paré, Ambroise: *Des monstres et prodiges*. Genf 2003

Roper, Lyndal: *Hexenwahn: Geschichte einer Verfolgung (Witch Craze: Terror and Fantasy in Baroque Germany)*. Ins Deutsche übertragen von Holger Fock und Sabine Müller. München 2007

Sanger, Carol: «‹The Birth of Death›: Stillborn Birth Certificates and the Problem for Law». *California Law Review* 100, Nr. 269 (2012), S. 269-312

Entsorgung leicht gemacht

Gorer, Geoffrey: «Die Pornografie des Todes» («The Pornography of Death», 1955). *Der Monat* 8., Mai 1956, Heft 92, S. 58-62

Mitford, Jessica: *Der Tod als Geschäft (The American Way of Death)*. Deutsch von Roswitha Plancherel und Hans Dieter Müller. Olten 1965

–: *Interview with Christopher Hitchens.* The New York Public Library 1988

Prothero, Stephen R.: *Purified by Fire: A History of Cremation in America.* Berkeley 2001

«The Necropolis: First Step Up to Heaven». *Time,* 30. September 1966

Waugh, Evelyn: *Tod in Hollywood (The Loved One)*. Ins Deutsche übertragen von Peter Gan. Zürich 1984

Unnatürlich natürlich

Snyder Sachs, Jessica: *Der Kommissar und die Larve: Neueste Fälle aus der Gerichtsmedizin (Corpse: Nature, Forensics, and the Struggle to Pinpoint Time of Death)*. Ins Deutsche übertragen von Michael Haupt. Hamburg 2002

Ach, armer Yorick

Asma, Stephen T.: *Stuffed Animals and Pickled Heads: The Culture and Evolution of Natural History Museums.* Oxford 2003

Friend, Tad: «Jumpers: The Fatal Grandeur of the Golden Gate Bridge». *The New Yorker,* 13. Oktober 2003

Harrison, Ann Tukey (Hrsg.): The Danse Macabre of Women: Ms. Fr. 995 of the Bibliothèque Nationale. Kent, OH 1994

Paglia, Camille: *Die Masken der Sexualität (Sexual Personae)*. Ins Deutsche übertragen von Margit Bergner. München 1995

Roach, Mary: *Die fabelhafte Welt der Leichen (Stiff: The Curious Lives of Human Cadavers)*. Ins Deutsche übertragen von Michaela Grabinger. München 2012

Nach- und Hinweise

Eros und Thanatos

Andersen, Hans Christian: *Die kleine Meerjungfrau*. Ins Deutsche übertragen von Albrecht Leonhardt. Weinheim/ Basel 2004

Brüder Grimm: *Kinder- und Hausmärchen. Ausgabe letzter Hand mit den Originalanmerkungen der Brüder Grimm*. Herausgegeben von Heinz Rölleke. Stuttgart 2010

Bynum, Caroline Walker: *Jesus as Mother: Studies in the Spirituality of the High Middle Ages*. Berkeley 1982

Campbell, Joseph: *Der Heros in tausend Gestalten (The Hero with a Thousand Faces)*. Deutsch von Karl Koehne. Frankfurt/ M. 1953

Doughty, Caitlin: «The Old & the Lonely». *Fortnight* (2011), fortnightjournal.com/caitlin-doughty/276-the-old-the-lonely.html

Lang, Andrew: *The Red True Story Book*. London 1900

Rank, Otto: *Grundzüge einer genetischen Psychologie*. Leipzig 1927

Der Blubb

Ariès, Philippe: *Geschichte des Todes (L'Homme devant la mort)*. Ins Deutsche übertragen von Hans-Horst Henschen und Una Pfau. München/ Wien 1980

Campobasso, Carlo Pietro/ Di Vella, Giancarlo/ Introna, Francesco: «Factors affecting decomposition and Diptera colonization». *Forensic Science International 120*, Nr. 1-2 (2001), S. 18-27

Dickey, Colin: *Afterlives of the Saints*. Lakewood, CO 2012

Eberwine, Donna: «Disaster Myths that Just Won't Die». Perspectives in Health. *The Magazine of the Pan American Health Organization* 10, Nr. 1 (2005)

Geertz, Clifford: *The Religion of Java*. Chicago 1976

Kanda, Fusae: «Behind the Sensationalism: Images of a Decaying Corpse in Japanese Buddhist Art». *Art Bulletin* 87, Nr. 1 (2005), S. 24–49

Lindsay, Suzanne G.: *Funerary Arts and Tomb Cult: Living with the Dead in France, 1750-1870*. Farnham 2012

Mirbeau, Octave: *Der Garten der Qualen (Le Jardin des supplices)*. Ins Deutsche übertragen von Susanne Farin. München 2009

Miller, Wiliam Ian: *The Anatomy of Disgust*. Cambridge, MA 1997

Mongillo, John F./ Booth, Bibi: *Environmental Activists*. Westport, CT 2001

Noble, Thomas F.X./ Head, Thomas F.: *Soldiers of Christ: Saints and Saints' Lives from Late Antiquity and the Early Middle Ages*. University Park, PA

Nach- und Hinweise

Shelley, Mary: *Frankenstein oder Der moderne Prometheus (Frankenstein; or, The Modern Prometheus)*. Deutsch von Alexander Pechmann. München 2013

Ghusl

Beckett, Samuel: *Warten auf Godot (Waiting for Godot)*. Ins Deutsche übertragen von Elmar Tophoven. Frankfurt/M. 2011

Bynum, Caroline Walker: *Fragmentierung und Erlösung: Geschlecht und Körper im Glauben des Mittelalters (Fragmentation and Redemption: Essays on Gender and the Human Body in Medieval Religion)*. Ins Deutsche übertragen von Brigitte Grosse. Frankfurt/M. 1996

Metcalf, Peter/ Huntington, Richard: *Celebrations of Death: The Anthropology of Mortuary Ritual*. Cambridge 1991

Nelson, Walter: *Buddha: His Life and His Teaching*. New York 2000

Quigley, Christine: *The Corpse: A History*. Jefferson, NC 1996

In den Redwoods

Frankl, Viktor Emil: *... trotzdem Ja zum Leben sagen. Ein Psychologe erlebt das Konzentrationslager*. München 2009

Heinrich, Bernd: *Life Everlasting: The Animal Way of Death*. Boston 2012

Walther, Ingo F.: *Paul Gauguin*. Köln 2013.

Wilson, Horace Hayman: *The Vishnu Puráńa: A System of Hindu Mythology and Tradition*. London 1840

Deth Skool

Collison, Tim: «Cosmetic Considerations for the Infant Death». *Dodge Magazine*, Winter 2009

Lynch, Thomas: *Im Auftrag des Herrn: Lebensansichten eines Bestatters (The Undertaking: Life Studies from the Dismal Trade)*. Ins Deutsche übertragen von Peter Renner. München 1999

Die Kunst des Sterbens

Atkinson, David William: *The English Ars Moriendi*. New York 1992

Campbell, Joseph: *Der Heros in tausend Gestalten (The Hero with a Thousand Faces)*. Ins Deutsche übertragen von Karl Koehne. Frankfurt/ M. 1953

Colman, Penny: *Corpses, Coffins, and Crypts: A History of Burial.* New York 1997

Gawande, Atul: «The Way We Age Now». *The New Yorker,* 30. April 2007

Gollner, Adam Leith: «The Immortality Financiers: The Billionaires Who Want to Live Forever». *The Daily Beast,* 20. August 2013

Hanson, Rick/ Mendius, Richard: *Das Gehirn eines Buddha: Die angewandte Neurowissenschaft von Glück, Liebe und Weisheit (Buddha's Brain: The Practical Neuroscience of Happiness, Love, and Wisdom).* Ins Deutsche übertragen von Christine Sadler. Freiburg im Breisgau 2010

Jacoby, Susan: *Never Say Die: The Myth and Marketing of the New Old Age.* New York 2011

Von Franz, Marie-Louise: «Archetypische Erfahrungen in der Nähe des Todes». In: Dies. u.a. *Im Umkreis des Todes.* Zürich 1984

Die verlorene Tochter: Eine Art Epilog

Diggory, James C./ Rothman, Doreen Z.: «Values Destroyed by Death». *The Journal of Abnormal and Social Psychology 63,* Nr. 1 (1961), S. 205-210

Louis C.K.: *Chewed Up.* CD-Album und DVD, Aufzeichnung aus dem Berklee Performance Center, Boston 2008

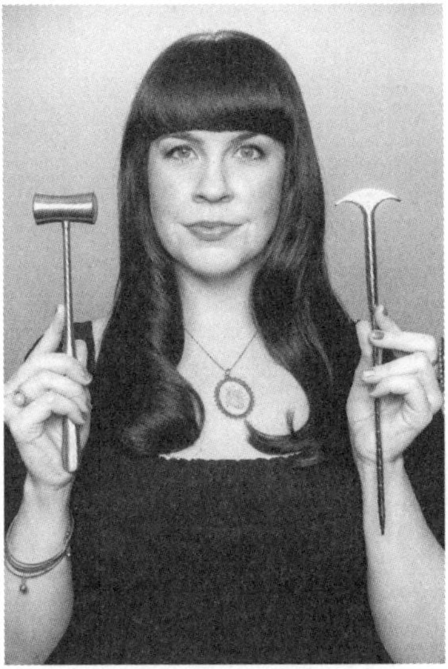

© Jeff Minton / Corbis Outline

Caitlin Doughty, geboren 1984 auf Hawaii, studierte in Chicago mittelalterliche Geschichte und ließ sich im Anschluss daran zur Bestatterin ausbilden. Mit der von ihr gegründeten Organisation «The Order of the Good Death» setzt sie sich dafür ein, Angst und Unsicherheit im Umgang mit den Toten zu überwinden, etwa indem alte Rituale wie die Totenwache wiederbelebt werden. Heute führt Caitlin Doughty in Los Angeles ihr eigenes Bestattungsunternehmen und gilt als «Champion der alternativen Bestattungsindustrie» *(Independent)*. Ihre Youtube-Serie «Ask a Mortician» hat Fans auf der ganzen Welt.

Weitere Informationen:

www.orderofthegooddeath.com
www.caitlindoughty.com

Follow Caitlin on Social Media:

Twitter@TheGoodDeath
www.facebook.com/OrderoftheGoodDeath
instagram.com/thegooddeath
www.youtube.com/user/OrderoftheGoodDeath